Wolfgang Barck

Homöopathische Psychiatrie und Psychotherapie

Barck, Wolfgang: Homöopathische Psychiatrie und Psychotherapie
2. Auflage 2013

www.grundlagen-praxis.de

Titel und Layout: Axel Camici
Satz: Grundlagen und Praxis
Druck: Hans Kock, Bielefeld

ISBN 978-3-937268-38-5

Wolfgang Barck

Homöopathische Psychiatrie

und Psychotherapie

Herausgegeben von Wolfram Klemm

»Was fruchtbar ist allein ist wahr«
J. W. v. Goethe

Grundlagen und Praxis
Wissenschaftlicher Autorenverlag
Leer (Ostfriesland)

Meinen Patienten gewidmet,
den Leidenden, denen ich helfen durfte.

Das Buch wendet sich zum einen an Psychiater, die aufgeschlossen und vorurteilsfrei genug sind, die Möglichkeiten, die ihnen die Homöopathie bieten kann, zur Kenntnis zu nehmen, zum anderen an Homöopathen, die sich für die spezifisch psychiatrischen Anwendungsmöglichkeiten der Homöopathie interessieren.

Die Grundlagen der Homöopathie müssen hier vorausgesetzt werden, um die Literatur nicht unnötig zu vermehren. Es gibt zahlreiche Werke, die diese Grundlagen vermitteln. Unentbehrlich ist und bleibt das Hauptwerk Hahnemanns, das »Organon der Heilkunst«.

Trotzdem sollen hier einige Entwicklungslinien, die zum Thema hinführen, kurz nachgezeichnet werden.

Hinweis des Verlages

Dem aufmerksamen Leser wird nicht verborgen bleiben, dass in diesem Buch die alte und die neue Rechtschreibung nebeneinander stehen. Bei allen Zitaten haben wir die damals gültige Rechtschreibung beibehalten, der Rest des Buches ist nach den Regeln der neuen Schreibweise gesetzt worden. Außerdem haben wir keinerlei Einfluss auf die individuellen Ausdrucksweisen des Autors oder der dokumentierten Aussagen seiner Patienten genommen. Die Grundlage dieses Buches ist ein Manuskript, das nach dem Tod von Herrn Dr. Dr. Barck hinsichtlich seiner Literaturangaben nur schwer zu vervollständigen ist. Deshalb bitten wir um Verständnis, wenn bei einigen der erwähnten Autoren das Jahr der Veröffentlichung oder die Auflage nicht vollständig angegeben werden konnte.

Inhalt

Geleitwort

Ein Verlag macht es sich in der heutigen Zeit, da die Homöopathie in der Fülle ihrer Literatur zu ersticken droht, sicherlich nicht leicht, ein Buch mit dem Titel »Homöopathische Psychiatrie« auf den Markt zu bringen. Gerade heute, da das Psychologisieren in der Homöopathie zu einer Modeerscheinung geworden ist und viele Autoren uns die psychischen Aspekte unserer Arzneimittel in epischer Breite vermitteln wollen, gehört Überwindung dazu, sich ein solches Manuskript überhaupt anzusehen.

Als der Wunsch zur Überarbeitung des Werkes an mich herangetragen wurde, lag es zunächst recht lange auf meinem Schreibtisch. Schließlich waren mir die psychischen Symptome unserer Arzneimittel aus den einschlägigen Werken inzwischen hinreichend bekannt.

Heute bin ich froh, das Werk in die Hand genommen zu haben, denn es hat deutlich zu einer Vertiefung meines Verständnisses der homöopathischen Behandlung psychischer Krankheitsbilder beigetragen.

Dass wir als praktisch tätige Homöopathen irgendwann anfangen, psychische Krankheitsbilder zu behandeln, liegt in der Natur unserer homöopathischen Medizin als ganzheitlichem Heilverfahren. Insofern werden viele von uns im Laufe ihres homöopathischen Lebens zu »homöopathischen Psychotherapeuten«.

Dass ein praktizierender Psychotherapeut zur Homöopathie findet, ist wahrscheinlich der seltener beschrittene Weg. Umso interessanter ist das vorliegende Werk, das sich wie das Tagebuch aus einer psychotherapeutischen Praxis mit homöopathischem Procedere liest.

Auf diesem Weg werden wir dann auch mit Krankheitsbildern konfrontiert, die der homöopathische Praktiker wohl eher selten sieht, wie zum Beispiel die überaus interessante Behandlung eines Falles von Sadismus.

Den ersten Teil des Werkes bildet eine Einführung in das homöopathische Heilverfahren insbesondere im Vergleich zur Schulmedizin. Der homöopathische

Anfänger findet hier ausreichend und zweckmäßig das nötige Grundlagenwissen zum Verständnis des restlichen Textes, der Fortgeschrittene wird sich über die kurzweilige Auffrischung des einstmals Gelernten freuen, wobei zahlreiche eigene Gedanken des Autors diesen Teil weit über den Status einer »homöopathischen Standardeinführung« hinausheben.

Im zweiten Teil folgt dann mit den Kasuistiken der für meine Begriffe wertvollste Teil des Werkes. Hier wird dann doch sehr deutlich klar, wie viel leistungsfähiger die Homöopathie im Vergleich zur klassischen Psychiatrie ist. Insbesondere betont der Autor allein durch die Kasuistiken immer wieder in zwangloser Weise den ganzheitlichen Ansatz der Homöopathie durch die Dokumentation der Heilung psychischer und körperlicher Symptome durch die Gabe eines Arzneimittels.

Den Kasuistiken vorangestellt ist jeweils die Essenz des besprochenen Arzneimittels.

Insgesamt vermittelt des Werk einen lebendigen Einblick in die Möglichkeiten der homöopathischen Psychiatrie bis hin zu den »schwierigsten« Krankheitsbildern und gehört meiner Ansicht nach in die Bibliothek jedes praktizierenden Homöopathen.

Greetsiel 2003 *Dr. med. Thomas Fein*

Vorwort des Herausgebers

Das Streben nach der höchsten Wahrheit und der vollendeten Form war das tiefste Anliegen des Autors dieses Werks, dessen Entstehung ich in jahrelanger und mühevoller Kleinarbeit aus erster Hand dadurch verfolgen durfte, dass ich die unzähligen handschriftlichen Konzepte meines geliebten und geschätzten Onkels in den Computer eingab. Dies begründete einen regen geistigen Austausch zwischen ihm und mir, zwischen Darmstadt und Berlin, zwischen dem Homöopathen und dem Chirurgen. Dem seit Galen allgemein bekannten und verbreiteten chirurgischen Grundsatz *»ubi pus, ibi evacua«* (»Wo Eiter ist, dort entleere ihn«) setzt er den homöopathischen Grundsatz *»ubi virus, ibi virtus«* (»Wo Gift ist, dort ist Tugend«) entgegen. Der Inhalt spiegelt eine therapeutische Erfahrung aus seiner 24-jährigen Praxistätigkeit wider, die sich von der naturwissenschaftlichen Psychiatrie über eine tiefenpsychologisch orientierte Psychotherapie zu einer von ihm praktizierten psychiatrischen Homöopathie hin entwickelt hat. Dabei kam es ihm weniger auf die Anerkennung seiner unbezweifelbaren Erfolge an, die ihm täglich seine Patienten vor Augen führten, sondern vielmehr auf die erkenntnistheoretischen Grundlagen der Homöopathie, die er immer wieder in Beziehung zur naturwissenschaftlich orientierten somatischen Medizin und zur Psychotherapie setzte. Er hat sich zeitlebens um die Erfassung der geistigen Hintergründe der Homöopathie bemüht und oft wochenlang um einzelne Formulierungen ihrer Prinzipien gerungen. Da er als Steinbock-Geborener stets nach der höchsten Vollendung trachtete und jede selbst geschaffene Form sofort nach deren Entstehung immer wieder vertiefen und verbessern wollte, konnte das Werk zu seinen Lebzeiten sui generis nicht fertig werden. Unter Berücksichtigung der langen Entstehungszeit erklären sich die in Form und Inhalt teilweise deutlich differierenden Abschnitte. Das Werk zeichnet sich daher stellenweise auch durch einen fragmentarischen Charakter aus. Diese Unterschiede wurden jedoch aus Gründen der Authentizität bewusst erhalten. Eine nachträgliche »Glättung« wäre dem Ringen des Autors nach der richtigen Form nicht gerecht geworden. In der vorliegenden Version können die gedanklichen Prozesse unmittelbar nachvollzogen und weitergeführt werden. Leider konnte der konzipierte »**III. Technische Teil: Die Praxis der Arzneimittelwahl**«, auf den später noch kurz eingegangen werden soll, vom Autor aufgrund seines plötzlichen und unerwarteten Todes nicht mehr begonnen werden.

Im **Allgemeinen Teil** wird nach einem kurzen Abriss der im wesentlichen vorausgesetzten Grundlagen der homöopathischen Arzneimittelwahl und ihrer Arzneimittelzubereitung die spezielle Anwendung der Homöopathie auf psychiatrische Krankheiten fundamental entwickelt, ohne den universellen Charakter der Hahnemann'schen Lehre außer Acht zu lassen. Aufgrund dieses zentralen Anliegens handelt es sich bei der vorliegenden Ausarbeitung durchaus um ein Grundlagenwerk mit Vorreiterrolle.

Ein entscheidendes Merkmal des Werkes ist, dass nicht rein abstrakte theoretische Erwägungen abgehandelt werden, sondern dass diese ständig in der täglichen Praxis anhand der eigenen Erfahrungen überprüft wurden, was der Autor auch immer wieder selbst betont hat. Es nützt niemandem etwas, sich in hohe geistige Sphären zu versteigen und den Boden zur materiellen Ebene zu verlieren, die eine unbestechliche Kontrollinstanz darstellt.

Den Zweiflern an immanenten Wirkungsprinzipien und Vertretern des Placeboeffekts seien die Krankheitsschilderungen ans Herz gelegt, bei denen anfangs eine falsche Arzneimittelwahl vorlag und bei denen erst eine Besserung nach Verordnung des Simile eintrat. Insofern sind gerade die aufrichtigen Schilderungen einiger Misserfolge sehr wertvoll und untermauern damit die Wirksamkeit der Homöopathie sowie die Integrität des Autors.

Der Autor hebt die Unterschiede zwischen der klinischen Diagnose mit dem kausalanalytischen Denken der naturwissenschaftlichen Medizin auf der einen Seite und der Arzneimitteldiagnose mit dem holistischen Denken der homöopathischen Medizin auf der anderen Seite hervor. Gibt es doch reichlich homöopathische Literatur, die klinischen Diagnosen homöopathische Arzneimittel zuordnet und in einfachen Verzeichnissen verbreitet. Dies ist und bleibt jedoch eine Schmalspur-Homöopathie, worauf der Autor auch deutlich hinweist.

Darüber hinaus stellt er seine Betrachtungen in das hochinteressante Spannungsfeld zwischen Homöopathie und Psychotherapie, ohne jedoch den Bezug zur Somatotherapie zu verlieren. Die wechselseitigen Beziehungen werden intensiv beleuchtet und gipfeln in der durch eigene biographische Qualifikation auf beiden Gebieten geprägten Feststellung, dass die Homöopathie über die Psychotherapie hinausgehe. Die Homöopathie wird als vermittelnder Helfer im Prozess der Individuation auf dem Weg zur Menschwerdung angesehen und ist gleichzeitig in der Lage, organische Leiden positiv zu beeinflussen.

Zur Veranschaulichung sei die nachfolgende Grafik aus einem früheren Konzept herangezogen, die keinen Eingang mehr in die endgültige Fassung gefunden hat:

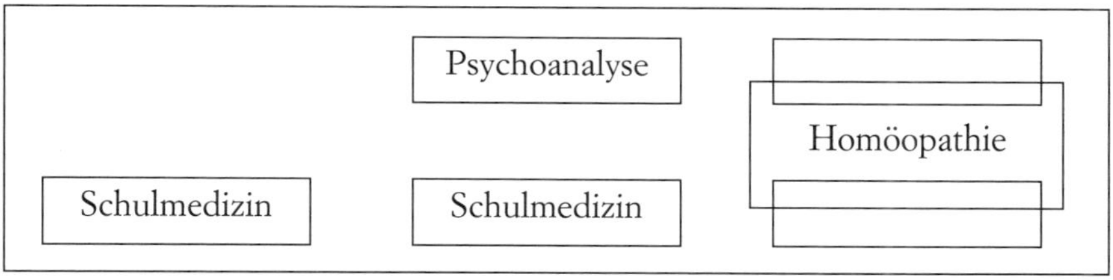

Das tiefere Verständnis der Homöopathie führt zwangsläufig zu einem tieferen Verständnis der Natur und der Welt, so dass es auch nicht verwunderlich ist, dass der Autor die Frage nach einer religiösen Dimension zumindest aufwirft. Selbst wenn ihm diese aufgrund seiner eigenen Biographie nahe liegt, ergibt sie sich auch aus der Sache selbst heraus, wenn man die Homöopathie auf solch einer hohen Ebene erkenntnistheoretisch zu verstehen versucht und vor allem auch selbst erfahren hat.

Im Mittelpunkt der gesamten Betrachtungen steht die Frage nach dem Zusammenhang zwischen Geist und Materie und deren gegenseitigen Wechselwirkungen im Krankheits- und Gesundungsprozess.

Im **Speziellen Teil** werden homöopathische Arzneimittelbilder charakterisiert und durch entsprechende Falldarstellungen untermauert. Die Liebe zum Detail und der bereits erwähnte Hang zum Perfektionismus ließen in der schriftlichen Buchform nur fünf näher ausgearbeitete Arzneimittelbilder entstehen. Zählt man alle in dem Werk verstreuten Angaben und Beispiele zusammen, so kommt man allerdings auf eine Anzahl von 27 Arzneimittelbildern und 106 Fallbeispielen. Außerdem existieren im Nachlass noch unzählige unvollständige Fallbeschreibungen, die nicht in diese Veröffentlichung einbezogen wurden. Sie nach dem Tod des Autors anhand der Praxisaufzeichnungen zu vervollständigen, wäre einerseits nicht in allen Fällen möglich gewesen und hätte andererseits der exakten und wahrheitsgetreuen Schilderung bei einer etwaigen ungenauen, nicht authentischen Ergänzung Abbruch getan. Um die Ursprünglichkeit zu bewahren, wurde auch der teilweise fragmentarische Charakter einzelner Falldarstellungen bewusst erhalten.

Die Fallbeschreibungen sind meist rein deskriptiv gehalten und würden dem Ungeübten nur schwer das richtige Arzneimittelbild offenbaren. Mit der vorausgegangenen Charakterisierung der Arzneimittelbilder hält man jedoch den Schlüssel in der Hand und erkennt beim aufmerksamen Lesen schon an einzelnen Stichwörtern Leitsymptome, die zielsicher zum richtigen Simile führen. So kann der therapeutische Prozess, der sich zwischen dem Arzt und dem Patienten abspielt, zumindest andeutungsweise vom Leser nachvollzogen werden.

Es ist beeindruckend, wie sich der Inhalt der Arzneimittelbilder einschließlich der Fallbeschreibungen auf die entstehende Form des Konzepts übertragen hat. Das Lachesis-Kapitel wies z. B. lange Zeit selbst chaotische Züge auf. Ich weiß allerdings nicht, was von dieser deutlich wahrnehmbaren Manifestation in der endgültigen Fassung noch nachzuvollziehen ist. Auch die persönlichen Beziehungen des Autors zu den einzelnen Arzneimittelbildern drücken sich selbstverständlich im Inhalt und Umfang der einzelnen Kapitel aus. Im überpersönlichen Sinn wird eine solche Beziehung wunderbar durch die allegorischen Märchenbilder »Schneewittchen« für Lachesis und »Salz ist mehr als Gold« für Natrium muriaticum veranschaulicht.

Einzelne Krankheitsfälle heben sich hingegen radikal von der phänomenologischen Beschreibung ab und werden bis in den tiefenpsychologischen Hintergrund erläutert. Dies ist nicht typisch homöopathisch, sondern verrät den nach Zusammenhängen und Erklärungen suchenden Psychoanalytiker, was insbesondere für die homöopathische Anfangszeit des Autors charakteristisch ist. Man darf nicht vergessen, dass sich die ärztlichen Erfahrungen und Aufzeichnungen über einen Zeitraum von über zwanzig Jahren erstrecken. Besonders eindrucksvoll kommt dies in dem meines Erachtens erschütterndsten »Phosphor Fall 9: Sadismus als heilbare Krankheit« zum Ausdruck.

Der **Technische Teil** war ursprünglich für Erläuterungen der richtigen Arzneimittel- und Potenzwahl konzipiert worden, was jedoch vom Autor nicht – auch nicht in Ansätzen – begonnen wurde. Woran liegt das? Es ist nach aller vorausgegangenen Theorie der schwierigste Bereich, und es spielen sich bei diesem Prozess, trotz allen Wissens und immer verbesserter Repertorien einschließlich der Computer-Repertorisation, mentale Abläufe ab, die eine tiefe spirituelle Dimension erreichen und durch verschiedene konzentrative und meditative Praktiken vertieft werden können. Es geht hier nicht nur um eine große Menge angesammelten Wissens, sondern auch um ein Stück praktischer Weisheit. Von diesen Prozessen zu sprechen fiel dem Autor schwer, nicht zuletzt deshalb, weil ihm das Unverständnis, die Ignoranz und die Intoleranz, insbesondere der heutigen Ärzteschaft, wohl bewusst war, wie er am eigenen Leib erfahren musste.

Allerdings soll nicht unerwähnt bleiben, dass auch er sich auf dem Weg zur Meisterschaft um eine strukturelle Verbesserung der existierenden äußeren Hilfsmittel bemüht hat. Das Ergebnis ist ein Wegweiser durch die homöopathische Symptomatologie und liegt in druckfertiger Form als »Register zu Kents homöopathischem Repertorium« vor, für das sich im Zeitalter der Computer-Repertorisation bisher jedoch noch kein Verleger gefunden hat.

Berlin, Frühjahr 2003 *Dr. med. Wolfram Klemm*

I. Allgemeiner Teil:
Die Prinzipien der Homöopathie

1. Der Arzneimittelschatz

Die Homöopathie unterscheidet sich von der Schulmedizin unter anderem durch einen eigenen Arzneimittelschatz. Das Wort Arzneimittelschatz ist bewusst gewählt, und ich glaube nicht, dass ich übertreibe, wenn ich vom unschätzbaren Wert dieses Schatzes spreche, denn es ist ein noch nicht vollständig gehobener Schatz.

Insofern er seinen Ursprung in der Natur hat, steht er der Naturheilkunde nahe. Die der Natur entstammenden Arzneien haben den synthetisch-chemischen gegenüber zunächst den Vorteil der weitestgehenden Unschädlichkeit, was schon viel heißt in einer Zeit, die immer mehr Therapieschäden durch chemische Medikamente hinnehmen muss oder hinzunehmen bereit ist. Allein die Möglichkeit der Vermeidung solcher Therapieschäden wäre ein Grund, die Alternative, die die Homöopathie bietet, zu prüfen.

Dabei muss jedoch gleich vor dem weit verbreiteten Vorurteil gewarnt werden: »Wenn die Homöopathie nicht hilft, dann schadet sie wenigstens nicht.« Das wäre ein Versuch, die Homöopathie durch Verharmlosung abzuwerten. Wenn sie nicht hilft – und welche Therapie würde immer helfen? – hat das seinen Grund nicht darin, dass sie nicht potent genug wäre, auch zu schaden. Sie kann bei unsachgemäßer Anwendung sehr wohl schaden.

Davon abgesehen darf der grundsätzlich andere Ursprung der homöopathischen Arzneimittel gegenüber dem der synthetischen Arzneistoffe nicht übersehen werden. Die Beschäftigung mit den Heilkräften der Natur hat neben rein sachlichen Gründen noch den nicht zu unterschätzenden Wert, dass sie uns der Natur näher bringt, anstatt uns ihr zu entfremden. Die derzeitige Medizin, die sich die »naturwissenschaftliche« nennt, übersieht nur allzu oft, wie weit sie sich von der Natur entfernt hat, wie unbiologisch, oft geradezu lebensfeindlich sie vorgeht. Sonst wäre es nicht notwendig, neben der Schulmedizin eigens noch nach einer »biologischen« oder einer »Ganzheitsmedizin« zu suchen.

2. Die Zubereitung der Arzneimittel

Was die Homöopathie von der Naturheilkunde unterscheidet, ist zunächst die pharmazeutische Verarbeitung der Rohstoffe. Diese werden in der Naturheilkunde sozusagen in ihrem Rohzustand belassen, während sie in der Homöopathie »potenziert«, d. h. stufenweise verdünnt und verschüttelt (oder verrieben) werden, wobei ihre »Potenzen«, d. h. ihre Heilkräfte, eigentlich erst zum Vorschein kommen.

»Die neueren und neuesten Erfahrungen haben gelehrt, daß die Arzneisubstanzen in ihrem rohen Zustande ... lange nicht so den vollen Reichtum der in ihnen verborgen liegenden Kräfte äußern, als wenn sie in hohen Verdünnungen durch gehöriges Reiben und Schütteln potenziert ... eingenommen werden; durch welche einfache Bearbeitung die in ihrem rohen Zustande verborgen und gleichsam schlafend gelegenen Kräfte bis zum Unglaublichen entwickelt und zur Tätigkeit erweckt werden« (Hahnemann: Organon, § 128, vgl. auch § 269).

Durch diesen Vorgang wird mit den Natursubstanzen etwas erreicht, was den Unterschied der Homöopathie gegenüber der Naturheilkunde kennzeichnet:

a) Gifte, die in der klassischen Naturheilkunde keinen Platz haben (außer etwa Bienengift, Spanische Fliege o. Ä.), werden zu Heilmitteln: z. B. Arsen, Phosphor, Quecksilber, viele Giftpflanzen wie Aconitum (Eisenhut), Belladonna (Tollkirsche), Hyoscyamus (Bilsenkraut), Stramonium (Stechapfel), Opium (Schlafmohn), Secale (Mutterkorn), Rhus toxicodendron (Gift-Sumach), Mezereum (Seidelbast), ferner tierische Gifte von Spinnen, Insekten, Schlangen und viele andere. Diese Verwandlung von Gift in Arznei ist eine uralte Idee, die im Altertum die Kunst der Ärzte ausmachte. Hier tritt das homöopathische Prinzip der Gleichsinnigkeit am klarsten in Erscheinung. Der Satz: »*Dosis fecit venenum*« (Paracelsus) ist nur insofern richtig, als nicht nur durch die Dosis, sondern auch durch die Verarbeitung bestimmt wird, ob etwas zum Gift oder zur Arznei wird. Außerdem ist in diesem Satz nur der *quantitative* Aspekt ausgedrückt, dass nämlich ein »Zuviel« eines Stoffes eine Giftwirkung zur Folge hat, nicht aber die *qualitative* Verwandlung, indem durch die Potenzierung eines Giftes dieses zum genau gegensinnigen Heilmittel wird. So ist beispielsweise Phosphor ein schweres Lebergift, der homöopathische Phosphor dagegen unter anderem ein Leber-Heilmittel.

b) Stoffe, die im Naturzustand therapeutisch indifferent sind, werden »erschlossen«, so dass eine bisher verborgene Heilkraft zum Vorschein kommt. Das gilt besonders für mineralische Substanzen, die in der Naturheilkunde nur eine sehr untergeordnete, in der Homöopathie jedoch eine bedeutende Rolle spielen. Als Beispiel sei nur das unscheinbare Kochsalz erwähnt, das – wie wir noch sehen werden – durch die Homöopathie als ein gewaltiges Heilmittel entdeckt wurde, oder die Bärlapp-Sporen, die jahrhundertelang von den Apothekern als indifferentes Mittel zum Bestäuben von Pillen verwendet wurden, bis Hahnemann sie potenzierte und dadurch ihre Heilkraft entdeckte. Man denke ferner an Kieselsäure, Graphit u. v. a.

»So erweisen sich feines Gold, feines Silber und Platinna gänzlich kraftlos auf das menschliche Befinden in ihrem gediegenen Zustande – eben so die Holz-Kohle in ihrer rohen Gestalt. Mehrere Grane Blatt-Gold, Blattsilber oder Kohle kann auch die empfindlichste Person einnehmen und sie wird nie eine arzneiliche Wirkung davon spüren. Alle diese Substanzen liegen so vor uns noch in einem arzneilichen Schein-Tode. Aber, nach der Weise homöopathischer Arznei-Zubereitung, durch stundenlanges, kräftiges Reiben eines Grans z. B. dieser Gold-Blättchen mit 100 Granen eines unarzneilichen Pulvers (Milchzukkers) entsteht ein Präparat, was schon viel Arznei-Kraft hat. Von diesem Präparate aber wiederum ein Gran mit 100 Granen Milchzucker eine Stunde lang gerieben und dieses Verfahren in gleicher Maße mit immer neuen 100 Granen Milchzucker wiederholt bis dahin, daß das letzte Präparat in jedem Grane ein Quadrillion eines Granes Gold enthält, giebt eine Arznei, in welcher die – im gediegenen Zustande des Goldes gänzlich schlummernden und erstarrten – Arzneikräfte so auffallend in's Leben gerufen und zur Thätigkeit erweckt und entwickelt worden sind, daß schon ein Gran davon, in einem Gläschen verwahrt, wenn ein das Leben verabscheuender und durch unerträgliche Angst zum Selbst-Mord getriebener Melancholische nur ein paar Augenblicke hineinriecht, dieser Elende schon in einer Stunde des bösen Geistes entledigt, daß die volle Liebe zum Leben und der Frohsinn wieder in ihm erwacht.

Arznei-Stoffe sind nicht todte Substanzen in gewöhlichem Sinne; vielmehr ist ihr wahres Wesen bloß dynamisch geistig – ist lautere Kraft, die durch jenen so merkwürdigen Prozeß des Reibens (und Schütteln) nach homöopathischer Art bis an die Gränzen der Unendlichkeit potenzirt werden kann.«
(Hahnemann: Reine Arzneimittellehre. Bd. VI, S. X f.; s. a. Kleine medizinische Schriften. Bd. II, S. 213).

c) Auch die Substanzen, die sowohl in der Naturheilkunde, als auch in der Homöopathie vorkommen, sind – von der Wirkung her gesehen – nicht »dieselben«. So unterscheidet sich die Anwendungsmöglichkeit beispielsweise von einfacher Kamillen- oder Arnika-Tinktur wesentlich von denen der homöopathisch potenzierten Kamille oder Arnika. Auch hier werden erst durch die Potenzierung latente Heilmöglichkeiten erschlossen.

Hierzu ein Fall aus der täglichen Praxis:

Eine Patientin mit einer Radiusfraktur wird chirurgisch versorgt. Der Chirurg will ihr ein Schmerzmittel mitgeben für den Fall, dass sie stärkere Schmerzen bekommen sollte. Sie lehnt das ab und bekommt tatsächlich starke Schmerzen, die sie die ganze Nacht über nicht schlafen lassen und den ganzen nächsten Tag über anhalten. Am nächsten Nachmittag wendet sie sich an mich und bekommt fünf Globuli Chamomilla D200. Nach einer Stunde sind die Schmerzen verschwunden, und die Patientin schläft die folgende Nacht durch.

Worauf ich hier hinweisen will, ist lediglich der Unterschied der homöopathisch potenzierten gegenüber der im Naturzustand belassenen Kamille. Kamillentee oder Umschläge mit Kamillentinktur hätten wohl etwas gelindert, aber wohl kaum die Kraft gehabt, die Schmerzen so prompt zu beseitigen.

Durch den Prozess der Potenzierung hat die Homöopathie ungeahnte neue Möglichkeiten der Arzneitherapie erschlossen. Sie hat dadurch »neue Heilmittel« entdeckt und bei den bekannten das Wirkungsspektrum oft beträchtlich erweitert (s. Hahnemann: Organon § 269).

d) Es gibt Heilpflanzen, die in der Phytotherapie ihren festen Platz haben, in der Homöopathie aber kaum Verwendung finden. Hierzu gehören etwa Pfefferminze, Melisse, Salbei, Rosmarin, Liebstöckel, Wacholder, Lindenblüten und viele andere. Diese Mittel entfalten in ihrer potenzierten Form nur eine schwache Heilwirkung. Man kann vermuten, dass hier die geringe Giftwirkung der Nativsubstanz eine Rolle spielt, denn die meisten unserer potentesten homöopathischen Arzneimittel sind im nicht potenzierten Zustand sehr stark wirksame Gifte (z. B. Aconit, Belladonna, Nux vomica, Arsenicum album).

Die homöopathische Zubereitung der Arzneimittel sieht der Laie oder der Übel Wollende oft unkorrekt als bloße »Verdünnung« an, während man in der Homöopathie von »Potenzierung« oder »Dynamisierung« spricht. Hahnemann will damit zum Ausdruck bringen, dass es weniger auf die materielle Quantität als auf eine durch diesen Vorgang freiwerdende Heilkraft ankommt, die man sich zu Hahnemanns Zeiten noch nicht erklären konnte, die wir aber als Tatsache hinnehmen müssen und von der sich jeder Unvoreingenommene leicht überzeugen kann.

Dieses »Potenzieren« oder »Dynamisieren« ist seit Bestehen der Homöopathie der Stein des Anstoßes und Gegenstand zahlloser Polemiken. Es schlägt unseren materiellen Denkgewohnheiten direkt ins Gesicht, wie eine »Verdünnung« von mehr als 10^{-23} (Loschmidtsche Zahl) noch irgendeine Wirkung haben soll. Hier stellt die Homöopathie hohe Anforderungen an unsere Vorurteilslosigkeit, die aber eine essentielle Voraussetzung wissenschaftlicher Wahrheitsfindung ist.

Wir müssen hier den theoretischen und den empirischen Aspekt voneinander trennen. Die Homöopathie geht nicht von der Theorie, sondern von der *Erfahrung* aus, und die *tatsächliche* Wirksamkeit in der Praxis kann von keinem geleugnet werden, der bereit ist, sich unvoreingenommen auf diese Erfahrung einzulassen, mag er noch so große Schwierigkeiten haben, die Sache theoretisch zu verstehen. Die Wissenschaftlichkeit der Homöopathie liegt unter anderem in ihrer strengen Empirie, in der Berufung auf die Erfahrung, auch wenn die Theorie hinter der Praxis herhinkt. Wir haben nicht die Tatsachen unseren Vorstellungen unterzuordnen, sondern müssen unser Denken den Tatsachen anpassen. »Erfahrung ist Berührung mit der Wirklichkeit« (Joh. Bapt. Lotz). Die Wirklichkeit kann man nicht beweisen, man kann sie nur erfahren. Wir können bestenfalls Theorien aufstellen, die bestimmte Aspekte der Wirklichkeit mit hinreichender Genauigkeit erklären. So erklärt die Theorie der Homöopathie (Ähnlichkeitsgesetz etc.) hinreichend die Wirkung homöopathisierter Arzneimittel. Selbst die moderne Physik ist nicht in der Lage, alle wahrnehmbaren Phänomene in eine einheitliche Theorie zu verpacken. So müssen wir heute immer noch mit der Unvereinbarkeit von Quantentheorie und Relativitätstheorie leben, und erst die Zukunft wird zeigen, ob die neuen Theorien wie z. B. die Stringtheorien, dieses Dilemma werden lösen können.

Wer an seinen gewohnten Vorstellungen festhalten will und sich weigert, sich auf neue Erfahrungen einzulassen, der gleicht den kirchlichen Gegnern Galileis, die sich weigerten, durch sein Fernrohr zu schauen, weil sie in ihrer Meinung, dass es »unmöglich« Jupiter-Monde geben könne, nicht irre gemacht werden wollten.

Hahnemann sagt dazu kurz und bündig:

> »*Was wirklich geschieht, muß doch wenigstens möglich seyn.*« (Reine Arzneimittellehre. Bd. VI).

> »*Daß aber der Zweifler über die homöopathischen Verdünnungen spöttelt, hat mehrere Ursachen. Erstens, weil ihm unbekannt ist, daß durch Reibungen und Verschüttelungen die innere Arzneikraft wundersam zum Leben kömmt und sich gleichsam von den Banden der Materie befreit. Zweitens, weil ein bloß arithmetischer Kopf hier nur ein ungeheueres Divisionsexempel vor sich zu sehen wähnt, eine bloße materielle Zerteilung und Verkleinerung. Er merkt aber nicht, daß bei diesen Vergeistigungen des inneren Arzneivermögens der wägbare Stoff in keine Betrachtung kommt.*
>
> *Drittens, weil der Zweifler keine Erfahrung von der Wirkung so in ihrer Arzneikraft erhöhter Präparate hat.*
>
> *Wenn der Zweifler also die Wahrheit nicht da suchen will wo sie zu finden ist, nämlich in der Erfahrung, so mag er sie ungefunden lassen. Auf der Rechentafel kann er sie nicht finden.*« (Kleine Medizinische Schriften. Bd. II, S. 215).

Oder an anderer Stelle:

> »*Die Entdeckung, daß die rohen Arzneisubstanzen (trockene oder flüssige) durch Reiben oder Schütteln mit unarzneilichen Dingen ihre Arzneikraft immer mehr entfalten und in desto größerem Umfange, je weiter, länger und mit je mehr Stärke dieses Reiben oder Schütteln mit unarzneilichen Substanzen fortgesetzt wird, so daß aller materielle Stoff derselben sich nach und nach in lauter arzneilichen Geist aufzulösen und zu verwandeln scheint –; diese, vor mir unerhörte Entdeckung ist von unaussprechlichem Werthe und so unleugbar, daß die Zweifler, welche aus Unkenntnis der unerschöpflichen Natur in den homöopathischen Verdünnungen nichts als mechanische Zertheilung und Verkleinerung bis zum Nichts (also Vernichtung ihrer Arzneikraft) vermuthen, verstummen müssen, sobald sie die Erfahrung fragen.*« (Reine Arzneimittellehre. Bd. V, S. 123).

> »*Die wahre Heilkunst ist ihrer Natur nach eine reine Erfahrungswissenschaft und kann und darf sich daher bloß an lautere Tatsachen halten ... und keine Schritt aus dem Kreise reiner wohlbeobachteter Erfahrungen und Versuche wagen, wenn sie vermeiden will, ein Nichts, eine Gaukelei zu werden.*« (Hahnemann in der Vorerinnerung zur zweiten Auflage des Organon).

Wenn man es paradox ausdrücken will, kann man sagen: Die Homöopathie ist *eine unmögliche Tatsache*. Man müsste sie eigentlich für unmöglich halten – wenn sie nicht eben doch eine Tatsache wäre!

Ich erinnere mich an zwei Patienten, die in ihrer Stellung zur Homoöpathie (bzw. zur Erfahrung) zwei gegensätzliche Haltungen verkörperten:

Der eine war ein Psychotherapie-Patient mit zahlreichen so genannten neurotischen Symptomen, um den ich mich zwei bis drei Jahre lang bemüht hatte. Als ich ihm den Vorschlag machte, ein Medikament auszuprobieren, reagierte er mit großer Angst, dass er nämlich nun »abgeschoben« bzw. »mit Psychopharmaka abgespeist« werden sollte. Dann siegte aber seine wissenschaftliche Neugier, und er war trotz aller Skepsis bereit, es einfach einmal auszuprobieren. Als er einige Tage nach der ersten Dosis Arsenicum album D30 wiederkam, berichtete er: »Merkwürdig, nach der letzten Stunde habe ich zum ersten Mal seit zehn Jahren wieder einen Spaziergang gemacht. Seit zehn Jahren habe ich meine Angstzustände und konnte deshalb nicht mehr spazieren gehen. Aber ich weigere mich anzuerkennen, dass das irgendetwas mit diesen Kügelchen zu tun haben soll. Allerdings: Als ich nach Hause kam, schaute ich in den Spiegel, und da fiel mir auf, dass ich zum ersten Mal seit zehn Jahren keine belegte Zunge mehr hatte. Das kann kein Zufall sein! Die Zunge war nämlich seit der Zeit, als meine Angstzustände anfingen, immer belegt.«

Von da an machte seine Therapie in kürzester Zeit Fortschritte, die mit dem bisherigen Verlauf überhaupt nicht zu vergleichen waren, und der Patient war davon so begeistert, dass er sich die wissenschaftliche Begründung der Homöopathie zu seiner Lebensaufgabe machte.

Ganz anders ein anderer Patient, dem Natrium muriaticum D200 einwandfrei geholfen hatte und der darüber sehr erstaunt war. Er fragte mich daraufhin: »Was war denn das? Ich bin Chemiker bei Merck, mir können Sie nichts vormachen!« Ich zeigte ihm das Fläschchen. Daraufhin sagte er sichtlich enttäuscht: »Also nichts, ein Placebo!« Anschließend verschwand er und kam nie wieder.

Noch drei weitere Beispiele zum Thema Vorurteilslosigkeit bzw. deren Gegenteil:

Ein junger Mann möchte von seiner Alkoholabhängigkeit befreit werden. Er habe schon als Schüler begonnen, Bier zu trinken, was sich langsam, fast unmerklich, gesteigert habe. Als Mitglied einer Tanzkapelle und bei der Bundeswehr sei der Alkoholkonsum exzessiv geworden. Vor fünf Jahren hatte er ein Alkohol-Delir, anschließend entwickelte sich eine Distraneurin-Abhängigkeit.

Die Anonymen Alkoholiker hätten ihm zwar vorübergehend geholfen, dann sei es aber zu einem Rückfall gekommen. Er trinke jeden Abend sechs bis acht Flaschen Bier, wenn er kein Bier habe, werde er aggressiv. Außerdem rauche er ca. 20 Zigaretten täglich.

Das Mittel der Wahl sei für ihn eine Psychotherapie, die »die Ursachen aufdecken und beseitigen« soll.

Er willigt schließlich zögernd ein, einen Versuch mit einem homöopathischen Mittel zu machen, und bekommt eine Dosis Phosphor D200.

Eine Woche später berichtet er, er habe überhaupt nicht mehr an Alkohol gedacht! Er habe gar nicht mehr an Alkohol denken *können,* obwohl er es provozieren wollte. Als er schließlich doch wieder einmal daran dachte, sei dieser Gedanke lange nicht mehr so angenehm gewesen wie früher. Sein Allgemeinbefinden sei sehr angenehm gewesen, er habe keine »Leerlaufphasen« mehr gehabt.

Aber, obwohl die Gedanken an Alkohol »verscheucht« seien, wolle er Skeptiker bleiben. Er wolle keine Medikamente, sondern wolle mehr über sich selbst erfahren. Darauf bricht er – trotz des auf der Hand liegenden Erfolges, d. h. entgegen aller unmittelbaren Erfahrung – die Behandlung ab, um weiter nach einer Psychotherapie zu suchen.

Ein anderer junger Mann sucht ebenfalls eine Psychotherapie, weil er an Impotenz leidet. Ich weise ihn auf die Möglichkeiten der Homöopathie, von der er noch nie etwas gehört hat, hin, und er erklärt sich bereit, einen Versuch zu machen. Durch Arsen wird nicht nur die Impotenz, sondern auch seine chronische allergische Rhinitis innerhalb weniger Wochen beseitigt, und auch sein Ekzem an Handflächen und Kniekehlen bessert sich wesentlich, wenn auch langsamer. Für den Patienten hat sich damit die Frage einer Psychotherapie erübrigt.

Ein Patient – Doktorand der Physik –, bei dem ich schon am Telefon wegen seines ungeduldigen Drängens an Lachesis denke, klagt über seit Jahren sich dauernd wiederholende Erkältungen (Bronchitiden, Sinusitiden) und allgemeines Krankheits- und Schwächegefühl. Außerdem habe sich in letzter Zeit ein stark juckendes Exanthem entwickelt, was wohl als allergische Reaktion auf zahlreiche Antibiotika-Gaben anzusehen sei. Lachesis wirkt prompt, und ich kann mir nicht die Bemerkung verkneifen, ob der Patient als Naturwissenschaftler nicht Schwierigkeiten habe, diese Wirkung einer Hochpotenz, die – materiell gesehen – ein Nichts sei, anzunehmen. Darauf gibt er mir die geradezu klassische Antwort: »Ich bin *experimenteller* Physiker; für mich gelten nur *beobachtbare Tatsachen*. Und es ist eben eine Tatsache, dass das Mittel durchschlagend geholfen hat.«

Wenn man die Tatsachen, die uns die Erfahrung zeigt, erst einmal anerkannt hat, kann und soll man sich natürlich auch um die Theorie bemühen, d. h. nach einer Möglichkeit suchen, wie man die so erstaunlichen, ja »unglaublichen Tatsachen« verstehen kann.

Viele Homöopathen haben sich mit unterschiedlichem Erfolg um immer wieder neue Denkmodelle bemüht, um diese Wirkung zu erklären. Aber erst in den letzten Jahren scheinen sich plausible Erklärungsmodelle für die Wirkung homöopathischer Arzneimittel abzuzeichnen. Dies ist insbesondere bedingt durch die immensen Fortschritte der theoretischen Physik im 20. Jahrhundert und dem dadurch bedingten Abschied vom materialistischen Paradigma. Die Veränderung im wissenschaftlichen Denken begann mit Albert Einstein, setzte sich dann in der Quantentheorie mit ihren verschiedenen Interpretationen fort, wurde weiter revolutioniert durch die Theorie nichtlinearer Systeme (Chaostheorie) und die Theorie komplexer Systeme und setzt sich zurzeit fort in der Superstringtheorie. Man kann sagen, dass die konventionelle Medizin diese Entwicklungen noch nicht in ihre Theorie integriert hat. Glücklicherweise gibt es aber einige Denker, die sich um eine Integration der Erkenntnisse der modernen Physik in die Medizin bemühen und dabei fast zwanglos auch zu einer Erklärung der in der Homöopathie beobachteten Phänomene kommen. Wie zu Hahnemanns Zeiten finden sich diese Denker in der Regel nicht an den Universitäten.

Eine Zusammenfassung der älteren Forschungsergebnisse zum Thema Homöopathie findet sich in dem Buch »Forschung in der Homöopathie« von Marco Righetti, neuere Forschungsergebnisse finden sich z. B. in »High DilutionEeffects on Cells and Integrated Systems« von Taddei-Ferretti und Marotta (Hg.) und »Fundamental research in ultra high dilution and Homoeopathy« von Schulte und Endler (Hg.). In seinem Werk »Das neue medizinische Paradigma« versucht G. Hanzl die Anwendung moderner physikalischer Theorien auf die Medizin, insbesondere die Naturheilkunde.

Man kann jedoch auch Homöopathie betreiben ohne theoretische Einsicht in die eigentliche Wirkungsweise. Die Homöopathie ist eine enorm *praktische* Angelegenheit. Es wird ja auch niemand einen Pianisten fragen, ob er den Wirkungsmechanismus seines Klaviers »versteht«, es kommt nur darauf an, wie er darauf spielen kann. Man kann die Musik verstehen, so wie sie in den Noten steht und wie sie dem Ohr erklingt, *oder* man kann sie mechanisch-akustisch erklären. Das sind zwei ganz verschiedene Dinge. Die künstlerischen Gesetze der Musik liegen auf einer anderen Ebene als die Gesetze der Physik und der Technik.

Nur so viel steht fest, dass wir in der Homöopathie, wenn wir die Tatsachen nicht verleugnen wollen, von einem quantitativen zu einem dynamischen (und qualitativen) Denken kommen müssen. Man kommt in der Homöopathie nicht darum herum, in irgendeiner Form dynamisch zu denken und sich aufs Neue mit der totgeglaubten Lehre des Vitalismus von einer eigenständigen »Lebenskraft« auseinander zu setzen. Bis ins 18. Jahrhundert sprach man von der »*Vis naturae medicatrix*«, von der Heilkraft der Natur.

In dem obigen Zitat (S. 25) deutet Hahnemann neben der Berufung auf die Erfahrung eine Theorie (d. h. eine »Schau«) wenigstens an, indem er von einer *Kraft* (»Arzneikraft«) spricht und von der Befreiung dieser Arzneikraft »von den Banden der Materie«, außerdem davon, dass durch die homöopathische Zubereitung der Arzneistoffe keine »Verdünnung«, sondern eine »Vergeistigung« stattfindet, »bei der der wägbare Stoff in keine Betrachtung kommt.«

Das heißt nicht weniger, als dass wir uns mit der Tatsache einer immateriellen, imponderablen Wirkung auseinander zu setzen haben. Das sind jedoch, wie gesagt, nur Andeutungen.

Wenn wir die hypothetisch anzunehmende Energie des Imponderablen näher fassen wollen, stehen wir zurzeit noch vor einem ähnlichen Dilemma wie in der Akupunktur, wo man mit Kräften und Kraftströmen umgeht, ohne dass man materielle Leitungsbahnen dieser Kräfte auffinden könnte.

Es sei dazu noch erwähnt, dass das Potenzieren als Methode der pharmazeutischen »Aufschließung« der Natursubstanzen nicht der einzige Weg in dieser Richtung ist. Vergleichbares findet sich bei Paracelsus und seinen Schülern in der Spagyrik (d. h. der medizinischen Alchemie) und in Edward Bachs »Blütentherapie«.

Es klingt fast taoistisch (im Sinne von Laotse), wenn Paracelsus sagt (in: Über die unsichtbaren Krankheiten. De causis morborum invisibilium. Ausg. Aschner Bd. I, S. 220 ff.; Ausg. Peuckert Bd. II, S. 187):

> Die Krankheiten sind im Wesen unsichtbar.
> Der ist ein Arzt,
> der das Unsichtbare weiß,
> das keinen Namen hat,
> das keine Materie hat
> und doch Wirkung.

Oder an anderer Stelle:

> Je weniger Leibs die Arzney hat,
> je höher die Arzney an Tugenden ist.

3. Die Arzneimittelwahl

Gehen wir davon aus, dass es wirksame homöopathische Heilmittel gibt, dann liegt es zunächst nahe, anzunehmen, dass man diese in derselben Weise verordnen könne, wie das sonst in der Medizin üblich ist: Für bestimmte Krankheiten bestimmte Heilmittel. Dem ist jedoch nicht so. Homöopathie ist nicht einfach die Therapie mit potenzierten Naturstoffen, da die Heilmittel, die die Homöopathie uns gibt, nach ganz anderen Gesichtspunkten eingesetzt werden. Die Homöopathie gibt uns nicht einfach neue Rezepte für die üblichen Diagnosen, sondern in erster Linie eine neue Methode der Arzneimittelfindung und der Arzneimittelwahl. Die Arzneimittelwahl ist das Kernstück der homöopathischen Methodik. Wie sich die Homöopathie von der Naturheilkunde durch das Potenzieren unterscheidet, so unterscheidet sie sich von der Allopathie nicht nur durch andere Arzneimittel, sondern vor allem durch die andere Art der Anwendung.

Es ist zwar bequemer, im üblichen diagnostischen Denken zu verbleiben, die Homöopathie einfach in diesen Rahmen einzufügen und ihr nur andere »Rezepte« für die üblichen Krankheitsbilder zu entnehmen. Das mag eine relative Berechtigung haben und mag in manchen Fällen gut gehen. Wir müssen uns aber bewusst sein, dass es sich dabei um einen Kompromiss handelt, der auf halbem Wege stehen bleibt und einen wesentlichen Schritt nicht vollzieht. Ein solcher Kompromiss widerspricht dem andersartigen Denkansatz der Homöopathie, der sich aus ihrer Methodik ergibt. Mit anderen Worten: Es geht nicht darum, schulmedizinisch zu denken und homöopathisch zu behandeln, sondern darum, homöopathisch denken zu lernen.

Während allopathische Mittel nach der klinischen Diagnose verordnet werden, werden in der Homöopathie die Arzneimittel nach dem so genannten Arzneimittelbild ausgewählt. In der Schulmedizin geben wir etwas »gegen« die Krankheit, und das Ideal der Schulmedizin ist die Ausschaltung der Krankheitsursache durch eine vermeintlich »kausale« Therapie. Das Medikament wirkt »gegensinnig« oder »allopathisch« (von griechisch »allos« = anders). Daher die vielen Medikamente, die alle mit »anti« beginnen: Antibiotika, Antiphlogistika, Antazida, Antineuralgika etc. Man wird hier von *Gegen*-Gift sprechen dürfen.

In der Homöopathie erfolgt stattdessen die Arzneimittelwahl nach dem Ähnlichkeitsprinzip, das besagt, dass Ähnliches durch Ähnliches geheilt werden soll, d. h., dass nur das, was beim Gesunden eine »ähnliche« Krankheit (die so genannte Arzneikrankheit) hervorruft, diese beim Kranken heilen kann. Daher die Bezeichnung »Homöopathie« (von griechisch »homoios« = ähnlich).

Wir suchen in der Natur nach dem der Krankheit »Ähnlichen«, d. h. nach dem, was ein der Krankheit ähnliches Arzneimittelbild erzeugt. Das »Gift« das eine ähnliche Krankheit erzeugt, wird – in verwandelter Form – zu deren Heilmittel. Es ist nicht das »Gegengift«, sondern ein mitsinniges Gift. (Ich bedaure, nicht »Mit-Gift« sagen zu können, da dieses Wort in unserer Sprache anderweitig besetzt ist.) Insofern kann die Homöopathie im Gegensatz zu einer repressiven als gleichsinnige, mitsinnige Therapie bezeichnet werden. Man kann auch sagen, dass nur das ähnliche Arzneimittel in der Lage ist, im kranken Organismus eine Resonanz zu erzeugen, die letztendlich zur Heilung führt.

Die Homöopathie verwendet also Gifte als Heilmittel. Es ist eine uralte Idee, deren historischem Hintergrund wir hier nicht näher nachgehen können, dass das, was krank macht, auch heilt, und die Verwandlung von Gift in Arznei machte die Kunst der alten Ärzte aus. So sehen wir noch heute als Symbol an vielen Apotheken eine Schlange, die ihr Gift in einen Becher gibt, aus dem dann der Apotheker das Heilmittel bereitet. Wie sehr Hahnemann von dieser Idee ergriffen war, zeigt schon seine ans Religiöse grenzende Sprache.

> *»Was sind Gifte? Was sind Arzneien? Wo der Pöbel nur Gegenstände des Abscheus zu erblicken wähnt, da sieht der Weise Gegenstände der tiefsten Verehrung und nützt sie unter Anbetung des ewigen Quelles der Liebe. Sapere aude! ... «*

Und Paracelsus sagt:

> *»Der Gift verachtet, der weiß um das nit, das im Gift ist. Denn das arcanum, so im Gift ist, ist dermaßen gesegnet, daß ihm das Gift nichts nimmt noch schadet«* (Dritte Defension. Ausg. Aschner Bd. I, S. 437, Ausg. Peukert Bd. II, S. 509).

Zwei einfache Beispiele, die auch Hahnemann erwähnt: Wer Erfrierungen mit Wärme behandeln will, erzeugt nur eine Verschlimmerung des Schmerzes. Viel besser ist es, das erfrorene Glied mit Schnee abzureiben, also nicht Wärme gegen Kälte, sondern Kälte gegen Kälte zu setzen.

Umgekehrt: wenn ein Koch sich am Herd die Hand verbrennt, wird er sie nicht kühlen, sondern sie noch einmal kurz über die Flamme halten: Wärme gegen Wärme.

Hierzu einige Beispiele aus der Praxis:

Bei einer haltlosen Alkoholikerin, die seit zehn Tagen so gut wie nichts mehr gegessen hat, dafür aber täglich auf leeren Magen ca. drei Flaschen Wein trinkt, ist das Leitsymptom andauerndes Schleim- und Galle-Erbrechen. Sie bekommt deshalb eine Dosis Tartarus stibiatus (oder emeticus) C30. Das Mittel hat seinen deutschen Namen »Brechweinstein« deshalb, weil es Erbrechen erzeugt und allopathisch als Brechmittel vor allem bei Vergiftungen verwendet werden kann. Aber das, was allopathisch Erbrechen erzeugt, kann in der Homöopathie Erbrechen stillen. Die Patientin schläft zwei Stunden nach der Einnahme des Mittels ein und träumt dabei, dass sie kocht und isst. Dabei läuft ihr so »das Wasser im Mund zusammen«, dass sie nach dem Aufwachen bemerkt, dass ihr im Schlaf der Speichel aus dem Mund gelaufen ist. Sie steht auf und kocht sich zum ersten Mal wieder eine Mahlzeit und isst von da an wieder regelmäßig, ohne zu erbrechen. Sie fühlt sich weitgehend gesund, wenn auch das Bedürfnis nach Alkohol vorerst noch nicht überwunden ist. Es muss dabei aber betont werden, dass deshalb der Brechweinstein nicht *das* Mittel gegen Erbrechen ist, sondern dass verschiedene Patienten mit Erbrechen verschiedene Mittel bekommen, je nach dem Gesamtsymptomenkomplex.

Thallium ist ein giftiges Element – gerade gut genug, um Ratten damit zu vergiften. Da bei einer Thallium-Vergiftung auch die Haare ausfallen, gibt es auch Thallium-haltige Salben, mit denen man unerwünschten Haarwuchs »bekämpfen« kann. In der Homöopathie ist es jedoch bis zu einem gewissen Grad möglich, Haarausfall mit potenziertem Thallium rückgängig zu machen.

Jeder weiß, dass langjähriger Nikotin-Missbrauch u. a. zu einer arteriellen Verschluss-Krankheit in den Beinen führen kann.

Ein 69-jähriger Patient, der jahrzehntelang täglich 20 Zigaretten oder mehr geraucht hatte, bekommt eine Dosis Tabacum D200, worauf sich seine Gehstrecke sofort von ca. 300 m auf das Doppelte erhöht. Dass er dabei an einen »Zufall« glaubt und sich doch lieber in chirurgische Behandlung begibt, ist seine Sache.

Statt der Kausalbeziehung in der Allopathie haben wir in der Homöopathie eine Ähnlichkeitsbeziehung zwischen Krankheitsbild und Symptomenbild des

Arzneimittels, dem sogenannen Arzneimittelbild, die sich zueinander verhalten wie Bild und Spiegelbild.

Die Arznei wird deshalb nicht nach einer Diagnose bzw. einer Ursache verordnet, sondern nach der Ähnlichkeit der Symptome eines Krankheitsbildes mit einem in der Arzneimittelprüfung am Gesunden gefundenen Symptomenbild.

Da sich klinische Diagnosen und Arzneimittelbilder im Allgemeinen nicht decken, hat das zur Folge, dass die bisher gewohnten klinischen Einheiten oft mit ganz verschiedenen Mitteln behandelt werden müssen und dass umgekehrt ein und dasselbe Heilmittel bei den verschiedensten Krankheiten wirksam sein kann.

Was die Schulmedizin als klinische Diagnose zusammenfasst, muss oft aufgelöst oder genauer differenziert werden. Das hat den Vorteil, dass die Diagnose bzw. die Therapie differenzierter und individueller wird. Andererseits hängt das, was die Schulmedizin oft getrennt und unabhängig voneinander sieht, in der Homöopathie in vielen Fällen eng zusammen. Das hat wiederum den Vorteil, dass neue Zusammenhänge der Krankheiten bzw. der Krankheitssymptome sichtbar werden. Dabei ist die Einheit durch das Arzneimittelbild gegeben.

Um noch einmal auf die Naturheilkunde (hauptsächlich die Phytotherapie) zurückzukommen, so unterscheidet sich die Homöopathie von dieser nicht nur durch das Potenzieren, sondern auch durch die »mitsinnige« Anwendung, denn auch die Naturheilkunde ist in diesem Sinn »gegensinnig« oder »allopathisch«. Nehmen wir beispielsweise Aloe (eine der ältesten Drogen der Welt), die heute allenfalls als Abführmittel bekannt ist. Wenn wir sie als Abführmittel anwenden, denken wir »gegensinnig« oder »allopathisch«. Da sie Durchfälle erzeugt, können wir sie in der Homöopathie aber »mitsinnig« einsetzen und bestimmte Fälle von Stuhlinkontinenz damit heilen.

Nicht immer ist es so wie bei der Aloe, dass wir bei den Arzneistoffen eine »Direkt-« und eine »Umkehrwirkung« haben.

Es gibt bestimmte Arzneimittel, die in der Homöopathie kaum eine Rolle spielen, da sie in potenziertem Zustand eine vergleichsweise schwache Wirkung entfalten. Sie wirken nicht auf dem Umweg über das »Gift«, sondern sozusagen »direkt« als Heilmittel. Hierher gehören so wertvolle Heilpflanzen wie Rosmarin, Salbei, Melisse, Liebstöckel, Wacholder, Lindenblüten, Birkenblätter und andere. Man kann diesen Zusammenhang wohl am ehesten so formulieren, dass die allopathische Wirkung als Gift (in der Arzneimittelprüfung) direkt proportional zur Wirkung als homöopathisiertem Heilmittel ist.

Ich möchte hier nicht von einer »allopathischen« Anwendung sprechen, um keine falschen Assoziationen zu wecken, sondern von einer direkten Heilwirkung ohne den »Umweg« über das Arzneimittelbild. Zum Beispiel war

Symphytum lange vor Hahnemann als Knochenheilmittel oder Euphrasia als Augenheilmittel bekannt. Ihre Wirkungen in der Homöopathie liegen in derselben Richtung, sind also keine »Umkehrwirkungen«.

Man sollte deshalb den Arzneimittelschatz der Naturheilkunde, den es schon vor der Homöopathie gab, nicht gering schätzen. Es steckt eine Unsumme von Wissen und Erfahrung darin, was uns heute weitgehend verloren gegangen ist. Auch die Homöopathie täte trotz ihrer Fortschritte gut daran, den Faden zur Phytotherapie als zu ihrer Basis nicht abreißen zu lassen, wie es zuweilen der Fall ist. Es gibt auch weiterhin gemeinsame Anwendungsbereiche.

4. Der Krankheitsbegriff der Homöopathie

Aus der homöopathischen Methode der Arzneifindung ergibt sich fast zwangsläufig ein anderes medizinisches Denken, und dieses schlägt sich konsequenterweise in einem anderen Krankheitsbegriff nieder, als er sonst in der Medizin üblich ist.

Die Homöopathie kann die Therapie nicht auf der üblichen Krankheitslehre aufbauen, sie geht auch nicht von einem anderen Krankheitsbegriff aus, sondern umgekehrt kommt sie von der Therapie her fast wie von selbst zu einem anderen Krankheitsbegriff.

Hahnemann überschreitet den sonst üblichen Krankheitsbegriff, und das ist die am wenigsten auffallende, aber mit seine größte Leistung. Dies ist der Grund, weshalb die Homöopathie nur schwer in das System der klinischen Medizin eingefügt werden kann. Wer das versucht – wie das manche seiner Schüler getan haben –, zeigt damit, dass er den Schritt in das andersartige medizinische Denken nicht nachzuvollziehen bereit ist. Das ist mit ein Grund dafür, dass die Homöopathie oft nur halb verstanden wird. Manche glauben, »klinisch denken und homöopathisch therapieren« zu können, aber man kann die Homöopathie nicht in das Prokrustesbett des klinischen Denkens zwängen.

»Klinisch« heißt hier nur das Denken in Diagnosen und Krankheitsursachen, wie es in den Kliniken im Allgemeinen üblich ist. Hätten wir homöopathische Kliniken, was leider nicht mehr der Fall ist, dann müsste man dort ganz anders »klinisch denken«.

4.1 Diagnose und Therapie

Die Krankheitsauffassung der Schulmedizin kommt unter anderem in der zentralen Stellung der *Diagnose* zum Ausdruck. Die Diagnose (was »Durchschau« heißt) ist der Versuch einer Einsicht in das Krankheitsgeschehen. Sie ist als erster (theoretischer) Schritt gedacht, der dem zweiten (praktischen) Schritt der Therapie vorgeschaltet sein soll. Da sie aber oft keine wirkliche Einsicht in das Krankheitsgeschehen bringt und ihr allzu oft keine Therapie folgt, verzichtet Hahnemann auf die Einsicht in das Krankheitsgeschehen und auf fast alle Diagnosen, die er bloße »Krankheitsnamen« nennt, und geht stattdessen direkt auf die Therapie, d. h. auf die Suche nach dem Heilmittel zu. Für den Anfänger ist es oft schwer zu begreifen, dass die Diagnose, die angeblich »die Götter vor die Therapie gesetzt haben«, eine untergeordnete Rolle spielen soll. Das erfordert zunächst ein beträchtliches Umdenken.

Die Homöopathie gibt anstelle einer Theorie der Krankheit eine *Praxis des Heilens.* Krankheit ist für Hahnemann in den meisten Fällen nicht erklärbar, aber trotzdem in vielen Fällen heilbar. Wir haben anstelle eines theoretischen einen *pragmatischen* Krankheitsbegriff, der direkt auf die Heilung abzielt. Praxis heißt »Tun«, »Können«, »Kunst«. Insofern »Kunst« von »Können« kommt, darf sich der Arzt in der Homöopathie noch mit gutem Recht einen »Heilkünstler« nennen. Hier gilt der Satz: »Wer heilt, hat Recht« – nicht der, der die plausibelste Theorie hat.

In diesem Sinn beginnt Hahnemann sein Hauptwerk mit dem Satz: »Des Arztes höchster und einziger Beruf ist, kranke Menschen gesund zu machen, was man heilen nennt« (Organon § 1; s. a. § 17).

Es sei auch darauf hingewiesen, dass Hahnemann dieses sein Hauptwerk in der ersten Auflage (1810) noch »Organon der *rationellen* Heil*kunde*«, ab der zweiten (1819) aber »Organon der Heil*kunst*« nannte. An die Stelle der rationellen »Kunde« im Sinne von »Kenntnis« tritt also die »Kunst« im Sinne von »Können«.

Der Homöopath ist etwa in dem Sinne ein Praktiker, wie ein Gärtner, der auch nur weiß, *dass* aus diesem Samenkorn diese Pflanze und aus jenem eine andere wächst, der aber nicht erklären kann, *warum* eine Pflanze solche und eine andere andere Samen hat. Der Gärtner kann nur den Samen in die Erde geben, ihn gießen und düngen, er kann aber das Wachstum selbst nicht erklären oder »machen«.

Wir können die Homöopathie in etwa mit der Geographie vergleichen, die eine beschreibende, keine erklärende Wissenschaft ist. Sie kann nur feststellen, nicht erklären, warum der Rhein so und so viele Kilometer lang ist, warum das Matterhorn gerade an der Stelle steht, wo es nun einmal steht usw. Aber sie kann Landkarten zeichnen, mit deren Hilfe man sich sehr gut in der Wirklichkeit zurechtfinden kann!

4.2 Krankheitsursache und Krankheitssymptome

Der Krankheitsbegriff der Homöopathie ist *nicht kausal,* sondern *symptomatologisch* oder – wenn man so will – *phänomenologisch.*

In der klinischen Diagnose versuchen wir eine – in der Regel organotrope – *Ursache* zu fassen, aus der sich die Symptome ableiten lassen und die die Grundlage abgibt für eine kausale – wiederum organotrope – Therapie (z. B. Gallensteine als Ursache von Oberbauchschmerzen). Wenn das auch in vielen Fällen möglich ist, so bleiben doch viele andere übrig, bei denen die Diagnose nur in einer Krankheitsbeschreibung (Symptomatologie) besteht, von bloßen Verlegenheitsdiagnosen ganz abgesehen.

Die Homöopathie sucht nicht nach einer solchen Krankheitsursache. Nach Hahnemann ist die Krankheit selbst – fast wie das Kant'sche »Ding an sich« – in ihrem Wesen nicht erkennbar, sondern nur in ihren Symptomen zugänglich. Wir können sie nur als Erscheinung erfassen. Die Homöopathie versucht deshalb nicht, die Krankheit bzw. ihre Symptome zu erklären und auf »kausalem« Weg auszuschalten. Sie bleibt vielmehr beim Erscheinungsbild der Krankheit, wohl wissend, dass dieses nicht die »Krankheit selbst« ist.

> *»So wenig wir Sterbliche den Vorgang im Haushalte des gesunden Lebens einsehen, so gewiß er uns, den Geschöpfen, eben so verborgen bleiben muß, als er dem Auge des allsehenden Schöpfers und Erhalters seiner Geschöpfe offen daliegt, so wenig können wir auch den Vorgang im Innern beim gestörten Leben, bei Krankheiten, einsehen. Der innere Vorgang in Krankheiten wird nur durch die wahrnehmbaren Veränderungen, Beschwerden und Symptome kund, wodurch unser Leben die inneren Störungen einzig laut werden läßt ...«* (Hahnemann: Organon S. 25, vgl. § 6).

In der Schulmedizin sind Symptome entweder Anzeichen, die auf die zugrunde liegende Ursache hinweisen, oder es sind bloße »Zufälle«, auf die es bei einer kausalen Betrachtungsweise nicht ankommt, und die deshalb vernachlässigt werden, da sie nicht zu erklären sind. Dadurch wird vom gesamten Erscheinungsbild der Krankheit vieles weggelassen, und was als Diagnose (bzw. als Ursache) übrig bleibt, ist oft nur eine Abstraktion.

Diesen Weg vom Symptom zu dem, was »dahinter« liegt, geht die Homöopathie nicht. Sie hält sich eher an die Maxime Goethes:

> *»Das Höchste wäre: zu begreifen, daß alles Faktische schon Theorie ist. ... Man suche nur nichts hinter den Phänomenen: sie selbst sind die Lehre«* (Maximen und Reflexionen. Artemis-Ausgabe Bd. 9, S. 574).

Die Homöopathie nimmt die Symptome einfach als Phänomene, d. h. als Tatsachen, ob sie nun zu erklären sind oder nicht. Sie versucht nicht, die Symptome auf das Erklärbare zu reduzieren, sondern diese dienen ihr als *Zeichen,* die den

Weg zum Heilmittel weisen. Die Homöopathie nimmt *alle* Symptome auf, d. h. sie unterscheidet nicht zwischen »erklärbaren« Symptomen, die auf eine dahinter liegende Ursache zurückzuführen sind, und den »zufälligen«, die zu vernachlässigen sind. Oft sind gerade die »unerklärbarsten«, »zufälligsten« Symptome die besten Wegweiser zur Arznei.

In dem Fall, dass eine Patientin über Rückenschmerzen klagt und ganz am Rande berichtet, dass sie ein unweigerliches Verlangen habe, rohe Kartoffelschalen sowie Erde und Schneiderkreide zu essen, dann weiß ich nicht, wie man das erklären soll, bzw. was das mit den geklagten Rückenschmerzen zu tun haben soll. Vielleicht gibt es einen Stoff, der in der Erde, in den Kartoffelschalen und in der Schneiderkreide vorkommt und der der Patientin fehlt und infolgedessen für die Rückenschmerzen verantwortlich ist? Da die Patientin einen starken Kinderwunsch hat, möchte sie ihre Symptome psychologisierend als »Schwangerschaftsgelüste« erklären. Aber erstens ist sie gar nicht schwanger, sondern möchte es nur sein, und zweitens spricht dagegen, dass sie auch schon als Kind Erde aß. Wie dem auch sei, die Symptome führen auf Nux vomica, und eine Dosis D200 beseitigt sowohl die Rückenschmerzen als auch ihre wahllose Esserei und die absonderlichen Gelüste.

Die Homöopathie orientiert sich in dieser Weise an den Symptomen und verzichtet weitgehend auf eine Krankheitserklärung und Diagnose, und dennoch ist sie alles andere als eine »symptomatische« Therapie. Darunter würde man eine Therapie verstehen, die nur die Symptome als solche ohne die dahinter liegenden Ursachen behandelt. Darum handelt es sich aber nicht, denn die Symptome sind nicht die Krankheit selbst, sondern nur ihr Wegweiser auf der Suche nach dem passenden Heilmittel.

Wenn Hahnemann die klinische Diagnose ablehnt, dann meint er damit die kausalen Erklärungsversuche, nicht aber die Diagnose als zusammenfassenden Symptomenkomplex. So fasst etwa die Diagnose »Lungenentzündung« Symptome wie Fieber, Schweißausbrüche, Husten, Rasselgeräusche usw. zusammen. Insofern sollte sie auch in der Homöopathie nicht übergangen werden. Eine Lungenentzündung ist nun einmal eine Entzündung der Lunge, und das gehört ebenfalls in die Phänomenologie. Soweit eine Diagnose selbst auf der Ebene der Symptome liegt, darf sie nicht übersehen werden.

Es scheint deshalb fragwürdig, wenn in der Homöopathie zuweilen nur noch die Einzelsymptome registriert werden und jede Diagnose außer Acht gelassen wird. So kommen etwa in dem viel benutzten Repertorium von Kent Diagnosen (bzw. Symptome) wie »Diabetes mellitus«, »Hypoglykämie«, »Hyperthyreose«, »Hypothyreose«, »Kniegelenkerguss«, »Koronarinfarkt« u. a. überhaupt nicht vor.

Die klinische Diagnose wird in der Homöopathie vorausgesetzt und kann bestehen bleiben, aber sie wird erweitert, erstens durch Individualisierung und zweitens durch die »Gesamtheit der Symptome« (s. u.). Recht praktikabel scheint mir der Standpunkt K. Stauffers, der in der klinischen Diagnose »allenfalls eine grobe Orientierung« sieht, die ergänzt, erweitert und differenziert werden muss, die aber nicht einfach übergangen werden darf. Außerdem stellt die klinische Diagnose immerhin eine Verständigungsgrundlage zwischen der Homöopathie und der Schulmedizin dar.

Es gibt andererseits Diagnosen, die keine bloße Symptomatologie sind, sondern eine letztendliche Krankheitsursache sein wollen. Man entfernt sich dabei von der Symptomatologie und kommt oft in eine endlose Ursachenkette, ohne die »letzte« Ursache zu finden. Diese Diagnosen sind es vor allem, die Hahnemann ablehnt.

Nehmen wir beispielsweise die Diagnose »Multiple Sklerose«. Wir haben eine Vielzahl von Symptomen (Lähmungen, Sensibilitätsstörungen, Sehstörungen u. v. a.) und eine »Ursache«: die Degeneration der Myelinscheiden im Zentralnervensystem. Die Ursache dieser Ursache ist allerdings schon wieder dunkel, wie oft beim kausalanalytischen Denkansatz.

Eine kausale Therapie, die direkt auf die Regeneration der Myelinscheiden abzielt, ist nicht die Sache der Homöopathie, obwohl ich nicht grundsätzlich ausschließen möchte, dass es vielleicht schon Fälle gegeben hat, bei denen sich unter einer homöopathischen Therapie auch der histopathologische Befund gebessert hat. Aber davon abgesehen kann in der Homöopathie von den vielen Einzelsymptomen her eine individuelle Therapie gefunden werden.

Ob es grundsätzlich und immer so ist, dass wir eine Krankheit nicht kausal erklären können, und ob Hahnemann *jede* Kausalität abgelehnt hätte, mag dahingestellt sein. Immerhin ist für ihn nicht einmal ein Bandwurm eine Krankheitsursache, sondern nur Symptom (Organon S. 19 f.). Auch wenn er in seiner Ablehnung materieller Krankheitsursachen bisweilen über das Ziel hinausschießt (z. B. bei seiner skeptischen Haltung den Infektionskrankheiten gegenüber; Organon S. 16), so ist doch unstrittig, dass die materiellen Krankheitsursachen nicht die ganze Krankheit ausmachen, da sie jeweils auf einen mehr oder weniger widerstandsfähigen Organismus treffen. Nicht immer, aber sehr oft sind wir mit kausalen Erklärungen rasch am Ende.

Die Stärke der Homöopathie liegt unter anderem auf dem weiten Feld, wo sich keine befriedigende Diagnose stellen lässt, weil eine kausale Erklärung und damit eine kausale Therapie nicht möglich sind. Sie erfasst oft das »Vorfeld« oder »Umfeld« der Krankheit, das nur allzu leicht durch das Netz der klinischen Diagnostik (bzw. der klinischen Erklärungsmöglichkeiten) hindurchfällt. Die »Gesamtheit der Symptome«, auf die es in der Homöopathie ankommt, reicht weiter als das, was als Diagnose fassbar ist. Der homöopathische Krankheitsbegriff ist hier eindeutig weiter gefasst als der schulmedizinische.

Wie steht andererseits die Homöopathie zu den Fällen, in denen nach heutiger Erkenntnis eine kausale Erklärung und eine kausale Therapie möglich sind? Nicht jede klinische Diagnose ist zwangsläufig ein »bloßer Krankheitsname«, und es ist nicht von vornherein auszuschließen, dass ihr mindestens teilweise Einsichten in das Krankheitsgeschehen zugrunde liegen, und der kausalen Erklärungs- und Behandlungsmöglichkeit ist nicht jede Berechtigung abzusprechen. Die Homöopathie ist dadurch aber nicht widerlegt oder überflüssig geworden. Sie hat auch in den Fällen, bei denen eine kausale Erklärung der Krankheit möglich erscheint und eine kausale Therapie das Mittel der Wahl zu sein scheint, der Schulmedizin Ebenbürtiges entgegenzusetzen. Nur erreicht sie dieses auf einem anderen Weg. Wo die Schulmedizin vermeintliche Kausalitäten behandelt, wie zum Beispiel die Elimination von Bakterien durch Antibiotika oder die Substitution von Insulin beim Diabetes, provoziert der Homöopath durch das Simile im kranken Organismus eine Resonanz, die den kranken Organismus zur Selbstheilung befähigt.

Ein 41-jähriger Antiquitätenhändler klagt über seit neun Monaten bestehende Schmerzen in den Fingergelenken, über Atemnot, Schluckbeschwerden, eine dauernd verstopfte Nase und über Angstzustände. Das lässt sich zunächst gut mit Lachesis, später mit Arsen behandeln, ohne dass alle Einzelheiten hier wiedergegeben werden können. Es gibt jedoch immer wieder Rückfälle, und schließlich verliere ich den Patienten aus den Augen. Etwa ein Jahr später kommt er wieder mit der klaren Diagnose: Quecksilber-Vergiftung. Er habe, ehe er krank wurde, an sechs Zähnen die Amalgamfüllungen entfernen lassen (wovon er mir nichts gesagt hatte), und eine Bekannte habe ihn auf einen möglichen Zusammenhang mit seinen Symptomen hingewiesen. Daraufhin fand eine Spezialklinik einen stark erhöhten Quecksilberspiegel und leitete eine mit schweren Nebenwirkungen belastete kausale Therapie zur Ausscheidung des Quecksilbers ein.

Hier könnte man nun kritisch einwenden: das ist ein typisches Beispiel dafür, dass die Homöopathie nur Symptome behandelt und die eigentliche Krankheitsursache übersieht.

Tatsächlich haben wir einen der – allerdings seltenen – Fälle, wo eine eindeutige Krankheitsursache aufgefunden werden konnte, und es scheint, als sei deshalb nur eine »kausale« Therapie durch eine chemische Eliminierung des Quecksilbers möglich. Es scheint ferner, als könne die Homöopathie allenfalls erst dann einsetzen, wenn diese Ursache ausgeschaltet ist oder dort, wo keine derart eindeutige Ursache gefunden werden kann. – Und trotzdem war auch in diesem Fall eine homöopathische – wenn man will nicht-kausale – Behandlung möglich, als sich herausstellte, dass die Symptome zum Arzneimittelbild Hepar sulfuris passten.

Der Patient berichtete, dass eine halbe Stunde nach der Einnahme der ersten Gabe Hepar sulfuris alle Symptome noch einmal verstärkt aufgetreten seien, doch habe er sich drei Stunden später so wohl gefühlt wie schon lange nicht mehr.

Fazit: Auch wenn eine kausale Krankheitserklärung möglich ist, ist eine kausale Therapie durch Ausschaltung der Krankheitsursache nicht zwingend die einzige Möglichkeit. In der Homöopathie ist die Quecksilber-Vergiftung ein Symptom unter anderen. Die Therapie war zunächst deshalb nicht erfolgreich, weil dieses Hauptsymptom nicht bekannt war.

Eine 54-jährige Patientin klagt über seit Jahren bestehende Bauchschmerzen mit Blähungen, Aufstoßen und Durchfällen. Die Symptome treten besonders nach dem Genuss von Milch auf. Nach Zucker bekommt sie Sodbrennen. Vor acht Jahren wurde ihr die Gallenblase entfernt (es liegen noch andere Symptome vor, die hier nicht in Betracht kommen). Es wurden eine Dickdarm-Divertikulose und ein Laktase-Mangel diagnostiziert. Eine Symbiose-Lenkung brachte nicht den gewünschten Erfolg. Die ersten homöopathischen Mittel (Platinum, Sepia, Colocynthis) brachten Teilerfolge, bis Lac vaccae defloratum (d. h. entrahmte Kuhmilch) den entscheidenden Durchbruch brachte, so dass die Patientin seither ohne Beschwerden Milch trinken und Milchprodukte essen kann. Man kann also den Laktase-Mangel bis zu einem gewissen Grad als Ursache der Beschwerden ansehen. Gleichzeitig war er ein Symptom unter anderen. Deshalb war Milch für sie »Gift«, und deshalb war homöopathisch verarbeitete Milch ihr Heilmittel.

Seit der Entdeckung des Insulins (1922) gilt dessen Mangel als die Ursache des Diabetes mellitus, und seither ist eine »kausale« Therapie möglich. – Hahnemann wusste davon nichts, und doch konnte er schon mindestens ein Jahrhundert vorher den Diabetes erfolgreich behandeln. Heute würde er diesen Weg wohl nicht deshalb ablehnen, weil er ihn für grundsätzlich falsch hielte, sondern weil er einen anderen anzubieten hätte.

Zum Beispiel:

Eine 36-jährige Patientin, die seit ihrem 16. Lebensjahr an schwerem Diabetes leidet und völlig vom Insulin abhängig ist, bekommt vier Globuli Natrium muriaticum D200. Nach 2 Tagen sinkt ihr Blutzucker von über 300 auf unter 100 mg%, und nach einer Woche muss das Insulin reduziert werden, weil sie hintereinander mehrere Hypoglykämien hat.

Hahnemann kannte noch nicht die Ätiologie der Infektionskrankheiten durch Bakterien, die erst etwa ein Menschenalter nach seinem Tod von Robert Koch u. a. entdeckt wurden. Es könnte deshalb zunächst den Anschein haben, als sei er, der jeden »Krankheitsstoff«, jede »materia peccans« und die daraus folgende kausale Therapie ablehnte (z. B. Organon S. 16, Fußnote), dadurch widerlegt. Aber trotzdem war eine Therapie der Infektionskrankheiten durch die Homöopathie möglich, ohne dass Hahnemann etwas von Bakterien wusste. Hahnemanns Erfolge in der Cholera-Epidemie von 1831 sind unbestritten.

Oder seine offenbar erfolgreiche Therapie der Lues:

> *»Die weit gediehenste Lustseuche heilt, wenn die oft damit komplicierte Psora beseitigt ist, von einer oder zwei ganz kleinen Gaben decillionenfach verdünnter und potenzierter Auflösung des Quecksilber-Metalls, und die allgemeine syphilitische Säfte-Verderbniß ist auf immer (dynamisch) vernichtet und verschwunden«* (Organon S. 17, Fußnote).

Wenn man die Ursache einer Entzündung, etwa einer schweren Endometritis, in den dabei nachweisbaren Bakterien sieht, kann eine kausale Therapie aus schulmedizinischer Sicht nur in der Vernichtung der Krankheitserreger durch Antibiotika bestehen. Wenn dagegen mit einer Gabe Naja und Baptisia das Fieber innerhalb von einer Dreiviertelstunde von 39,8 auf 37 Grad Celsius fällt, dann haben wir es auch hier offensichtlich mit einer wirksamen, vielleicht sogar kausalen Therapie zu tun, die in ihrem Wesen nur nicht so unmittelbar einsichtig ist.

Ähnlich bei einem Fall von beginnender Sepsis nach einem Hundebiss mit blauroter Schwellung der Wunde, hohem Fieber und schwerem allgemeinem Krankheitsgefühl, trotz tagelanger intensiver Antibiotikabehandlung. Eine Dosis Naja C30 wirkt sofort, so dass die Patientin am nächsten Tag wieder arbeitsfähig ist und die Wunde rasch ohne jede weitere Therapie abheilt.

Wenn ein Gynäkologe einer 22-jährigen Patientin erklärt, für ihre häufig rezidivierenden, sehr schweren Eierstockentzündungen gäbe es nur zwei Therapiemöglichkeiten: entweder eine intensive Hormonkur oder – wenn das nicht hilft – eine Entfernung des kranken Eierstocks (hoffentlich nicht später auch des zweiten), dann ist das vom Standpunkt des Kausaldenkens, das glaubt, die eigentliche Krankheitsursache erfasst zu haben, nur logisch. Wenn sich andererseits das Krankheitsbild mit Sepia und Cimicifuga trotz einiger Rückfälle, die aber immer seltener und schwächer werden, ausheilen lässt, so ist dieser Heilungsprozess zwar unserem Kausaldenken entzogen, denn wir wissen letztendlich nicht, »wie die Natur das macht«. Unser Erklärungsbedürfnis bleibt dabei zwar unbefriedigt, wir haben aber die viel größere Befriedigung, der Natur in ihrem Wunderwirken Hilfestellung gegeben zu haben.

Die grundsätzliche Frage ist, wie weit im Bereich des Lebendigen das Kausaldenken reicht, oder ob da nicht ganz andere Gesetze gelten. Niemand kann leugnen, dass es im Organischen auch »Mechanismen« gibt; die Frage ist nur, ob das alles ist, oder ob das Wesentliche nicht auf einer ganz anderen Ebene liegt. Nach Ludolf Krehl unterscheidet sich der Gegenstand der belebten Natur von der unbelebten durch die *Autonomie,* die das Leben charakterisiert. Heute herrscht die Tendenz vor, das Kausaldenken so weit wie möglich auszudehnen und es letztlich zu verabsolutieren, man denke nur an die Gentechnologie. Dabei wird der Unterschied zwischen einem *Mechanismus* und einem *Organismus*, und damit der zwischen tot und lebend, immer mehr verwischt. Der Wesensunterschied zwischen einem Organismus und einem Mechanismus ist ein weitgehend ungelöstes Problem. In dem Werk »Dürr et. al.: Elemente des Lebens« gehen führende Wissenschaftler verschiedener Fakultäten dieser interessanten Fragestellung nach, natürlich ohne letztgültige Antworten zu geben. Aber in den interessanten Beiträgen dieses Buches zeigt sich eine deutliche Tendenz zur Grenzüberschreitung, zur Abkehr vom klassischen materialistischen Paradigma. Hier findet sich zumindest eine Annäherung an Hahnemanns Begriff der Lebenskraft.

Das klassische naturwissenschaftliche und das homöopathische Denken brauchen insofern nicht miteinander in Konflikt zu geraten, als sie sich auf zwei verschiedenen Ebenen abspielen. Die Homöopathie spielt sich vornehmlich in einer Schicht ab, die wir mit unserem kausalen Denkansatz nicht erreichen. Leider lässt sich das vorerst nur negativ ausdrücken. Schon Hippokrates unterschied zwischen Krankheiten aus »äußeren« und aus »inneren Ursachen«. Wo eine äußere Krankheitsursache gefunden und beseitigt werden kann, wie beispielsweise in der Chirurgie, muss das selbstverständlich geschehen. Das ist jedoch oft nur in einem relativ engen Rahmen möglich. Die so genannten inneren Krankheitsursachen sind damit nicht zu vergleichen und sind viel schwerer zu fassen. Sie liegen auf einer anderen Ebene und sind keine »Ursachen« im selben Sinn. Heute herrscht die Tendenz vor, sie mit psychischen »Ursachen« gleichzusetzen, etwa nach dem Motto: »Was nicht mechanisch ist, ist psychisch«. Das ist jedoch eine unzulässige Vereinfachung der Fragestellung, was eigentlich organisch, d. h. lebendig, ist.

Wenn wir klassisches kausales Denken und Homöopathie gegenüberstellen, so ist es leichter zu sagen, was die Homöopathie *nicht* ist, als was sie – positiv ausgedrückt – *ist.* Sie gibt nicht vor, zu wissen, was in einem Krankheisprozess abläuft, und sie kann auch keinen »Wirkungsmechanismus« ihrer Arzneien angeben. Sie muss mit Albrecht von Haller bekennen:

> *Ins Innere der Natur*
> *dringt kein erschaffener Geist*

auch wenn Goethe gerade gegen diesen Satz ein polemisches Gedicht geschrieben hat (»Allerdings«). Ob er (Goethe) weiter ins Innere der Natur vorgedrungen ist, sei dahingestellt.

Hahnemanns Antwort dazu ist:

> *»Was Leben sey, ist blos aus dessen Aeußerungen und Erscheinungen empirisch erkennbar, durch metaphysische Speculationen aber, a priori, durchaus nicht zu erdenken; was Leben an sich und in seinem innern Wesen sei, läßt sich nie von Sterblichen einsehen, noch durch Vermutungen erreichen.*
>
> *Das Leben des Menschen, so wie sein zwiefacher Zustand (Gesundheit und Krankheit), läßt sich nach keinen, bei Erklärung anderer Gegenstände gebräuchlichen Grundsätzen erklären, lässt sich mit Nichts in der Welt vergleichen, als mit sich selbst; nicht mit einem Räderwerke, nicht mit einer hydraulischen Maschine, nicht mit chemischen Processen, nicht mit Gas-Zersetzungen und Erzeugungen, nicht mit einer galvanischen Batterie, mit nichts Unlebendigem. Das Menschenleben geht in keiner Rücksicht nach rein physischen Gesetzen vor sich, die nur in unorganischen Substanzen walten. Die materiellen Stoffe, aus denen der menschliche Organismus zusammengesetzt ist, folgen in dieser lebenden Verbindung nicht mehr den Gesetzen, denen die materiellen Stoffe in leblosem Zustande unterworfen sind, sondern folgen blos den der Vitalität eignen Gesetzen; sie sind nun selbst beseelt und belebt, so wie das Ganze beseelt und belebt ist. Hier herrscht eine namenlose, allgewaltige Grundkraft, die allen Hang der Bestandtheile des Körpers, den Gesetzen des Druckes, des Stoßes, der Kraft der Trägheit, der Gährung, der Fäulniß u.s.w. folgen zu wollen, aufhebt und sie blos unter jenen wunderbaren Gesetzen des Lebens leitet und beherrscht, das ist, sie in dem zur Erhaltung des lebenden Ganzen gehörigen Zustande von Empfindung und Thätigkeit, in einem fast geistig dynamischen Zustande erhält.*
>
> *Da also der Zustand des Organism's und sein Befinden blos von dem Befinden des ihn belebenden Lebens abhängt, so folgt, daß das veränderte Befinden, das wir Krankheit nennen, ebenfalls ein nicht nach chemischen, physischen oder mechanischen Hinsichten, sondern ursprünglich blos in seinen lebendigen Gefühlen und Thätigkeiten veränderter, das ist, ein dynamisch veränderter*

Zustand des Menschen, eine abgeänderte Existenz seyn müsse, durch welche dann ferner die materiellen Bestandtheile des Körpers in ihren Eigenschaften abgeändert werden, wie es der krankhaft abgeänderte Zustand des lebendigen Ganzen in jedem einzelnen Falle erheischt« (Geist der homöopathischen Heil-Lehre. In: Reine Arzneimittellehre. Bd. II).

4.3 Individualisierung statt Verallgemeinerung

Die »zufälligen« Symptome, die man nicht erklären, d. h. auf eine allgemeine Gesetzmäßigkeit zurückführen, sondern nur als solche hinnehmen kann, geben einem Krankheitsbild sein individuelles, einmaliges Gepräge. Wie bereits erörtert, fallen in der Schulmedizin diese individuellen Zufälligkeiten im Allgemeinen weg. Die Schulmedizin muss verallgemeinern, typisieren, vom Einzelfall abstrahieren. Im Gegensatz dazu konzentriert sich die Homöopathie auf den individuellen Einzelfall mit all seinen »Zufällen«. Sie zielt auf das Besondere gerade des Einzelfalls mit seinen individuellen, einmaligen Feinheiten. Gerade diese sind für die Arzneimittelwahl oft die maßgebenden:

»Bei dieser Aufsuchung eines homöopathisch specifischen Heilmittels ... sind die auffallendern, sonderlichen, ungewöhnlichen und eigenheitlichen (charakteristischen) Zeichen und Symptome des Krankheitsfalles, besonders und fast einzig in's Auge zu fassen« (Hahnemann: Organon § 153).

Der Krankheitsbegriff der Homöopathie ist deshalb grundsätzlich individualistisch, und die Homöopathie ist deshalb eine *individuelle* Therapie.

So gibt es beispielsweise Erklärungen für die Entstehung eines angioneurotischen Ödems. Aber wie soll man erklären, warum – wie in einem konkreten Fall – ein solches Ödem jeden Abend um 21 Uhr und dann regelmäßig abwechselnd mal in der linken, mal in der rechten Gesichtshälfte auftritt?

Das »In-dividuum« ist das Un-Teilbare, das nicht analysierend in seine Bestandteile zerlegt werden kann. Es ist das Einmalige, so nie wieder Vorkommende und ist insofern nicht begrifflich zu erfassen: »Individuum est ineffabile«, das Individuum ist unaussprechlich.

Die Daktyloskopie lehrt uns, dass jeder Mensch seinen einmaligen, so nie wieder vorkommenden Fingerabdruck hat. Man kann diese Tatsache nicht erklären, aber sie gibt uns die Möglichkeit, den einzelnen Menschen daran zu *identifizieren.* Das homöopathische Symptomenbild ist so etwas wie der persönliche »Fingerabdruck« der Krankheit. Die Symptome sind nicht die Krankheit selbst, so wie der Fingerabdruck nicht der Mensch ist, aber sie geben uns die Möglichkeit, das Heilmittel zu finden. Oft sind gerade die »zufälligsten«, am wenigsten erklärbaren, d. h. ganz individuellen Symptome wahlanzeigend, da es gerade diese Symptome sind, die einen bestimmten Patienten von allen anderen mit der gleichen »Diagnose« unterscheiden.

Wenn ich im Sommer spät abends einen Singvogel höre, während die meisten Singvögel früh morgens singen, kann ich – ohne zu wissen, »warum« das so ist – einen Vogel, der abends singt, als Nachtigall identifizieren.

In der Homöopathie ist jeder Kranke ein Einzelfall. Das Allgemeine der abstrahierenden klinischen Diagnose wird fast völlig aufgegeben.

Dazu Hahnemann:

> *»Es gibt keine Krankheiten, nur kranke Menschen. Daher kommt es, daß mit Ausnahme jener wenigen eigenartigen Krankheiten*[6] *alle übrigen ungleichartig und unzählbar sind und so verschieden, daß jede derselben fast nur ein einziges Mal in der Welt vorkommt und jeder vorkommende Krankheitsfall als eine individuelle Krankheit angesehen werden muß, die sich noch nie so ereignete als heute in dieser Person und unter diesen Umständen und genau so nie wieder in der Welt vorkommen wird. Die Millionen fast nur einmal in der Welt vorkommenden Krankheiten bedürfen keines Namens – bloß der Hilfe«* (Heilkunde der Erfahrung. 1805).

Trotzdem lässt sich die unendliche Vielfalt der individuellen Krankheitsbilder auf relativ wenige Arzneimittelbilder zurückführen, weil diese durch die Vielzahl ihrer Einzelsymptome und ihre Kombinationsmöglichkeiten fast unendlich variabel und vielseitig sind. Die unendlich vielen individuellen Fingerabdrücke in der Daktyloskopie lassen sich ja auch auf ein relativ einfaches System von Linien, Schleifen etc. zurückführen, oder in einem Kaleidoskop ergibt eine geringe Anzahl farbiger Glassteinchen nahezu unendlich viele, sich kaum jemals wiederholende Kombinationsmöglichkeiten.

Wenn dagegen eine allopathische pharmazeutische Firma sich nicht scheut, einen Reklame-Satz zu verbreiten wie diesen: »Weil kein Patient dem andern gleicht, musste es schließlich für alle einmal den gleichen ACE-Hemmer geben«, so steckt in dieser verdrehten Logik das genaue Gegenteil zum hier Gesagten. Der erste Teil des Satzes ist wohl ein Reklame-Trick, der dem oberflächlichen Leser eine individuelle Therapie vortäuschen soll und der gleichzeitig darüber hinwegtäuschen soll, dass im zweiten Teil das genaue Gegenteil, nämlich eine Standard-Therapie »für alle« empfohlen wird.

Ganz anders in der Homöopathie. Auch wenn sie von der klinischen Diagnose ausgeht, muss diese »allenfalls grobe Orientierung« individuell variiert werden.

Etwa so:
Ein 30-jähriger Mann leidet an rezidivierenden Zwölffingerdarmgeschwüren, die mehrmals zu schweren Blutungen führen. Die klinische Diagnose steht also fest. Als Ursache sieht man die Überproduktion der Magensäure an und verordnet einen Säureblocker, der aber beängstigende Nebenwirkungen hat.

Im Gesamthabitus fallen sofort zwei Symptome auf, die scheinbar nichts damit zu tun haben, jedenfalls ist ein kausaler Zusammenhang nicht denkbar: der sehr freundliche und kooperative Patient, der sofort sein Vertrauen zu dem Arzt bekundet, leidet unter starker Nervosität und Schreckhaftigkeit, und er hat eine weit fortgeschrittene Stirnglatze. Alles zusammen: das »sympathische« Wesen, die Nervosität, die Schreckhaftigkeit, der Haarausfall und die Intestinalblutung passen in das Arzneimittelbild Phosphor, der eine entscheidende Besserung bringt, ohne dass nach der »Ursache« der Ulcera bzw. der Säureüberproduktion gefragt werden müsste oder auch nur könnte.

Wir sprechen hier von der »personotropen« Arzneimittelwahl im Gegensatz zur »organotropen«, die im vorliegenden Fall nur das Zwölffingerdarmgeschwür sehen würde. Die personotrope Betrachtungsweise, die auf die Gesamtpersönlichkeit des Patienten ausgerichtet ist, achtet zwar sehr auf individuelle Persönlichkeitsmerkmale und bezieht diese mit ein, ist aber nicht identisch mit einer psychologischen Deutung der Krankheit.

Zur Erläuterung ein Fall von Rehm: Er behandelte einen Patienten zunächst erfolglos, bis er anlässlich eines Hausbesuches erlebte, wie dieser mit seiner Ehefrau umging: kurz gesagt, mit ungehobelter Grobheit. Da ging ihm auf: Nux vomica!, das Mittel des »Familientyrannen«. Dieses war, wie der Erfolg bewies, in der Tat das richtige Mittel.

Oder ein Fall von Eichelberger: Ein Patient kam mit einer akuten Gastro-Enteritis nach Lebensmittelvergiftung. Dem Arzt fiel die außerordentlich korrekte bis überkorrekte Kleidung des Patienten auf. Das brachte ihn auf Arsen, und damit ließ sich die Gastro-Enteritis in kurzer Zeit heilen, weil die äußere Korrektheit kennzeichnend ist für den Arsen-Patienten.

Es gibt Fälle, in denen die Allgemeinsymptome und die Persönlichkeitsmerkmale so im Vordergrund stehen, dass der lokale Organbefund darüber an Bedeutung verliert und die klinische Diagnose kaum noch eine Rolle spielt – u. a. deshalb, weil sie nichts besagt oder zu allgemein gehalten ist – wo aber doch eine Arzneimitteldiagnose zu stellen ist.

Wenn beispielsweise bei einem Stotterer Persönlichkeitszüge wie häufiger Berufs- und Stellenwechsel wegen dauernder Autoritätskonflikte sowie ausgeprägte Eifersuchtsreaktionen, aber auch eine Narbe, die sich in der Wärme blau verfärbt, auf das Arzneimittelbild »Lachesis« hinweisen, dann haben diese Dinge direkt scheinbar nichts mit der Diagnose »Stottern« zu tun. Sie führen aber zu dem Heilmittel, das das Stottern entscheidend bessert.

Das nach personotropen Gesichtspunkten gewählte Heilmittel ist zu einem hohen Grad unabhängig von der klinischen und lokalen Diagnose. Es ist »typisch« für den Patienten, so dass man in vielen Fällen (fast) alle seine Krankheiten damit erreichen kann. Es ist, wie man auch sagt, sein »Simillimum«, während umgekehrt dasselbe Mittel bei scheinbar derselben Krankheit eines anderen Patienten wirkungslos bleibt, die dafür aber von *dessen* typischen Mitteln erreicht wird. In Wirklichkeit sind es eben nicht dieselben Krankheiten.

Mit dieser »personotropen Arzneimittelwahl« entfernen wir uns am weitesten von der kausalen und lokalen Auffassung der Krankheit und kommen zu dem, was man *»personale Arzneitherapie«* nennt, d. h. einer Therapie, die einerseits die Person des Patienten in die Arzneimittelwahl mit einbezieht, andererseits eine »Therapie der Person« ist, wie Quilisch es ausdrückt.

Die klinische Diagnose kann in der Regel nicht die Ganzheit der Krankheit erfassen, weil sie nur (deren) lokale Manifestationen sieht. Umgekehrt kann die Homöopathie oft keine Diagnose stellen, weil sich diese Ganzheit nicht in einen Lokalbefund einfangen lässt. Der Mensch ist oft schon krank, ehe sich ein solcher Lokalbefund erheben bzw. eine Diagnose stellen lässt. Wie oft erhalten Patienten die Auskunft, sie seien »organisch gesund«, während sie sich doch schwer krank fühlen. »In den meisten Fällen kann man eine einwandfreie Diagnose erst stellen, wenn die Krankheit schon recht fortgeschritten [...] ist« (Kent: Vorlesungen. S. 5).

Dieses »Vorfeld« der Diagnose, die »Krankheit vor der Krankheit«, lässt sich in der Homöopathie in vielen Fällen sehr gut erfassen. »Die Organe sind nicht der Mensch. Der Mensch kommt vor seinen Organen«. Die Krankheit ebenso wie die Heilung verläuft »vom Menschen zu seinen Organen, und nicht umgekehrt von den Organen zum Menschen« (Kent: Vorlesungen. S. 6).

Wenn Kent schreibt, die Aufgabe des Arztes bestehe im »Aufsuchen der Urgründe des Krankwerdens im Gewissen des Kranken, dort, wo die erste Störung des Gleichgewichts auftrat. In zweiter Linie muss dann die ebenfalls wichtige Passage von dieser primären Gleichgewichtsstörung zur manifesten Krankheit verfolgt werden« (S. 21), so sind das »goldene Worte«, die sich aber in der Praxis nur schwer verwirklichen lassen. Was ist dieses Zentrum, von dem die Krankheit wie die Heilung ausgehen? Wenn es – wie Kent meint – eine »Störung der Ordnung im subtilsten Innern des Menschen [...], das heißt in der Einheit seiner moralischen und intellektuellen Qualitäten« ist und deshalb »die Heilung in erster Linie mit der Herstellung des Gleichgewichts im

Gebiete von Moral und Intellekt beginnen muß« (S. 17), so kann ich dem in dieser Abstraktheit nicht zustimmen.

Immerhin ist daran so viel richtig, dass die psychischen Symptome oft an die Spitze der Mittelwahl gestellt werden müssen und dass wir in der personotropen Betrachtungsweise dem Zentrum der Krankheit oft beträchtlich nahe kommen, wenn wir es nicht gar erreichen. Von da aus können wir anhand des Arzneimittelbildes die Krankheit oft bis in die Peripherie, d. h. in ihre lokalen Manifestationen verfolgen.

Der Schritt von der kausalen und verallgemeinernden Erklärung einer Krankheit zu dem jeweils individuellen Symptomenbild ist gewiss ein bedeutender Fortschritt und eine faszinierende Idee, er kann aber auch zu gewissen Einseitigkeiten führen. Es darf darüber das, was naturgesetzlich erklärbar und kausal therapierbar ist, nicht außer Acht gelassen werden. Wenn G. v. Keller formuliert, eine Krankheit »Carcinom« gebe es nicht, es gebe nur je individuelle Krebspatienten, die Krankheit sei immer die Krankheit des ganzen Menschen und die homöopathische Arznei wirke auf den ganzen Menschen, dann mag das im Idealfall seine Berechtigung haben. Ich weiß jedoch nicht, ob Hahnemann der extremen Formulierung, dass auch die Diagnose »Carcinom« »nur ein Wort« sei, zugestimmt hätte.

Der Gegensatz löst sich auf, wenn wir ihn als zwei Enden einer Skala ansehen, die beide ihre Berechtigung haben. Am einen Ende steht die mehr organbezogene, am anderen die personenbezogene Betrachtungsweise. Die erstere ist mit der klinischen Diagnose mehr oder weniger identisch, die letztere erfasst die Gesamtpersönlichkeit, die den viel allgemeineren Hintergrund der Krankheit darstellt. Hier kann von »Kausalität« nicht mehr die Rede sein.

4.4 Die lokale Sicht und das Gesamtbild der Krankheit

Die Krankheit ist in der Mehrzahl der Fälle keine *lokale*, sondern eine *ganzheitliche* Störung, d. h. eine *Allgemein*erkrankung, die nicht unmittelbar an einzelnen Stellen ihres Auftretens erklärt und behoben werden kann. Sie ist nicht identisch mit ihren lokalen Manifestationen (sie liegt sozusagen »hinter« den Symptomen). Sie drückt sich in den Symptomen nur aus, und zwar in der *Gesamtheit der Symptome* (Hahnemann: Organon: § 7; § 91 ff.).

Schlagwortartig kann man sagen, die Homöopathie ist *holistisch*.

Die Schulmedizin geht im Wesentlichen *analytisch* vor. So wie die Anatomie den Organismus durch Zergliederung in immer kleinere Teile, aus denen sie sich das Ganze aufgebaut denkt, zu verstehen sucht, so versucht sie auch die Krankheit auf immer kleinere Einheiten zurückzuführen.

Die Homöopathie geht eher umgekehrt vor, indem sie von den Einzelheiten zum Gesamtzusammenhang kommt. Nicht dass sie von einer abstrakten Ganzheitsidee ausginge, aber sie macht die Erfahrung, dass viele Symptome untereinander zusammenhängen, weil sie zu demselben Arzneimittelbild gehören und somit auf ein und dasselbe Mittel ansprechen. Dadurch zerfällt die Krankheit nicht mehr in Einzelsymptome, und die Homöopathie bekommt einen eher *synthetischen* Charakter.

Die Homöopathie kommt von den Teilen zum Ganzen. Die Teile weisen auf das Ganze; das Ganze geht durch alle Teile. Die Homöopathie erfasst grundsätzlich die *Gesamtheit der Symptome*, die im Arzneimittelbild widergespiegelt wird. Dadurch, dass die Arzneimittelbilder mehr oder weniger alle Symptome eines Kranken abdecken und sehr oft verschieden scheinende Krankheiten ausheilen, müssen wir notgedrungen die Vielfalt der Symptome als Ausdruck *einer* Krankheit sehen.

Hierzu einige einfache Beispiele:

Eines wurde bereits oben (S. 27) erwähnt, wo ein Fall von Impotenz, chronischem Schnupfen und chronischem Ekzem mit *einem* Mittel, nämlich mit Arsenicum album, behandelt wurde. Schulmedizinisch wird man annehmen, dass es sich um drei verschiedene Krankheiten handelt, die mit ganz verschiedenen Mitteln anzugehen sind, während man in der Homöopathie davon ausgeht, dass es sich nur um drei verschiedene Symptome eines umfassenden Krankheitsprozesses handelt, die man als Arsen-Konstitution bezeichnen kann.

Eine 30-jährige Patientin berichtet über heftige akute Schmerzen in der rechten Leiste, die sie zwangen, am Sonntag den Notarzt aufzusuchen, der eine Hüftgelenksentzündung diagnostizierte und sie zum Orthopäden überwies. Ich fühle mich zunächst nicht kompetent, doch die Patientin meint, sie habe aber noch ein »Problem«: Sie könne den Herbst nicht leiden. Im Herbst, den sie als »das groß angelegte Sterben« bezeichnet, gehe es ihr immer schlechter. Im Frühjahr spüre sie dagegen »alle Kraft der Welt in sich«. Als Drittes berichtet sie von einer früher immer wieder aufgetretenen Hautkrankheit in Form von Bläschen in der Umgebung des Mundes. Diese »periorale Dermatitis« sei ein interessantes wissenschaftliches Problem. Es gebe an einer Hautklinik eine Forschungsgruppe, die sich speziell damit befasse und ein spezielles Vater-Problem und ein Kontakt-Problem als Ursache gefunden habe. Sie, die Patientin, habe als Studentin der Psychologie eine Examensarbeit über ihre eigene Krankheit geschrieben.

Es scheint sich also zunächst um drei verschiedene Krankheiten zu handeln:

a) eine Hüftgelenksentzündung,
b) eine periorale Dermatitis,
c) eine depressive Verstimmung, die immer im Herbst auftritt.

Die Patientin bekommt drei Globuli Rhus toxicodendron D200 und berichtet eine Woche später:

a) Die Schmerzen in der rechten Leiste seien sofort verschwunden.
b) Es seien noch einmal um den Mund herum einige Bläschen aufgetreten und dann verschwunden.
c) Der Herbst sei ja eigentlich gar nicht so schlimm, wenn sie an das schöne Herbstlaub denke oder die Gelegenheit wahrnehme, sich in ihr schönes warmes Zimmer zurückzuziehen, um ungestört studieren und nachdenken zu können.

Wenn demnach alle drei Krankheiten mit *einem* Mittel und zur gleichen Zeit (sozusagen »in einem Aufwasch«) geheilt werden können, dann liegt die Vermutung nahe, dass es sich nur um drei Symptome ein und derselben Krankheit handelt und dass diese Krankheit so etwas wie deren *übergeordnete Ganzheit* ist. Andernfalls müsste man annehmen, dass es eine Arznei gibt, die »zufällig« auf drei ganz verschiedene Krankheiten einwirkt. Wir haben – schulmedizinisch gesehen – drei verschiedene Diagnosen, die unverbunden nebeneinander stehen, homöopathisch gesehen jedoch nur *eine* Arzneimitteldiagnose, die alles umfasst, nämlich »Rhus toxicodendron«. Die Arznei erfasst die Ganzheit der Krankheit sozusagen in ihrem Kern. Im Arzneimittelbild sind die Einzelsymptome wie durch ein unsichtbares Band zusammengehalten. *Die Krankheit kann nicht durch ihre Ursache, sondern nur durch ihr Heilmittel ausgedrückt werden,* da alle drei Symptome im Arzneimittelbild von Rhus toxicodendron vorkommen.

Ein Patient bekommt wegen chronisch rezidivierender Erkältungen mit chronischem Schnupfen, chronischer Sinusitis und seit Kindheit bestehendem Tubenkatarrh Silicea. Er stellt nicht nur eine erstaunliche Besserung dieser Beschwerden, sondern auch einen Wandel in seiner seelischen Grundeinstellung fest. Er habe dauernd lachen müssen (während er bisher ziemlich pessimistisch war), habe viel besseren Kontakt zu Freunden und sei viel offener zu seiner Umwelt. Das Zusammentreffen dieser zwei ganz verschiedenen Wirkungen der Arznei war zu offensichtlich, als dass es sich um einen Zufall gehandelt haben könnte. Wir können daraus schließen, dass es sich entweder um ein Mittel handelt, das zwei ganz verschiedene Wirkungen hat und deshalb zufällig zusammen vorkommende Krankheiten heilt, oder dass es sich um *eine* Krankheit als übergeordnete Ganzheit handelt und dass das Mittel die *ganze* Krankheit erfasst.

Ein 52-jähriger pensionierter Lokomotivführer bekommt wegen starker nervöser Unruhe, starken nächtlichen Angstzuständen, ausgeprägten Suizidabsichten und einer Reihe anderer Symptome (Herzstiche, chronischer Schnupfen, belegte Zunge mit schlechtem Mundgeruch, Blähungen, Verstopfung, Impotenz) Arsen. Nachdem die meisten Symptome innerhalb kurzer Zeit verschwunden sind, fragt er mich: »Sagen Sie mal, helfen diese Tropfen auch gegen Hämorrhoiden? Ich hatte seit vielen Jahren Hämorrhoiden, die nun plötzlich verschwunden sind.« – Es wurde also eine Krankheit mitbehandelt, von der ich vorher gar nichts wusste: Auch das ist wieder nur zu verstehen, wenn man die vielen Einzelsymptome nicht als eigenständige Krankheiten, sondern ihre Gesamtheit als Arsen-Konstitution auffasst.

Ähnlich war es bei einer Patientin, die wegen eines chronischen, rauen, rissigen, sehr juckenden und brennenden Ekzems an den Händen kam. Nachdem sich mit Antimonium crudum ein wesentlicher Erfolg erzielen ließ, berichtet sie, dass sich auch ihre chronischen Magenschmerzen und Blähungen, von denen ich gar nichts gewusst hatte, gebessert hätten. Beides sind eben Symptome von Antimonium crudum.

Friedrich der Große schrieb einmal an seinen Arzt:

> *»Ihr Mittel, mein lieber Herr Zimmermann, ist ein medizinischer Kurier, der auf den ersten Befehl geradezu und mit der möglichsten Schnelligkeit am Orte seiner Bestimmung eintrifft. Ihr Mittel hat Geist, denn es weiß, wo mein Übel sitzt. Sie tun Wunder, denn ich bin heute mehr erleichtert, als ich es noch je durch irgendein Mittel gewesen bin«* (nach Ludwig Reiners: Friedrich: S. 323).

Wenn wir eine Vielzahl von Symptomen haben, dann ist nicht das eine die Ursache des anderen, sondern alle weisen auf einen gemeinsamen Mittelpunkt, eben die Arznei hin, alle sind Ausdruck dieses Arzneimittelbildes. Wenn beispielsweise eine Patientin wegen eines ausgedehnten, stark juckenden Ekzems, das sich fast über den ganzen Thorax und die Oberarme ausdehnt, zur Behandlung kommt und gleichzeitig über depressive Verstimmung, eine ungewohnte Trägheit und große Gefräßigkeit klagt, dann könnte man spekulieren: Sie ist depressiv, *weil* sie das Ekzem hat, oder das Ekzem ist Ausdruck einer so genannten »larvierten Depression«, oder sie isst viel, *weil* sie depressiv ist, oder sie ist träge, *weil* sie so viel isst, oder sie ist depressiv, *weil* sie an Gewicht zugenommen hat usw. Das heißt ein Symptom wäre nach der kausalanalytischen Auffassung die Ursache für ein anderes. Das würde dann etwa so aussehen:

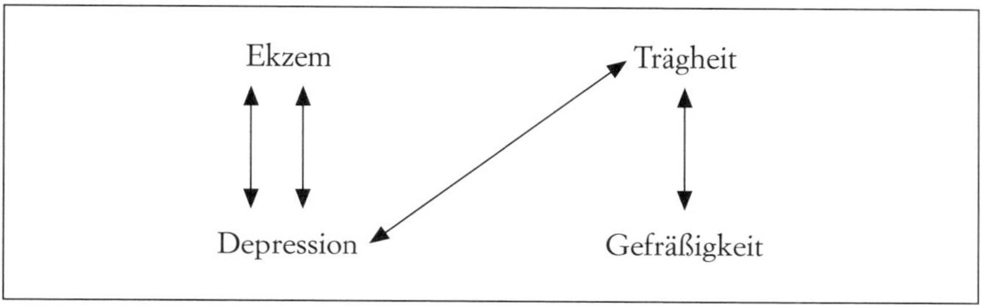

Homöopathisch gesehen weisen alle vier Symptome auf Graphit hin, und eine Dosis Graphites C30 beseitigte sie alle innerhalb weniger Tage.

Wir können das dann so darstellen:

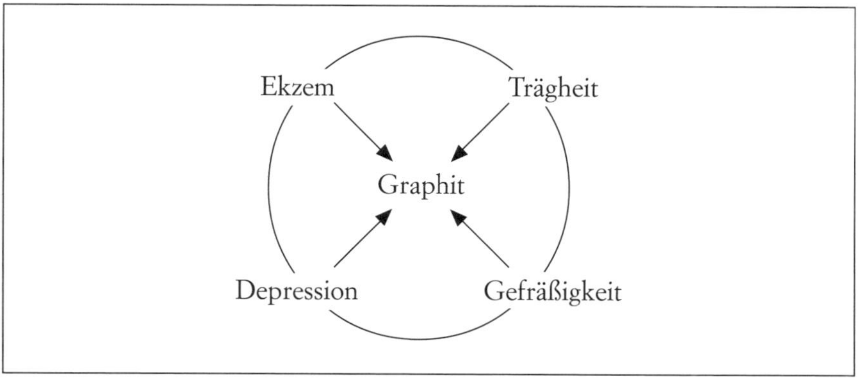

»Alle Teile des Körpers bilden einen Kreis. Jedes Teil ist dabei zugleich Anfang und Ende« sagt Hippokrates.

Die Homöopathie geht zwar von den Symptomen aus, aber die Krankheit ist für sie nicht identisch mit diesen Symptomen. Für sie ist die Gesamtheit der Symptome ein Hinweis auf die Krankheit als eine unsichtbare Ganzheit hinter den sichtbaren Symptomen. Deshalb ist die Homöopathie eine *Ganzheitsbehandlung,* Ganzheitsmedizin im besten Sinn des Wortes. Sie sieht den Menschen als Ganzes und als Individuum.

Es gibt eine Ganzheit des Arzneimittelbildes, einen gesetzmäßigen Zusammenhang, der sowohl eine Ganzheit der Arznei wie ihres Spiegelbildes, der

Krankheit ist. Nur ein Teilaspekt davon ist die »Psychologie der Arznei«, die wir als Erstes entwickeln wollen, z. B. die Psychologie des Arsen, des Phosphor etc. Wir nähern uns hier in kleinen Schritten der alten Lehre, dass die Natur ein Spiegelbild des Menschen (oder umgekehrt) ist.

Sankaran drückt das so aus (The Spirit of Homoeopathy):

> *»Sickness is like a Sitar, whose correct tuning has been disturbed. Naturally, all the notes from the Sitar will be far from melodious. There is no use trying to correct the individual notes. It is the disturbance in tuning itself which has to be corrected.«*

Aber was ist dieses Ganze, das mehr ist als die Summe seiner Teile, und das deshalb nicht ebenso wie diese zu erfassen ist?

In der Botanik gibt es die so genannten »Hexenringe«, d. h. Pilze, die in etwa kreisförmig angeordnet sind. Wir sehen zunächst eine Anzahl einzelner Pilze, so wie wir in der Medizin oft eine Reihe von Symptomen sehen und jedes für eine eigene Krankheit halten und es vielleicht zu beseitigen versuchen. Ein Botaniker belehrt uns jedoch, dass die einzelnen, uns sichtbaren »Pilze« gar nicht der eigentliche Pilz, sondern nur dessen Fruchtkörper sind, während »der Pilz an sich« unterirdisch und unsichtbar in der Mitte liegt und mit den einzelnen Fruchtkörpern durch unsichtbare Myzelfäden verbunden ist. Erst wenn wir diesen *Mittelpunkt* erfasst haben, haben wir den Pilz als Ganzheit erfasst und können von da aus die Einzelheiten und ihre Zusammenhänge überblikken. Allerdings ist dieser Mittelpunkt nicht in derselben Weise zu fassen wie die Einzelsymptome. So wie nur die einzelnen Fruchtkörper des Pilzes sichtbar sind, der eigentliche Pilz aber unterirdisch ist, so sind in der homöopathischen Krankheitsauffassung nur die Teile (die Symptome) sinnlich fassbar, während ihr Gesamtzusammenhang und ihre Wurzel auf einer anderen Ebene liegen.

Die »*Gesamtheit* der Symptome« ist nicht die *Summe* aller Symptome. Es kommt nicht auf die Menge der Symptome, sondern auf ihre innere Zusammengehörigkeit an.

Die Mathematik lehrt uns, dass ein Kreis durch drei Punkte bestimmt ist. Wie für den Mathematiker drei Punkte entweder einfach drei Punkte oder drei Punkte *eines Kreises* sind, d. h. entweder »zufällig« nebeneinander vorkommende oder »gesetzmäßig« zusammengehörende Punkte sind, so sind für den homöopathischen Arzt drei Symptome entweder drei zusammenhanglose Symptome oder drei Symptome eines Arzneimittelbildes. Man muss sozusagen in den drei Punkten den Kreis sehen. Andere Punkte, die nicht zu dem Kreis gehören, fallen weg. Andererseits: Wenn man aus drei Punkten den Kreis bestimmt hat, hat man damit *alle* Punkte dieses Kreises bestimmt. In analoger Weise kann man in der Homöopathie, wenn man aus den entsprechenden Symptomen das Arzneimittelbild erfasst hat, andere Symptome »extrapolieren«, d. h. dem Patienten »auf den Kopf zusagen«, weil sie eben zum Gesamtbild gehören.

Wie ein Archäologe, der einzelne Scherben beispielsweise einer griechischen Vase findet, diese entweder zu der ganzen Vase wieder zusammensetzen kann oder, selbst wenn viele Teile fehlen, doch in den Teilen mehr oder weniger *die ganze Vase* sieht, so kann man in der Homöopathie hinter den Einzelsymptomen die Ganzheit des Arzneimittelbildes sehen, da die Teile auf das Ganze hinweisen.

Es gibt Fälle, wo ein einziges Symptom uns die Ganzheit erfassen lässt, nach dem Motto: »*Ex ungue leonem*«, während andere Symptome für die Arzneimittelwahl »unerheblich« sind. Die eigentliche Kunst liegt in der Auswahl der »wahlanzeigenden« oder Schlüsselsymptome, auch wenn es manchmal nur eines ist.

Wenn dieses Ziel erreicht wird, hat man die Krankheit wie von ihrer Wurzel her erfasst, und die Homöopathie ist dann so etwas wie eine *Therapie aus dem Zentrum.*

Man nehme folgendes Bild:

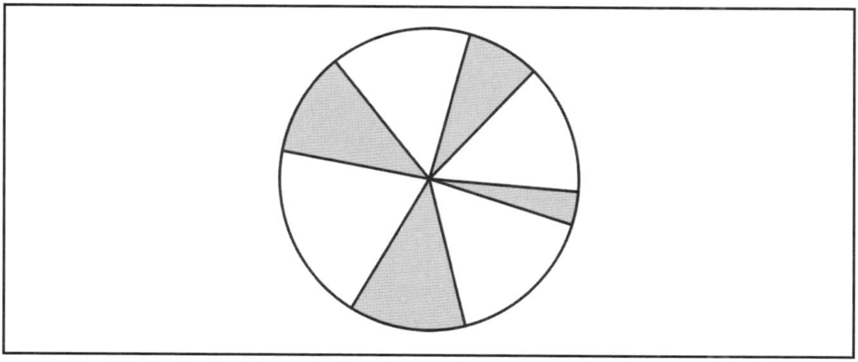

Die schraffierten Sektoren sind verschieden und doch im geometrischen Sinn »ähnlich«. In dieser Weise gibt es in der Homöopathie zahlreiche Krankheitsbilder, die so verschieden sind, dass sie nichts miteinander zu tun zu haben scheinen, die aber doch von ein und derselben Arznei geheilt werden, weil sie sozusagen nur Ausschnitte aus dem gesamten Arzneimittelbild sind.

Als Beispiel seien nur die Lachesis-Fälle eines einzigen Praxis-Alltags erwähnt, die höchst verschieden und doch alle Teile der Ganzheit »Lachesis« sind:

Ein 32-jähriger Mann mit pathologischer Eifersucht und pathologischem Kaufzwang, der seine Freundin ganz »besitzen« will, indem er sie mit teueren Geschenken zu »kaufen« versucht. Er hat demgemäß Angst vor ihrem Verlust oder vor ihrer Freiheit, die er ihr nicht gönnt, da diese ihn unsicher machen würde.

Ein verwahrloster »Chaot«, der wegen starker Hypotonie dauernd müde und erschöpft ist und mitten im Gespräch einschläft und sich dadurch auch noch die letzten Chancen auf dem Arbeitsmarkt verdirbt. Er kann sich zu nichts »aufraffen« und kann keine Ordnung halten.

Eine 29-jährige Frau mit einem Ekzem in der linken Achselhöhle, die seit der offenbar als »Einengung« empfundenen Schwangerschaft an verschiedenen Krankheiten leidet.

Man stelle sich einen Menschen vor, der noch nie eine Eiche gesehen hat, und zeige ihm eine Eichel, ein Eichenblatt, ein Stück Eichenholz und ein Stück Eichenrinde. Für ihn sind das vier völlig verschiedene Dinge, während sie für jeden, der weiß, was eine Eiche ist, wie selbstverständlich nur vier Teile der Ganzheit »Eiche« sind.

So wie der Kreis etwas anderes ist als die drei Punkte, aus denen er sich bestimmen lässt, nämlich das Gesetz (die »Idee«), das diese zusammenhält, so ist die Krankheit nicht die Summe ihrer Symptome, sondern ihr Gesamtzusammenhang. Nur die Punkte (bzw. die Symptome) sind wahrnehmbar, während das Ganze über den Teilen nur ideell zu fassen ist. Allerdings ist der ideelle Gesamtzusammenhang im Bereich des Lebendigen ungleich schwerer zu erfassen als die geometrische Gesetzmäßigkeit eines Kreises und kann deshalb vorerst nur negativ ausgedrückt werden.

Mit der ideellen Einheit der Symptome ist es ähnlich wie mit der »geistartigen Lebenskraft«, von der Hahnemann spricht. Er hypostasiert sie nur, ohne sie näher bestimmen zu können.

Nach Carl Friedrich v. Weizsäcker ist das Ganze begrifflich nicht zu fassen. Wir müssen, um die Wirklichkeit begrifflich zu fassen, diese zerlegen und einzelne Erscheinungen daraus isolieren, während in einer Ganzheit alles mit allem zusammenhängt, ohne dass eines die Ursache des anderen ist. Die Wurzel einer Pflanze ist nicht die »Ursache« ihrer Blüte.

»Es gibt keine in Strenge vom Rest der Welt isolierbaren Objekte oder Alternativen. Alles hängt mit allem zusammen. Es gibt nur einen nichtkausalen allübergreifenden Zusammenhang. Nun ist aber die Isolierbarkeit von Erscheinungen eine Voraussetzung des begrifflichen Denkens. Der Holismus besagt

> *also, daß die Wirklichkeit streng genommen nicht begrifflich beschreibbar ist«* (Carl Friedrich v. Weizsäcker: Der Mensch und seine Geschichte. S. 134).

Das geht auch Hahnemann nicht anders. Auch die Homöopathie kann die Ganzheit der Krankheit nicht direkt erfassen, sondern nur ihre Einzelsymptome. Die Gesamtheit der Symptome ist ein Komplex. Auch die Homöopathie muss diesen zerlegen. Die Arzneimittellehren – von Hahnemann angefangen – geben uns nur Bruchstücke, keine vollständigen Arzneimittelbilder, nicht das »Prinzip« der Arzneien. Die Homöopathie verzichtet von vornherein auf jede Einsicht, sowohl in die Zusammenhänge des Organismus (bzw. der Krankheit), als auch in die Natur des Heilmittels.

Es ist jedoch unbefriedigend, wenn sie zu einer zusammenhanglosen Summe von Einzelsymptomen wird, die nur der Technik der Arzneimittelwahl dient. Wir sollten daher den Blick auf das Ganze nicht verlieren und vermeiden, »vor lauter Bäumen den Wald nicht zu sehen«. Muss es nicht doch einen »roten Faden« durch das Symptomen-Wirrwarr der üblichen Repertorien geben? Man kann sich dabei in einem Labyrinth von Details verlieren, während der Blick aus der »Vogelperspektive« notwendig wäre.

Es soll hier versucht werden, die Homöopathie nicht in endlosen Symptomenaufzählungen untergehen zu lassen, sondern aus der Unsumme zusammenhangloser Symptome so weit wie möglich ganzheitliche Prinzipien herauszupräparieren. Es gibt eben Symptome, die sich zwanglos in einen Gesamtzusammenhang einordnen oder aus einem verallgemeinernden Prinzip ableiten lassen, neben anderen, bei denen das nur schwer möglich ist. Bei den Letzteren müssen wir uns allerdings mit einer bloßen Aufzählung begnügen.

Das letzte Wort über die Möglichkeit einer Erkenntnis ganzheitlicher Zusammenhänge ist noch nicht gesprochen. Wie schwer es auch sein mag, das Ganze als solches zu erfassen, so können wir doch mindestens einen vorläufigen Schritt tun: Die Symptome sollen nicht nur aufgezählt, sondern so geordnet werden, dass offensichtlich Zusammengehöriges zusammenkommt und dadurch eine Struktur zum Vorschein kommt, die die immanenten Zusammenhänge aufzeigt. Es kann sich dabei jedoch nur um eine vorläufige und lockere Form handeln, bei der wir nicht vorschnell von »Gesetzen« sprechen wollen, eher von »Bildern«. (Whitmont spricht von »archetypischen Formenmustern«.) Wir behaupten nicht, dass wir die gesetzmäßige Ordnung besäßen, aber wir müssen voraussetzen, dass eine solche den Erscheinungen zugrunde liegt.

Die Arbeit ist vergleichbar dem Zusammensetzen eines Puzzle-Spiels: Wir haben eine Menge zusammenhangloser Teile, die wir nach und nach so zusammensetzen können, dass dabei ein Gesamtbild entsteht, jedoch nicht irgendein

Bild, sondern *das einzig mögliche, nämlich das, das den Teilchen vor deren Zerschneidung zugrunde lag.* Die Richtigkeit ergibt sich aus der Stimmigkeit des Gesamtbildes. Dieses Gesamtbild kennen wir zunächst nicht, es ist aber quasi »immanent« in den Teilchen enthalten. Wir können es nach und nach gewinnen, wenn wir das, was offenbar zusammengehört und zusammenpasst, zusammenfügen. Wir richten uns beim Zusammensetzen nach den Teilen selbst, d. h. wenn auf einem Teil der Teil eines Gesichts zu sehen ist, suchen wir einen anderen, auf dem ebenfalls ein Teil eines Gesichts zu erkennen ist. Beides passt dann notwendigerweise zusammen. Zunächst geht es langsam, weil wir nur wenige Zusammenhänge und viele Lücken haben; dann geht es jedoch immer schneller, weil wir immer mehr »Inseln« von Zusammenhängen und immer weniger Lücken haben, in die sich dann die übrig gebliebenen Teile zwanglos einfügen lassen. Wir werden immer mehr durch das allmählich sichtbar werdende Gesamtbild quasi »geführt«. Erst wenn das gelingt, können wir von eigentlichen Arzneimittel*bildern* sprechen, was kaum möglich ist, solange wir die Unsumme der Einzelsymptome nur äußerlich aufzählen. Etwa in diesem Sinn hat C. Coulter ihr Buch »*Portraits* homöopathischer Arzneimittel« genannt.

4.5 Die Krankheit im Spiegel der Arznei

Durch die Arzneimittelprüfung gewinnt die Homöopathie außer der unschätzbaren Einsicht in die krank machenden und heilenden Kräfte der Natursubstanzen zahlreiche Zusammenhänge, die uns sonst verborgen bleiben würden. Was im Arzneimittelbild zusammenhängt, könnte auch im menschlichen Organismus zusammenhängen. Das »Gesetz« des Arzneimittels könnte in gewisser Weise das »Gesetz« der Krankheit sein. Von daher könnte es möglich sein, die Zusammenhänge der Krankheit, die uns sonst unbekannt bleiben würden, aus dem Arzneimittelbild quasi »abzulesen«, wie wir an zahlreichen Beispielen gesehen haben.

Whitmont vertritt eine Art »Feldtheorie« der Krankheit wie der Substanz, wenn er schreibt:

> *»Die homöopathischen Arzneimittelprüfungen und die Wirksamkeit des nach der spezifischen Symptomenqualität gewählten Simillimums belegen die Tatsache, daß es für jedes mögliche <u>Verhaltensmuster</u> der Persönlichkeit wie des Organismus, daher auch für jedes mögliche <u>Krankheitsbild</u> ein <u>Substanzmuster</u> »draußen« gibt, das ein minuziöses Duplikat desselben darstellt«* (S. 12).

An anderer Stelle deutet er an, Psyche und Materie seien »in einem dunklen Grenzland«, dem »Geheimnis der entmaterialisierten Substanz miteinander verflochten« (S. 7).

Es kommt in der Homöopathie darauf an, das passende Arzneimittelbild zu finden. Über diese praktisch-therapeutische Seite hinaus haben wir so etwas wie einen Schlüssel zur Erkenntnis der Gesamtpersönlichkeit in der Hand. Wer das Simillimum erfasst hat, kennt mehr oder weniger die ganze Persönlichkeit. Wir können mit dieser Arznei mehr oder weniger alle Krankheiten der Person heilen und vieles »extrapolieren« und voraussagen. Wenn man das Mittel kennt, kennt man den Menschen.

Die Begegnung des Patienten mit seinem Heilmittel ist eine Begegnung mit sich selbst. Die Begegnung mit dem Patienten ist eine Begegnung mit dem Heilmittel.

Nehmen wir noch einmal das Beispiel der Patientin, die wegen Haarausfalls kam, wobei sich dann herausstellte, dass sie – neben anderem – auch unter Depressionen litt und bei der beides, der Haarausfall wie die Depression, von ein und demselben Mittel (nämlich Natrium muriaticum) erfolgreich behandelt werden konnte.

Es ist offensichtlich, dass es sich dabei nicht um einen Zufall handeln kann, sondern dass hier ein Zusammenhang zwischen den beiden Symptomen bestehen muss. Auch wenn uns die Homöopathie das Gesetz dieser Zusammenhänge nicht gibt, so gibt sie uns doch die Zusammenhänge als solche. Entscheidend ist dabei, dass wir diese *nur über das Arzneimittelbild* erfahren, weil beides in das Arzneimittelbild von Natrium muriaticum gehört und von da aus wirksam erreicht werden kann. Niemand wäre sonst auf die Idee gekommen, dass der Haarausfall und die Depression etwas miteinander zu tun haben könnten. Es käme auch niemand auf die Idee, dass schwere Angstzustände und Hämorrhoiden etwas miteinander zu tun haben könnten, wenn sie nicht gleichzeitig auf Arsenicum album ansprechen würden. Wir wissen nicht, *wie* die Symptome zusammenhängen, wir wissen nur, *dass* sie im Arzneimittelbild zusammen vorkommen.

Eine richtig gewählte homöopathische Arznei passt zur Krankheit wie der Schlüssel zum Schloss. Sie heilt die Krankheit, wie der Schlüssel das Schloss aufschließt. Das ist die praktische Seite. Darüber hinaus können wir aus dem Heilmittel viel über die Krankheit, ja über den ganzen Menschen erfahren, so wie wir aus dem Schlüssel, der das Schloss öffnet, das Innere des Schlosses, das uns – wenn wir nicht gerade Schlosser sind – nicht unmittelbar zugänglich ist, kennen lernen können. Es besteht ein gesetzmäßiger Zusammenhang zwischen Schlüssel und Schloss. Der Schlüssel enthält das Gesetz, den »Code« des Schlosses.

Auf diesem Weg kommen wir der Ganzheit sowohl der Krankheit als auch der Arznei schrittweise näher. Die Ganzheit ist die Natur-Anlage des Menschen, die sich in ihrem Heilmittel, das ebenfalls ein Stück Natur ist, wie in ihrem Spiegelbild ausdrücken lässt.

Wie gesagt, geht die Homöopathie nicht von einer neuen medizinischen oder psychologischen Theorie des Menschen aus. Sie gibt eine *Methode* an, aber bei der Anwendung dieser Methode kommen neue *Ergebnisse* heraus. Das heißt, wir lernen, wenn wir die Ganzheit der Arzneimittelbilder und die Zusammenhänge innerhalb dieser Ganzheit erfassen, vieles über den Menschen kennen. Mit anderen Worten: Es ist eine Erkenntnis *aus der Arznei.* Es muss einen Zusammenhang geben zwischen der *ganzheitlichen Struktur* im Heilmittel und der im Menschen.

Wenn man die Natur-Anlage oder Konstitution erfasst, erfasst man die Krankheit und gleichzeitig mehr als das: nämlich die Krankheitsanlage, d. h. die noch nicht manifeste Krankheit und schließlich die gesunde Anlage des Menschen, die psycho-physische Gesamtkonstitution, die so etwas wie eine gemeinsame Wurzel von Körperlichem und Seelischem ist. Diese Konstitution können wir in der Homöopathie *nach Arzneimittelbildern benennen:* Natrium-muriaticum-Konstitution, Phosphor-Konstitution, Nux-vomica-Konstitution usw.

Wenn wir den Menschen von seinem Heilmittel her sehen, sehen wir ihn von seiner »Natur« her. Darin sind die leibliche wie die seelische Naturanlage inbegriffen. Wir sagen ja, wenn wir eine bestimmte Charaktereigenschaft oder ein bestimmtes Verhalten eines Menschen beschreiben wollen: Das ist »seine Natur«, das »liegt in seiner Natur«.

Wir meinen damit:

a) seine persönliche Eigenart,
b) seine Naturanlage, seine Konstitution,
c) den Zusammenhang mit dem, was dieser »Natur« in der äußeren Natur »entspricht«.

Wenn es uns auch nicht gegeben ist, »die Natur« des Menschen in ihrem Kern zu erfassen, so kommen wir ihr durch das Studium der homöopathischen Arzneimittelbilder ein gutes Stück näher. Am nächsten kommt man der Ganzheit der Symptome durch den Begriff der »Person«. Wir haben oben (S. 45) bei der personotropen Arzneimittelwahl gesehen, dass die klinischen Symptome auf dem Hintergrund der Gesamtpersönlichkeit zu sehen sind, und wir gewinnen durch die Homöopathie wesentliche Einblicke in die Person des Kranken, was gerade für die Psychiatrie von unschätzbarer Bedeutung ist.

Wenn die Arzneimittelbilder Persönlichkeitsbilder sind, dann soll hier versucht werden, diese Persönlichkeitsbilder als solche herauszuarbeiten. Das Ziel ist dabei, allmählich zu einer »Psychologie der Arznei«, d. h. zu einer Psychologie auf der Grundlage der Natur zu kommen. Wenn wir jedoch im Arzneimittelbild »die Natur« des Menschen erfassen, ist das mehr als nur Psychologie, schließt aber diese mit ein.

Insofern erfasst die Homöopathie die Psychologie des Menschen, aber gleichzeitig mehr als das. Ein Teilaspekt davon ist das, was man die »Psychologie der Arznei« nennen könnte. Auch die Psychologie ist offensichtlich in der Natur vorgebildet. Die Psychologie steckt im Arzneimittelbild. Man kann aus dem Arzneimittelbild eine Psychologie aufbauen. Die Arzneimittelbilder bekommen dadurch so etwas wie ein persönliches Gesicht. Arzneimittelbilder sind Persönlichkeitsbilder (Spiegelbilder der Persönlichkeit). Manchmal spiegeln sich sogar mitmenschliche Beziehungen in den entsprechenden Arzneimittelbildern wider.

Wenn die Homöopathie auch Psychologie, aber gleichzeitig mehr als das, nämlich Psychosomatik ist, so ist sie das jedoch nicht in dem Sinn, wie das heute oft verstanden wird: im Sinne einer Wechselwirkung auf einer grundsätzlich dualistischen Basis. Die Homöopathie übergreift den Gegensatz von somatischem und psychologischem Denken. Sie umfasst die psycho-physische Gesamtnatur des Menschen. Die »Natur« des Menschen ist umfassender als nur das Seelische. Die Psychologie ist nur ein Teilaspekt der Konstitution.

Die Arzneimittelbilder geben uns die Grundlage für eine neue Physiologie, Pathologie, Psychologie und Psychosomatik. Die Möglichkeiten, die uns die Homöopathie durch die Aufdeckung solcher Zusammenhänge gibt, sind allerdings noch lange nicht ausgeschöpft.

Das Arzneimittelbild ist per definitionem der Krankheit »ähnlich«, allerdings nicht dem klinischen, naturwissenschaftlich erklärbaren, sondern dem »phänomenologischen« Krankheitsbild, d. h. der Gesamtheit der Symptome.

Deshalb können wir im Arzneimittelbild die Ganzheit der Krankheit erfahren, allerdings nicht direkt, sondern nur wie in einem Spiegelbild. Aus demselben Grund *kann die Homöopathie die Krankheit nur durch das Arzneimittelbild ausdrücken.* Die Homöopathie sieht die Krankheit von ihrem Heilmittel her.

In der Homöopathie tritt an die Stelle der *Krankheitsdiagnose* die *Arzneimitteldiagnose*, die gegenüber der ersteren den immensen Vorteil hat, dass sie *Diagnose und Therapie in einem* ist. Das ist der Grund, weshalb wir den Stoff einer homöopathischen Psychiatrie nicht nach Krankheitsformen, sondern nur nach Arzneimittelbildern ordnen können. Wir müssen also erst die Heilmittel kennen lernen und können von da aus Einblicke in die Krankheitszusammenhänge gewinnen. Auch der Weg der homöopathischen Psychiatrie geht nur über die homöopathische Arzneimittellehre.

Man könnte deshalb – nach einer Anregung von E. Whitmont – statt von (scheinbar) lokalisierbaren Krankheiten von »Morbus Calcium«, »Morbus Natrium« usw. sprechen. Hier finden wir einen der ganz unbeabsichtigten Berührungspunkte der Homöopathie mit Paracelsus: »Daraus folgt, daß man nicht sagen sollte, daß dies Cholera, das Melancholie ist, sondern besser, dies ist ein arsen-, das ein alumen-ähnlicher Zustand« (Paragramm).

Es stellt sich nun die Frage, wie die zahlreichen Zusammenhänge, die uns die homöopathische *Erfahrung* gibt, zu *erklären* sind. Wie kommt es, dass in der Homöopathie oft mehrere ganz verschiedene und scheinbar voneinander unabhängige Krankheiten gleichzeitig durch ein einziges Mittel geheilt werden können, zum Beispiel Depressionen, Diabetes mellitus, Haarausfall, Allergien, Kontaktstörungen u. a. m. bei ein und demselben Patienten mit Natrium muriaticum, oder schwere Angstzustände mit Suizidanwandlungen neben Hämorrhoiden mit Arsen, oder eine Psychose sowie Akne und Nikotin-Abhängigkeit mit Nux vomica?

Kommt das daher, weil alle Symptome, die von *einem* Mittel erreicht werden, nur verschiedene Ausdrucksformen ein und derselben Krankheit sind? Stoßen wir hier auf eine Ganzheit im Sinne einer *Einheit der Krankheit?* Oder handelt es sich um eine ganzheitliche Gesetzmäßigkeit, die *in der Arznei* steckt? Wir müssten sonst annehmen, dass die Arzneimittel in ihren Wirkungsspektren so vielseitig sind, dass sie »zufällig« nebeneinander vorkommende Krankheiten erreichen. Liegt der Zusammenhang im Menschen, oder liegt er in der Arznei? Oder gibt es, wie etwa Paracelsus lehrte, einen inneren Zusammenhang, eine gesetzmäßige »Zuordnung« von Mensch und Arznei?

Hippokrates sagt: »Die Natur zielt mit dem Ganzen auf das Ganze«, aber wie hängen diese beiden Ganzheiten zusammen? Wie wirken sie aufeinander? Wie hängt der Mensch mit der ihn umgebenden Natur zusammen? Ist die Arznei das Gegenbild der Krankheit, ja sogar des ganzen Menschen? Passt die Arznei zur Krankheit wie der Magnet zum Eisen, der alles anzieht, was in seiner Umgebung aus Eisen ist?

Man kann sich hier an die alte Entsprechungslehre erinnert fühlen, die von einer Art Parallelismus zwischen Mensch und Natur ausgeht, weil beiden ein gemeinsames Prinzip zugrunde liegt. Diese Lehre, die besagt, dass der Mensch und die Natur sich wie Spiegelbilder zugeordnet sind, finden wir hauptsächlich bei Paracelsus, der hier weiter geht als Hahnemann. Er spricht von den »Krankheiten der Dinge«: »Suchet die Krankheiten in der Natur, und ihr werdet die Heilmittel finden.«

Die Frage nach der Art dieses Zusammenhangs ist allerdings schwer zu beantworten. Sicher ist nur, dass es kein zufälliger Zusammenhang sein kann – auch wenn wir die Gesetze des Zusammenwirkens nicht kennen. Sicher sind aber die *empirischen* Zusammenhänge, die uns die Homöopathie gibt. Die Kehrseite dieser seiner Empirie ist, dass sie das »*Warum* die Dinge so sind, wie sie sind« nicht beantworten kann.

Die Homöopathie gibt uns auf solche Fragen, die Hahnemann in den Bereich der Spekulation verweisen würde, keine Antwort. Die Frage, warum ein Mittel bei einer bestimmten Krankheit wirkt, beantwortet sie lediglich damit, dass sie sagt: weil das Arzneimittelbild dem Krankheitsbild »ähnlich« ist. Sie sucht in der Natur das der Krankheit »Ähnliche«, das den Gesunden erkranken lässt, aber den Kranken heilt. Das ist zunächst eine empirische Beziehung. Ist es ein Mangel, dass die Homöopathie »nur« empirisch ist und das »Warum« außerhalb ihrer Möglichkeiten liegt, oder ist es gerade ihre Stärke, dass sie konsequent empirisch bleibt und nicht über die Erfahrung hinaus spekuliert, weil man die Wirklichkeit nicht erklären, sondern nur erfahren kann? Muss uns das genügen, oder genügt es nicht?

Statt eines »Gesetzes« haben wir »nur« das Ähnlichkeitsprinzip. Man kann die »Ähnlichkeit« relativ äußerlich und empirisch auffassen, oder man kann sich fragen, ob dem nicht eine tiefer gehende Verwandtschaft, so etwas wie eine gesetzmäßige Ähnlichkeitsbeziehung, zugrunde liegt.

Die Homöopathie sagt weder etwas über einen inneren, gesetzmäßigen Zusammenhang der Symptome, noch etwas über ein in der Arznei verborgenes Gesetz – ihr eigentliches »Prinzip« –, noch etwas über den Zusammenhang zwischen beiden. Wir kennen nicht das eigentliche Grundprinzip (die »Ratio«), weder der Krankheit noch der Arznei. Das kann uns die Homöopathie nicht geben. Sie kann nur antworten, die Krankheitssymptome hängen miteinander zusammen, *weil sie im Arzneimittelbild zusammen vorkommen.* Sie kann nicht sagen, wie und warum ein Mittel wirkt, sondern nur, wann es indiziert ist. Sie beschränkt sich deshalb auf die Arzneimittelwahl, muss aber auf eine eigentliche Krankheitserkenntnis und Arzneimittelerkenntnis verzichten. Man mag darüber enttäuscht sein, aber es ist schwer zu sagen, ob das jemandem in überzeugender Weise besser gelungen ist.

Dass die Homöopathie uns das nicht geben kann, hängt mit ihrer Erkenntnismethode zusammen: Die Erkenntnisquelle der Homöopathie ist die Arzneimittelprüfung. Die Homöopathie untersucht nicht die Krankheit als solche und nicht das Heilmittel als solches, sondern studiert dessen *Wirkung im Menschen.* Die therapeutischen Möglichkeiten, die im Heilmittel stecken, lernen wir nicht »direkt« oder »an sich«, sondern durch die homöopathische Arzneimittelprüfung, d. h. durch die Wirkung auf den Menschen kennen (vgl. Organon § 20; § 21).

Andererseits lernen wir durch die Arznei die Zusammenhänge der Krankheitssymptome kennen.

Wir sehen der Natur die Heilkraft nicht unmittelbar an, sondern nur durch das Experiment am Menschen. Dieses gibt uns, wie Hahnemann sagt, »die reine Sprache der Natur«. Es ist wie bei einem Samenkorn: Wenn wir wissen wollen, welche Pflanze potentiell in ihm steckt, werden wir es nicht als solches mikroskopisch oder chemisch untersuchen – wobei wir gerade die potentielle Pflanze zerstören würden – sondern wir werden es einfach in die Erde geben und es keimen lassen.

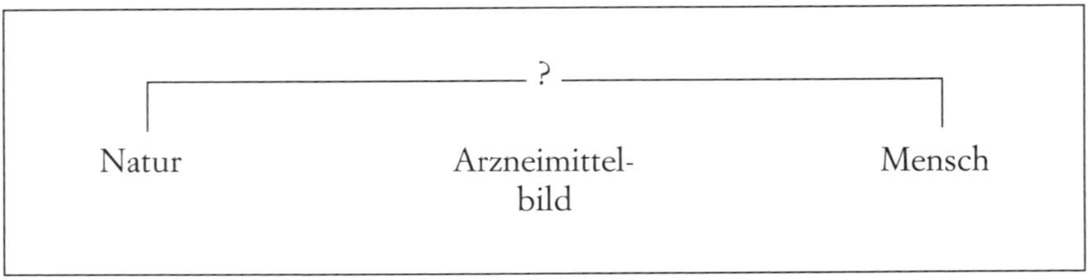

> *»Es ist unmöglich, das innere Wesen der Krankheiten und was im Verborgenen durch sie im Körper verändert ist, zu erraten ... es ist unmöglich, die Heilkräfte der Arzneien nach chemischen Hypothesen oder nach Geruch, Farbe oder Geschmack zu erraten« ... »Erkennbar, deutlich erkennbar muß das unseren Sinnen offen da liegen, was an jeder Krankheit hinwegzunehmen sei, um sie in Gesundheit zu verwandeln und deutlich wahrnehmbar muß jede Arznei aussprechen, was sie zuverlässig heilen könne«* (Hahnemann: Geist der homöopathischen Heillehre. S. 3 f.).

Ob es außerdem noch Möglichkeiten gibt, die Heilkraft der Natursubstanzen »unmittelbar« zu erkennen, quasi ohne diesen »Umweg« über die Arzneimittelprüfung, mag dahingestellt bleiben.

4.6 Der dynamische Krankheitsbegriff

Während wir heute oft den Unterschied zwischen einem Organismus und einem Mechanismus zu verwischen, d. h. uns den Organismus als Mechanismus zu erklären versuchen, kann sich Hahnemann einen lebenden Organismus nicht ohne eigenständige Lebenskraft vorstellen. Hahnemann hat einen immateriellen, dynamischen (»geistartigen«) Krankheitsbegriff. Er rückt damit in die Nähe des Vitalismus und setzt sich in Gegensatz zur herrschenden Schulmeinung, die eine solche Lebenskraft nicht kennt oder leugnet.

> »*Im gesunden Zustande des Menschen waltet die geistartige, als Dynamis den menschlichen Körpern (Organism) belebende Lebenskraft (Autocratie) unumschränkt und hält alle seine Theile in bewunderungswürdig harmonischem Lebensgange in Gefühlen und Thätigkeiten, so daß [der] uns inwohnende, vernünftige Geist sich dieses lebendigen, gesunden Werkzeuges frei zu dem höhern Zwecke unsers Daseins bedienen kann*« (Organon § 9).
>
> »*Die meisten, ja die allermeisten Krankheiten sind dynamischen (geistartigen) Ursprungs und dynamischer (geistartiger) Natur. Ihre Ursache ist also nicht sinnlich zu erkennen*« (Organon S. 3).
>
> »*Sie [die Homöopathie] kann jeden Nachdenkenden leicht überzeugen, daß die Krankheiten der Menschen auf keinem Stoffe, keiner Schärfe, d. i. auf keiner Krankheits-Materie beruhen, sondern daß sie einzig geistartige (dynamische) Verstimmungen des geistartigen, den Körper des Menschen belebenden Kraft (des Lebensprincips, der Lebenskraft) sind*« (Organon S. LXXVI).
>
> »*Der materielle Organism, ohne Lebenskraft gedacht, ist keiner Empfindung, keiner Thätigkeit, keiner Selbsterhaltung fähig; nur das immaterielle, den materiellen Organism im gesunden und kranken Zustande belebende Wesen (das Lebensprinzip, die Lebenskraft) verleiht ihm alle Empfindung und bewirkt seine Lebensverrichtungen*« (Organon § 10; vgl. § 12; §§ 15-16).

5. Die Homöopathie in der Psychiatrie

Die Psychiatrie ist ein spätes Kind der Medizin. Sie ist eher jünger als die Homöopathie, allenfalls gleich alt wie diese. Beide entstanden um die Wende vom 18. zum 19. Jahrhundert. Zu Hahnemanns Zeiten steckte die Psychiatrie noch in den ersten Anfängen. Sie hat sich größtenteils erst nach ihm entwickelt und hat dabei keine Notiz von ihm genommen, indem sie ganz andere Wege eingeschlug, als sie durch Hahnemann möglich gewesen wären. Sie ahnt noch heute nicht, welche Umwege und wie viele Misserfolge sie sich sonst hätte ersparen können und wie viele Erfolge sie sich entgehen ließ. Dabei kommt es nicht nur auf den pragmatischen »Erfolg« durch andere Arzneimittel, sondern vor allem auf den grundsätzlich anderen methodischen Ansatz und die neuen Horizonte an, die sich dabei eröffnen.

Die Homöopathie gibt der Psychiatrie wertvolle Heilmittel an die Hand, aber eine homöopathische Psychiatrie ist nicht einfach eine Psychiatrie mit homöopathischen Mitteln, da – wie aus dem Obigen hervorgeht – die Art der Anwendung sich grundsätzlich von der Anwendung allopathischer Medikamente unterscheidet. Homöopathische Arzneien können nicht einfach nach den üblichen psychiatrischen Diagnosen oder »Zielsymptomen« verordnet werden, sondern immer nur nach den Prinzipien der homöopathischen Mittelwahl, d. h. statt nach einer klinischen Diagnose nach dem Gesamt-Symptomenbild des einzelnen Kranken. Auch wenn wir Heilmittel haben, die beispielsweise das Leitsymptom »Angst« oder »Traurigkeit« haben (z. B. Aconit, Arsen, Aurum, Natrium muriaticum u. v. a.), heißt das streng genommen nur, dass die Angst oder die Traurigkeit ein wahlanzeigendes Symptom innerhalb des Gesamtbildes sein kann. Es heißt jedoch nicht, dass es spezifische Mittel »gegen die Angst« oder »gegen die Depression« im Sinne der sonst üblichen Anxiolytika oder Antidepressiva gibt.

Es gibt zwar Versuche, die homöopathischen Arzneimittel nach klinischen Diagnosen zu verordnen, wie das etwa die Autoren Gallavardin und Nicolas tun. Das stellt jedoch grundsätzlich einen fragwürdigen Kompromiss dar und ist allenfalls als Hilfe für den ersten Einstieg zu verantworten.

Die homöopathische Methode der Arzneimittelwahl geht durch die ganze Medizin hindurch und ist in der Psychiatrie keine andere als in der somatischen Medizin. Wegen dieser einheitlichen, fachübergreifenden Methode kann die Homöopathie die Medizin nicht in Organgebiete aufteilen, und deshalb ist in der Homöopathie auch die Psychiatrie kein abgetrenntes oder abtrennbares Spezialfach, sondern bleibt – zum gegenseitigen Nutzen beider – mit der gesamten Medizin verbunden und verliert damit ihre Außenseiterstellung. Eine homöopathische Psychiatrie ist lediglich die Anwendung der homöopathischen *Methode* im Bereich psychiatrischer Erkrankungen. Wie bereits erwähnt, geht die Homöopathie nicht von einer Krankheits*theorie* aus oder zielt auf eine solche ab. Sie bietet somit auch in der Psychiatrie (von noch zu erwähnenden Ausnahmen abgesehen) keine psychopathologische Theorie im Sinne einer Ätiologie oder Pathogenese – weder eine somatische noch eine psychologische. Sie beschränkt sich vielmehr auf die Symptomatologie der Krankheit, die ihr nur Mittel zum Zweck ist, um das richtige Heilmittel zu finden.

Da sie nicht in klinischen Diagnosen denkt, verzichtet sie auf die in der Psychiatrie sonst üblichen Diagnosen-Schemata, die eine Art Systematik psychiatrischer Erkrankungen darstellen. Sie misst solchen Systemen nur geringen Wert bei, weil insbesondere in der Psychiatrie kein »Fall« dem anderen gleicht und es deshalb ein vergebliches Bemühen ist, Krankheitsbilder zu systematisieren und diesen Krankheiten spezifisch wirksame Heilmittel zuzuordnen.

Die diagnostischen Einheiten lösen sich weitgehend auf, zugunsten individueller Symptomenbilder. Das einzige, was verschiedenen Kranken gemeinsam sein mag, ist das Arzneimittelbild. Statt von »Psychosen«, »Neurosen« usw. sprechen wir in der Homöopathie im Sinne einer Arzneimittel-Diagnose eher von »Aurum-Fällen«, »Phosphor-Fällen« usw. Es ist deshalb nicht möglich, eine homöopathische Psychiatrie – wie sonst üblich – nach Krankheitsbildern (Diagnosen) aufzubauen. Wir können sie nur in Form von Arzneimittelbildern darstellen.

Gerade bei psychiatrischen Erkrankungen ist die personotrope Arzneimittelwahl ideal zu verwirklichen. Eine homöopathische Psychiatrie ist weitgehend eine »Konstitutionstherapie psychiatrischer Erkrankungen«, wie es Hugbald Müller formuliert hat.

Da der homöopathische Krankheitsbegriff ein ganzheitlicher ist, sieht die Homöopathie auch psychiatrische Erkrankungen vorwiegend als Allgemeinerkrankungen an. Das ist gerade für die Psychiatrie von besonderer Bedeutung, weil dadurch die Spaltung in psychische und somatische Erkrankungen bzw. die Abtrennung der Psychiatrie von der Allgemeinmedizin vermieden wird.

Innerhalb der naturwissenschaftlichen Medizin nimmt die Psychiatrie insofern eine Sonderstellung ein, als ihr Gegenstand mit naturwissenschaftlichen

Methoden nur schwer oder gar nicht zu fassen ist, wobei auch hier in der letzten Zeit ein Umdenken stattfindet, wiederum auf dem Hintergrund neuerer Theorien. So wendet z. B. Karl Toifl in seinem Buch »Chaos im Kopf« die Methoden der Chaostheorie auf die Psychiatrie an. Es ist ein methodologischer »Sprung« nötig, um von der Erforschung körperlicher zu der seelischer Erkrankungen zu gelangen. Eines der Hauptprobleme der Psychiatrie ist von Anfang an der Zwiespalt zwischen somatischen und psychischen Entstehungstheorien und Behandlungsversuchen, d. h. ein schwer zu überwindender Methoden-Dualismus. Er hat seine Wurzel in der Trennung von Leib und Seele, wie wir sie bei Descartes und anderen ausgesprochen finden.

Deshalb haben wir heute in der Psychiatrie ein Nebeneinander von somatischen und psychologischen Ansätzen. Dazwischen klafft eine Lücke und herrscht oft große Unsicherheit. Der psychologische Neurosenbegriff wird dem somatischen Krankheitsbegriff oft unvermittelt aufgesetzt. Es ist oft so, dass man in der Medizin primär somatisch denkt, bis man nicht mehr weiter kann. Dann nimmt man plötzlich wie einen »*deus ex machina*« so genannte »psychische Faktoren« zu Hilfe. Oder man versucht, alles zu psychologisieren, und verliert dabei bisweilen die realen leiblichen Gegebenheiten aus den Augen. Der Mensch scheint dabei wie in zwei Stockwerke aufgeteilt, die nichts miteinander zu tun haben. Die Psychologie hat zum Teil die Funktion eines Alibis – um nicht zu sagen, eines Papierkorbs – für die somatisch orientierte Medizin, indem man in einem prinzipiell seelenlos gedachten Organismus dann doch wieder nach »psychischen Ursachen« sucht. Oder wir haben eine »Psychiatrie ohne Leib« zu beklagen.

Die häufig geübte Unterscheidung in »organische« und »funktionelle« Störungen bedeutet oft eine Einengung des medizinischen Krankheitsbegriffs und gleichzeitig ein vorschnelles Abschieben auf die subjektiv-psychische Ebene. Der psychologische Neurosenbegriff ist einerseits ohne Zusammenhang mit dem so genannten »organischen« Krankheitsbegriff, andererseits ist er zu weit und geht über das hinaus, was man noch »Krankheit« nennen kann.

Schon Plato klagte:

> *»Das ist der größte Fehler bei der Behandlung, daß es Ärzte für den Körper und Ärzte für die Seele gibt, wo beides doch nicht getrennt werden kann«* (Charmenides, zitiert nach Müller, AHZ 5/86, S. 190).

Ähnlich formuliert Oscar Wilde:

> *»Es kommt darauf an, den Körper mit der Seele und die Seele durch den Körper zu heilen.«*

Dieses Problem tritt in der homöopathischen Psychiatrie wegen der einheitlichen Methode der Homöopathie erst gar nicht auf. Diese ihre einheitliche Methode geht durch die körperliche wie durch die seelische Ebene hindurch und verbindet beide miteinander. Die Homöopathie macht keinen grundsätzlichen Unterschied zwischen körperlichen und seelischen Erkrankungen. Sie ist sozusagen »monistisch«. Die Klage Platos wird damit gegenstandslos.

Wir können die Beziehung Hahnemanns zur Psychiatrie in drei Schritten darstellen:

1. Hahnemann war Arzt, kein Psychologe, aber er beobachtete sehr genau die psychischen Zustandsbilder bei seinen Arzneimittelprüfungen und bei seinen Patienten. Er sah den engen Zusammenhang zwischen somatischen und psychischen Symptomen. Er trennte nicht zwischen Medizin und Psychologie. Er kannte keine eigene Psychologie, integrierte aber den psychischen Aspekt in die somatische Medizin. Indem die Homöopathie bei körperlichen Krankheiten auch die seelischen Symptome mit umfasst, gewinnt sie reiche Einblicke in leib-seelische Zusammenhänge. Sie war »psychosomatische« Medizin im besten Sinn des Wortes, lange bevor es diese heute so moderne Richtung gab.

Dazu Hahnemann:

> *»In jeder der sogenannten Körperkrankheiten ist die Gemüts- und Geistesverfassung allemal mit verändert«* (Organon § 210).
>
> *Gemütssymptome sind oft ausschlaggebend für die Mittelwahl. Jedes Arzneimittelbild hat auch Gemütssymptome* (Organon §§ 211; 213; 217).

Man kann es als Verdienst der psychosomatischen Medizin ansehen, gegenüber der naturwissenschaftlich-objektivierenden Medizin, das Subjekt in die Medizin eingeführt zu haben, aber selbst in dem Wort »Psycho-Somatik« steckt noch die Spaltung des Menschen in Psyche und Soma. Deshalb ist diese Psychosomatik in Gefahr, vom Psychischen her zu behandeln und dabei das Somatische zu vernachlässigen oder – überspitzt ausgedrückt – nun nicht das »Subjektive«, dafür aber das »Objektive« aus dem Auge zu verlieren. Statt einer »seelenlosen Körpermedizin« hätten wir dann eine »körperlose Seelenmedizin«.

Die Homöopathie unterscheidet sich von der psychologisch orientierten Psychosomatik der Gegenwart dadurch, dass sie keine eigene psychologische Theorie aufstellt, nicht etwa fragt: Ist das Psychische die »Ursache« körperlicher Symptome oder umgekehrt? Vielmehr nimmt sie seelische Symptome eben als Symptome der Grundkrankheit, als Weg zur Mittelfindung. Der Zusammenhang der Symptome ergibt sich aus der Einheit des Arzneimittelbildes und damit der Einheit des Krankheitsbildes. Denn im homöopathischen Arzneimittelbild kommen psychische neben somatischen Symptomen vor, und die homöopathische Arznei wirkt somit auf beide, auf die psychische wie auf die somatische Ebene, oder richtiger gesagt, auf die Ganzheit des Menschen. Dabei zeigt sich, dass *im Arzneimittelbild* psychologische bzw. psychosomatische Zusammenhänge gegeben sind. Daraus ergibt sich eine neue eigene Psychologie und Psychosomatik, die allerdings im Einzelnen erst noch entwickelt werden muss: eine Psychologie auf der Grundlage der Erfahrung mit homöopathischen Arzneimittelbildern. Wir gewinnen dadurch ein sicheres Fundament für die Psychologie und für leiblich-seelische Zusammenhänge. Diese Psychologie kann nur im Zusammenhang mit der somatischen Medizin gesehen werden, verliert also nicht die Verbindung mit dieser.

2. Was die eigentlichen psychiatrischen Krankheiten betrifft, so ist Hahnemann, der sich schon in seiner vorhomöopathischen Zeit intensiv damit auseinander gesetzt hat, zu einem sehr konsequenten Standpunkt gekommen. Der Kernsatz von Hahnemanns Psychiatrie ist die These, dass die »so genannten Geistes- und Gemütskrankheiten« eine Art einseitiger Zuspitzung körperlicher Krankheiten sind, bei denen das jeweils »eigentümliche« psychische Symptom »unter Verminderung der Körper-Symptome« in den Vordergrund tritt »und sich endlich bis zur auffallendsten Einseitigkeit, fast wie ein Local-Uebel in die unsichtbar feinen Geistes- und Gemüts-Organe versetzt« (§ 215).

Nach Hahnemann können sich Körper-Krankheiten in Psychosen umwandeln und umgekehrt (Organon § 216). Diese Auffassung finden wir in der Schulpsychiatrie andeutungsweise (aber nicht so konsequent) wieder in dem Begriff der »symptomatischen Psychose«. Für Hahnemann, der diesen Begriff sehr ausweitet, heißt das, dass bei Psychosen die Körper-Symptome und vor allem auch körperliche Krankheiten in der Anamnese nicht übersehen werden dürfen (so wie bei den Körperkrankheiten die psychischen Symptome) und dass die Psychosen nach den gleichen Grundsätzen der homöopathischen Mittelwahl behandelt werden müssen.

Er entwickelt eine eigene Theorie, nach der Psychosen, wie viele andere »chronische« Krankheiten Ausdrucksformen einer einzigen Grundkrankheit, die er »Psora« nennt und in der Sprache seiner Zeit auf ein »Miasma« zurückführt, entstehen (Organon §§ 80; 81; 210–230). Daneben unterscheidet er noch zwei andere »Miasmen«, die Sykosis und die Syphilis, für die er spezifische Heilmittel angibt. So können nach Hahnemann unterdrückte Hautkrankheiten (eben die Krätze, die Feigwarzenkrankheit und die Syphilis) in ganz anderer Form zum Vorschein kommen, und das oft erst, nachdem sie über »einige hundert

Generationen (!) hinweg zu einer konstitutionellen Krankheitsanlage geworden sind« (Organon § 81).

Wenn diese Theorie stimmt, müssten sich daraus viele Aufschlüsse über die körperlichen Grundlagen psychischer Störungen (einschließlich der Konstitution) ergeben. Lassen wir es zunächst offen, ob es eine solche »Urkrankheit«, die die »Wurzel aller Übel« ist, gibt, und lassen wir diese Theorie vorerst auf sich selbst beruhen. Um daraus kein Dogma werden zu lassen, kommt es darauf an, diese These an der Erfahrung zu überprüfen, was erst nach und nach möglich sein wird. Leider kennen wir kaum diesbezügliche Krankengeschichten Hahnemanns, aber seine These war sicher alles andere als eine leere Spekulation, sonst hätte er nicht so selbstbewusst schreiben können:

> *»Ja ich kann aus vieler Erfahrung behaupten, daß sich der erhabene Vorzug der homöopathischen Heilkunst vor allen denkbaren Curmethoden nirgend in einem so triumphierenden Lichte zeigt als in alten Gemüts- und Geistes-Krankheiten, welche ursprünglich aus Körper-Leiden oder auch nur gleichzeitig mit denselben entstanden waren«* (Organon § 230).

Inzwischen sind einige von Hahnemanns psychiatrischen Krankheitsfällen veröffentlicht. Den ersten – noch aus seiner vorhomöopathischen Zeit – veröffentlichte er selbst. Es war der Geheime Kanzleisekretär und Schriftsteller Klockenbring aus Hannover, den er 1792 in Georgenthal bei Gotha wegen einer manischen Psychose erfolgreich behandelte. Er gibt zwar – aus welchen Gründen auch immer – das Mittel nicht an, nach der sehr gründlichen Analyse von Seiler war es aber mit größter Wahrscheinlichkeit Stramonium (s. Hahnemann: Kleine medizinische Schriften. Bd. II, S. 239 ff. und Hanspeter Seiler: Die Entwicklung von Hahnemanns Praxis.).

Ein Fall einer akuten Psychose bei einem pubertierenden Mädchen findet sich ebenfalls bei Seiler (S. 215 ff.;). Weitere Fälle aus Hahnemanns Krankengeschichten können bei Handley nachgelesen werden. (S. 154 f.).

3. Nachdem Hahnemann bei Körperkrankheiten die psychische Seite mit einbezieht und die so genannten »Geisteskrankheiten« in engem Zusammenhang mit körperlichen Erkrankungen sieht, bleibt noch die Frage, ob es Erkrankungen »aus seelischer Ursache« gibt, die sich entweder nur im Seelischen abspielen oder auch bis ins Körperliche hinein fortsetzen und die deshalb konsequenterweise nur vom Seelischen her angegangen werden können. Das ist – ganz knapp gesagt – die Sicht der heutigen Neurosenlehre bzw. Psychotherapie, die es aber zu Hahnemanns Zeiten noch nicht gab.

Hahnemann lehnt eine rein psychische Entstehung von Krankheiten nicht ganz ab, obwohl sie bei ihm stark in den Hintergrund tritt.

> *»Es gibt allerdings einige wenige Gemütskrankheiten, welche nicht bloß aus Körper-Krankheiten ausgeartet sind, sondern auf umgekehrtem Wege ... vom Gemüte aus Anfang und Fortgang nehmen durch anhaltenden Kummer, Kränkung, Ärgernis, Beleidigungen und große, häufige Veranlassungen zu Furcht und Schreck. Diese Art von Gemütskrankheiten verderben dann oft mit der Zeit auch den körperlichen Gesundheitszustand in hohem Grade«* (Organon § 225).

So wertvoll der Hinweis Hahnemanns auf die Verquickung seelischer mit körperlichen Symptomen ist, so gibt es doch zahlreiche (nicht nur »einige wenige«) psychische Störungen, bei denen körperliche Symptome kaum aufzufinden sind oder so in den Hintergrund treten, dass man versucht ist, von »rein psychischen« Störungen bzw. Verursachungen zu sprechen. Vielleicht wäre es besser, von Krankheiten zu sprechen, die sich ganz oder fast ganz auf der seelischen Ebene abspielen.

Man denke beispielsweise an Verhaltensstörungen, Konfliktsituationen, Charakteranomalien u. a. Solche vorwiegend vom Seelischen ausgehenden Krankheiten, bei denen körperliche Zusammenhänge nicht oder fast nicht zu erkennen sind, sind in etwa die Zustände, die wir heute »Neurosen« nennen und die die Domäne der Psychotherapie bilden. Merkwürdigerweise lässt sich Hahnemann hier – aus welchen Gründen auch immer – die Chance entgehen, auch diese Krankheiten arzneilich zu behandeln.

Eine eigentliche Psychotherapie kennt Hahnemann nicht, obwohl er von »psychischen Heilmitteln« bei »diesen durch die Seele zuerst angesponnenen und unterhaltenen Gemüts-Krankheiten« spricht, als da sind: »Zutraulichkeit, gütliches Zureden, Vernunftgründe, oft aber auch eine wohlverdeckte Täuschung« (Organon § 226).

»Psychotherapie« wird man das kaum nennen können, allenfalls psychische Beeinflussung. Hier liegt zweifellos nicht gerade Hahnemanns Stärke, und es scheint zunächst, als sei die Psychotherapie, die sich etwa hundert Jahre nach Hahnemann seit Freud entwickelt hat, hier wesentlich weiter gekommen.

Hahnemann ging jedoch einen ganz anderen Weg, der keinesfalls als unvollkommene »Vorstufe« der Psychotherapie angesehen werden sollte. Vielmehr stecken in der Homöopathie eigene psychotherapeutische Möglichkeiten, die wohl Hahnemann selbst noch nicht gesehen und ausgeschöpft hat. Wir wollen deshalb diesen Punkt etwas ausführlicher behandeln und versuchen, diese Lükke auszufüllen.

Wenn wir hier die beiden Wege, den psychotherapeutischen und den homöopathischen, vergleichend nebeneinander stellen, so geht es nicht darum, diese gegeneinander auszuspielen und dabei zu entscheiden, welcher der »bessere« ist oder wer »Recht hat«, als vielmehr nur darum, den wenig bekannten Weg der Homöopathie kennen zu lernen und seine Möglichkeiten aufzuzeigen. Dabei werden sich gewisse Vergleiche mit der Psychotherapie von selbst ergeben, auch wenn wir nicht näher auf diese eingehen können und sie in manchem auf sich selbst beruhen lassen müssen. Vorerst soll nur gesagt sein, dass die Homöopathie nicht etwas ist, was *neben* der Psychotherapie steht, als deren »Ergänzung« oder »Ersatz«, sondern, *dass sie selbst Psychotherapie ist,* da sie enorme, wenn auch wenig bekannte psychotherapeutische Möglichkeiten in sich birgt. Nur erreicht sie das Ziel auf einem ganz anderen Weg. Das Thema heißt deshalb nicht »Homöopathie *und* Psychotherapie«, sondern »Homöopathie *als* Psychotherapie«.

Es scheint einleuchtend, dass das, was sich vorwiegend im Seelischen abspielt, auch nur vom Seelischen her angegangen werden kann. Das ist der Standpunkt der Psychotherapie. Diese versucht deshalb – wie Jaspers sagt – »Seelisches aus Seelischem zu verstehen« und seelische Störungen durch Reflexion und Bewusstmachung unbewusster Zusammenhänge und *durch Einsicht* in diese zu beheben. Sie durchforscht die *Biographie* des Patienten nach auslösenden Erlebnissen, die zu einer Entwicklung ins Krankhafte geführt haben könnten, und »deutet« die krankhaften Symptome, d. h. versucht, sie auf ihren wahren Kern, ihren Grund und Ursprung zurückzuführen. Wenn eine bestimmte seelische Einstellung zur Krankheit führt, dann ist es – logischerweise – notwendig, diese Einstellung zu ändern. Wenn seelisches Erleben aus der Vergangenheit erklärt werden kann, dann ist es ebenfalls logisch, auf die vergangenen Erlebnisse einzugehen und sie zu überwinden.

Die Psychotherapie entstand als Reaktion auf die materialistische, einseitig somatisch ausgerichtete Medizin ihrer Zeit. Sie hat die Medizin quasi »nach oben« hin erweitert und denkt »von oben nach unten«.

Dies alles soll nicht gering geschätzt werden. Die Erfahrung zeigt aber, dass dieser an sich so plausible Weg in der Praxis oft nicht zum Ziel führt. So schön psychologische Erklärungen von Krankheiten und das Bewusstmachen ihrer lebensgeschichtlichen »Ursachen« oft sind, sind sie auf diesem Wege oft noch lange nicht zu heilen. Dem Weg über das Bewusstsein, die Einsicht und die guten Vorsätze sind oft enge Grenzen gesetzt. »Einsichten machen nicht gesund« sagte mir eine Patientin, und eine andere, die mehrere sich über Jahre erstreckende Psychotherapien hinter sich hatte, sagte: »Ich weiß alles – nur ändert sich dadurch nichts.«

Der Leib ist oft die Untergrenze der Psychotherapie. Er setzt einem einseitigen Psychologisieren der Krankheit eine Grenze, indem dieses oft nichts Konkretes bewirkt.

Der Weg der Homöopathie ist ein ganz anderer. Sie kennt keine Heilung allein durch Erhellung der biographischen Entwicklung. Hahnemann dachte kaum biographisch-psychologisch, d. h. er forschte nicht nach psychologischen Hintergründen der Symptome. Die Homöopathie sieht auch das Seelische nur als »Erscheinung«, d. h. als *Symptom,* das es nicht zu erklären oder direkt zu beeinflussen gilt, das aber Ausdruck einer tiefer liegenden Konstitution bzw. eines *Krankheits*-Prozesses ist, bei dem es nicht darauf ankommt, ob er erklärt und bewusst gemacht werden kann, sondern nur darauf, ob er *geheilt* werden kann oder nicht. So wie sie auf eine »Erklärung« somatischer Krankheiten verzichtet, so verzichtet sie auch auf eine psychologische »Erklärung« oder »Deutung« im Sinne einer Psychogenese. Die seelischen Symptome dienen ihr nur als Wegweiser zur Arznei. *Diese* ist es, die heilt. Die Frage lautet in der Homöopathie lediglich: Wie weit ist das Seelische direkt heilbar? Die Therapie besteht »nur« in der richtig gewählten Arznei.

Die Homöopathie erweitert ebenfalls die Medizin »nach oben«, aber sie bleibt Medizin, d. h. Arzneitherapie. Sie geht von manifesten Krankheiten aus, verfolgt diese nach oben bis in ihre letzten »Ausläufer«, die ins Geistig-Seelische reichen, aber ohne die leibliche Basis zu verlieren. Sie lässt (nach unten) nicht den Körper außer Acht und verliert sich nach oben nicht ins Uferlose.

Durch ihre einheitliche Methode vermeidet sie die Fehler des kartesianischen Dualismus. Sie ist wie eine Brücke, die die Kluft zwischen den getrennten Stockwerken der somatischen Medizin und der Psychotherapie überspannt.

Da die Homöopathie Arzneitherapie ist, ist sie »objektiver«, d. h. viel weniger abhängig von der Arzt-Patienten-Beziehung und der persönlichen Einstellung des Therapeuten, die in der Psychotherapie eine so große Rolle spielt. Dabei sollen die heilenden Kräfte der Einsicht und Bewusstmachung, des Gesprächs, der Begegnung, bis zu einem gewissen Grad auch der Führung und Begleitung nicht unterschätzt werden, aber die Möglichkeiten der Homöopathie, die mit den Heilkräften der Natur arbeitet, eben auch nicht! Sie sind viel größer, als man gemeinhin für möglich hält.

Wenn die Medizin *Arznei*therapie und die Psychotherapie eine *personale* Therapie ist, so ist die Homöopathie beides, nämlich »*Personale Arzneitherapie*«. Das heißt zweierlei: Im Unterschied zur Psychotherapie ist sie Arzneitherapie, aber im Unterschied zur sonstigen Arzneitherapie behält sie die Persönlichkeit im Auge. Das heißt erstens, dass die Arzneimittel nach »personotropen« (d. h. psychologischen) Gesichtspunkten individuell ausgewählt werden und zweitens, dass sie eine Therapie *der Person* ist, indem ihre Heilwirkung direkt bis in persönliche Bereiche hineinreicht.

Die Homöopathie ist demnach *auch* Psychotherapie, sie ist aber *nicht nur* Psychotherapie. Vieles, was eine Bewusstseinsfrage, eine Frage des Charakters oder der Erziehung zu sein scheint, erweist sich in der Homöopathie als krankhafte und damit auch heilbare »Verstimmung der Lebenskraft«, wie Hahnemann sagen würde.

Viele Patienten, die in die Domäne der Psychotherapie zu gehören scheinen, können oder könnten auch homöopathisch behandelt werden. Dabei stellt sich oft heraus, dass eine homöopathische Behandlung eine Psychotherapie in vielen Fällen überflüssig macht. Würde man die Wirksamkeit – besonders in Relation zum Zeitaufwand – in der Psychoanalyse und in der Homöopathie vergleichend untersuchen, dann würde die Homöopathie in vielen Fällen sehr gut abschneiden.

Dazu zwei Beispiele:

Eine Patientin mit einer so massiven Spinnenangst, dass sie sich fortwährend mit Literatur über Spinnen beschäftigt und sich detaillierte zoologische Kenntnisse aneignet, weigert sich, in das Haus einzuziehen, das ihr Mann für sie erbaut hat, weil sie in dem Neubau im Keller nach gründlicher Untersuchung eine oder mehrere Spinnen entdeckt hat. Sie lässt es sogar auf eine Scheidung ankommen. Ich versuche über längere Zeit, ihr auf psychotherapeutischem Wege zu helfen: die Spinne als Angstsymptom, der Zusammenhang mit der Großmutter, die ihr in der Kindheit Angst vor Gespenstern machte usw. Alles vergeblich, bis ich ihr eine Dosis Ignatia C30 gebe. Nach 14 Tagen ruft sie mich an: Muss ich eigentlich noch kommen? Spinnen sind mir ja nicht gerade sympathisch, aber sie tun mir doch nichts! – Die Sache hatte noch ein Nachspiel, in dem nach einiger Zeit der geschiedene Ehemann erschien. Er war alleine in das Haus eingezogen und litt nun sehr unter dem Alleinsein. Er konnte die Situation nur dadurch aushalten, dass er sich eine Katze zulegte. Ihm konnte mit Arsenicum album entscheidend geholfen werden.

Eine Patientin, Anfang 20, mit typischer Anorexie bekommt nach ca. 2-jähriger Analyse, die hier nicht im Einzelnen referiert werden kann, eine Dosis China D12. Sie bekommt daraufhin leichtes Fieber, und nach 2 Tagen fängt sie an zu essen wie seit Jahren nicht mehr, und alle psychologischen Deutungen (die Nahrungsverweigerung als Protest gegen die Eltern oder als Wunsch, sich die sorgenvolle Zuwendung ihres Freundes zu sichern) werden gegenstandslos.

5.1 Psychische Symptome bei körperlichen Krankheiten

Zunächst ist daran zu erinnern, dass viele Neurosen nur scheinbar »rein psychischen« Ursprungs sind. In vielen Fällen entdeckt man bei näherem Zusehen somatische Krankheitssymptome, bei denen wir uns hüten sollten, sie vorschnell als Folge oder bloßes Begleitsymptom des seelischen Geschehens zu interpretieren. In diesen Fällen bilden psychische und somatische Symptome eine oft unauflösliche Einheit, die in einem homöopathischen Arzneimittelbild widergespiegelt wird und von diesem zu erreichen ist. Diese Fälle gehören genau genommen in die obige Gruppe der »psycho-somatischen« Krankheiten.

Hierzu ein einfaches, aber eindeutiges Beispiel:

Ein 29-jähriger Ingenieur klagt über seit zweieinhalb Jahren bestehende Halsschmerzen. Der Beginn fällt in etwa mit dem Eintritt ins Berufsleben zusammen. Er schildert sich als ängstlich, kontaktschwach, perfektionistisch. Wenn er bei seiner Arbeit unter Druck gesetzt werde, was in der großen Auto-Fabrik oft vorkomme, könne er überhaupt nicht arbeiten.

Ich verordne ihm Lachesis, worauf binnen kurzem seiner Umgebung auffällt, er sei »frecher« geworden. Tatsächlich fühlt er sich freier und selbstbewusster und hat einen bisher nie gekannten Elan bei der Arbeit. Gleichzeitig verschwinden die Halsschmerzen. Als er sich in einer besonderen Situation beruflich wieder unsicher fühlt, treten sofort die Halsschmerzen wieder auf.

Es ist müßig zu fragen, was dabei eigentlich behandelt wurde: die Unsicherheit im Berufsleben oder die Halsschmerzen. In der Homöopathie verzichten wir darauf, die Halsschmerzen zu »psychologisieren« und lediglich als somatisches Epiphänomen (etwa als Folge der Unsicherheit im Berufsleben) anzusehen. Es war weder eine rein psychische noch eine rein somatische Störung. In Wirklichkeit ist es lediglich ein Lachesis-Bild, das auf verschiedenen Ebenen zum Vorschein kommt. Lachesis wirkt hier zweifellos »psychotherapeutisch«, aber gleichzeitig mehr als das.

Die Homöopathie geht hier mehr von der somatischen Krankheit aus, reicht aber weit in den seelischen Bereich hinein, während die Psychotherapie das Körperliche vom Seelischen her interpretiert und von der seelischen Ebene her anzugehen versucht. Die Frage ist nur, ob sie die körperliche Ebene wirklich erreichen kann. Im vorliegenden Fall hätte man wohl den Widerstand des Patienten gegen die Berufsarbeit sowie seine Kontakt- und Durchsetzungsschwierigkeiten interpretiert und »bearbeitet«, aber wie lange das gedauert hätte, lassen wir offen, und ob davon seine Halsschmerzen verschwunden wären, erscheint eher fraglich.

Wir sagten, dass somatische Krankheiten in vielen Fällen die Untergrenze der Psychotherapie darstellen. An dieser Grenze kann die Homöopathie die Psychotherapie zweifellos nach unten hin ergänzen. Sie ist aber gleichzeitig mehr als nur eine Fortsetzung der Psychotherapie »nach unten«, zum Leiblichen hin. Sie geht eher »von unten«, d. h. von manifesten somatischen Krankheiten aus, reicht aber weit »nach oben« in das Seelisch-Geistige hinein.

Da die Homöopathie die Möglichkeit hat, das Seelische von seiner konstitutionellen Basis her ohne den Weg über das Bewusstsein sozusagen »direkt« anzugehen, d. h. mit Hilfe der Arznei zu heilen, kann sie auf den Versuch einer Heilung durch Bewusstmachung, durch Einsicht und durch eigenes Zutun des Patienten weitgehend verzichten.

> *«... für die in den Fesseln des kranken Körpers schmachtende oder empörte Seele (gibt es) keine Erquickung ..., als die Heilung; erst von ihrem zum Besseren umgestimmten Körperbefinden strahlet Ruhe und Wohlbehagen auf ihren Geist zurück«* (Hahnemann: Organon § 229).

Für die Homöopathie gibt es keinen grundsätzlichen Unterschied, keinen »Sprung« zwischen körperlichen und seelischen Krankheiten. Jedenfalls ist die Behandlung dieselbe. Wie es in der Homöopathie keine Psychiatrie als abgetrenntes Fach gibt, so gibt es keine scharfe Trennung zwischen somatischen und psychischen Krankheiten, sondern zahlreiche Überschneidungen und Wechselwirkungen. Das führt dazu, dass die Homöopathie bei somatischen Krankheiten auch auf die psychische Seite achtet und umgekehrt bei den so genannten Geistes- oder Gemütskrankheiten auch auf die körperliche. Beides zusammen bildet oft eine untrennbare Einheit. Bei psychisch Kranken sind oft somatische Symptome wahlanzeigend und bei körperlich Kranken psychische. Es ist von untergeordneter Bedeutung, ob wir körperliche und seelische Symptome nebeneinander oder *nur* seelische Symptome finden. Es gibt allenfalls eine Schwerpunktverschiebung, indem bei einzelnen Kranken die somatischen, bei anderen die psychischen Symptome im Vordergrund stehen. Grundsätzlich sind aber beide gleichwertig.

Stellen wir zwei Fälle vergleichend nebeneinander:

1. Eine Studentin leidet unter schwerer Todesangst mit der Vorstellung, sie könne jeden Augenblick tot umfallen und sie dürfe abends nicht einschlafen, weil sie sonst nicht mehr aus dem Schlaf erwachen würde. Das richtige Mittel, das dann

schlagartig und dauerhaft hilft, wird erst gefunden, nachdem sie den Arzt auf ein Hämatom am linken Oberschenkel hinweist.

2. Ein junger Mann leidet unter quälender Angst, dass er als Scheintoter begraben werden könnte. Es finden sich dabei keinerlei körperlichen Symptome. Hier hilft dasselbe Mittel ebenfalls schlagartig und dauerhaft, nämlich Lachesis.

Das Gemeinsame beider Fälle ist das Heilmittel. Der Unterschied, dass sich beim ersten Fall neben psychischen auch ein somatisches Symptom findet, während es sich beim zweiten um einen scheinbar »rein psychischen« Fall handelt, ist demgegenüber von geringerer Bedeutung.

5.2 Psychosen im Zusammenhang mit körperlichen Krankheiten

Die Homöopathie geht – im Unterschied zur Psychotherapie – nicht »direkt« auf die seelischen Phänomene ein, indem sie diese analysiert und »deutet«, sondern sieht darin nur Symptome eines Arzneimittelbildes. Sie ist keine »verstehende Psychologie«, bleibt nicht auf der psychischen Ebene stehen, sondern erreicht durch die Arznei eine tiefere Schicht, d. h. die konstitutionelle Grundlage des Seelenlebens.

Diese symptomorientierte, nicht psychologisch deutende Methode der homöopathischen Psychotherapie soll an einigen Beispielen verdeutlicht werden:

Eine Patientin schildert in allen Einzelheiten einen langjährigen Ehestreit. Eine Szene von vielen: Ihr Mann arbeite immer bei offenem Fenster, obwohl er wisse, dass sie nur bei geschlossenem Fenster arbeiten könne. Er sei eben ein Sadist. Der Arzt sei übrigens auch einer, weil er die Blumen, die sie ihm mitgebracht habe, in der Zugluft habe stehen lassen. Deshalb hätten sie auch nicht lange gehalten. Sie komme sich ebenfalls vor wie eine schlecht behandelte, missachtete Rose, usw.

Eine solche Schilderung kann Stoff für tief schürfende analytische Deutungen und »Durcharbeitungen« geben.

Homöopathisch gesehen ergibt sich jedoch eine auffallende Empfindlichkeit für Zugluft, und dieses Symptom führt im Zusammenhang mit anderen, ohne dass es erst erklärt werden müsste oder auch nur erklärt werden könnte, auf Natrium muriaticum. So brachte die erste Gabe dieses Mittels etwas, was eine monatelange Psychotherapie nicht erreichte: Die Patientin sagte: »Jetzt fühle ich mich zum ersten Mal wohl«, während sie vorher bemerkt hatte: »Einsichten machen nicht gesund.«

Der Ehekonflikt, der – wie so oft – psychologisch nur schwer aufgelöst werden konnte, konnte in diesem Fall sozusagen physiologisch ausgeheilt werden.

Wenn eine Ehefrau eine solche Abneigung gegen ihren Ehemann entwickelt, dass sie Ekelgefühle bekommt, sobald sie nur sein Bett am Morgen herrichten soll, dann wird der Psychotherapeut das zum Anlass für vielfältige Deutungen nehmen, während der Homöopath die »Abneigung gegen den Ehemann« als Sepia-Symptom erkennt und u. U. mit Sepia eine ganze Ehekrise auflösen kann.

Einem Patienten mit schweren Angstzuständen, die ihn fast berufsunfähig machten, konnte erst geholfen werden, nachdem er beiläufig die Bemerkung machte, dass er nur angstfrei sei, wenn er im warmen Bad liege. Wir nehmen das unter Verzicht auf jede »Deutung« einfach als das Symptom »warmes Bad bessert«. Das führte auf Strontium carbonicum, und dieses Mittel half weitgehend.

Eine Patientin mit schweren Angstattacken, die sich bis zu akuter Todesangst steigern, berichtet, dass diese zum ersten Mal aufgetreten seien, als sie zum ersten Mal ihre Schwiegermutter in Süditalien besuchte. Wer vorschnell glauben würde, dass sich dahinter ein Schwiegermutterkonflikt verberge, würde in die Irre gehen. In Wirklichkeit war es die Hitze Süditaliens, die die Angstanfälle auslöste. Lachesis half deshalb prompt. Wir gehen also von dem Symptom »Hitzeunverträglichkeit« aus und brauchen nicht die Schwiegermutter zu beschuldigen.

Wenn ein Mann aus bestimmten Gründen Silicea bekommt und es ihm daraufhin nebenbei auffällt, dass er nicht mehr – wie sonst fast immer – zu spät kommt, dann erübrigen sich auch hier psychologische Deutungen über die Hintergründe des Zu-spät-Kommens, da dieses einfach ein Symptom aus dem Arzneimittelbild Silicea ist.

5.3 Homöopathie als Psychotherapie – Personale Arzneitherapie

Auch in Fällen, die scheinbar eindeutig »von außen« verursacht sind, so dass sich eine Ableitung aus der biographischen Entwicklung wie aus »psychischen Ursachen« anbietet, geht die Homöopathie einen anderen Weg als die Psychotherapie. Sie achtet nicht nur auf die biographischen Ereignisse und Erlebnisse, sondern vor allem auch auf wahlanzeigende Konstitutionsmerkmale. Die Konstitution, d. h. »die Natur« des Menschen, reicht tiefer als das Biographische.

Das lässt sich am besten anhand eines eindrucksvollen Falles von O. Eichelberger darstellen (Klassische Homöopathie. S. 80 ff.):

»Es handelt sich um eine jetzt 48-jährige Patientin, die 5 Jahre lang an allen möglichen und unmöglichen Krankheitszuständen litt.«

Vor allem lag damals eine schwere Depression vor, eine totale Unfähigkeit im eigenen Betrieb eine geistige Arbeit zu leisten, trotz eines früher vorhandenen geradezu ‚krankhaften Ehrgeizes', wie die Kranke sagte. Seit Jahren war sie bereits in Behandlung gewesen, angefangen vom Nervenarzt und Internisten bis zum Gynäkologen und Halsspezialisten, wie es eben der Fall ist, wenn ein Krankheitszustand oder mehrere nicht weichen wollen. ...

Die Aufnahme der Vorgeschichte zog sich weit über zwei Stunden hin, und den größten Teil dieser Zeit war die Frau in Tränen aufgelöst und in derart verzweiflungsvoller Stimmung beim Erzählen ihrer Krankengeschichte, daß auch einen abgebrühten Mediziner das Mitleid erfassen konnte. Es ergab sich, daß neben fast unzähligen Beschwerden körperlicher und seelischer Art – von der Überfunktion der Schilddrüse wurde ebenso gesprochen wie von einer chronischen Glossitis, von einer Herz- und Kreislaufschwäche ebenso wie von einem chronischen Nervenzusammenbruch – die vollkommen verzweifelte, depressive Stimmungslage im Vordergrund der Krankheitsstörungen lag, und das eben seit fünf Jahren.

Seit fünf Jahren deshalb ... weil der Ehemann der Patientin mitsamt dem 6-jährigen Sohn damals von einem Hochhaus ... in die Tiefe sprang, wobei beide, der Mann sofort, das Kind am nächsten Tag, verstarben. Seitdem war diese Frau eine kranke Frau, eine aus ihrem geradlinigen Lebenslauf herausgeworfene, quasi am Boden zerstörte armselige Kreatur, der kein Mensch im tiefsten Sinne des Wortes helfen konnte ...

Nur einige wenige Mittel aus der Homöopathie ... werden der Idee dieser Erkrankung gerecht, nämlich dem abgrundtiefen Kummer und dem damit verbundenen sozusagen *immer währenden Zurückkommen* auf diese vergangenen, unangenehmen und dramatischen Ereignisse. Die Frau ist keineswegs eine Hysterica ... Vor dem Ereignis war sie psychisch immer unauffällig gewesen. Dieses Klebenbleiben an den vergangenen Geschehnissen war beinahe pathologisch. Kein Namenstag, kein Geburtstag des Sohnes, keine Weihnachtszeit verging, ohne daß die Frau in geradezu selbstzerstörerischer Weise sich ihrem Unglück überließ. ...

Das in Frage kommende Mittel war Natrium muriaticum. Die Frau nahm es in der LM 18. Nach knapp 14 Tagen war bereits eine Besserung der Gesamtsituation zu verzeichnen. Die Menses kamen wieder; die Zunge, der Hals usw., alles war schon besser geworden, seelisch trat eine Aktivität auf, wie sie die Patientin seit den Jahren ihrer Erkrankung nicht mehr gekannt hatte. Etwa sechs Wochen nach Behandlungsbeginn war die Patientin wie umgewandelt, sie fühlte sich ausgezeichnet und – was ein echtes Kriterium für die Gesundung ist – sie hatte den um diese Zeit zu feiernden, zu zelebrierenden Todestag des Sohnes zum ersten Mal total vergessen, wie sie mir höchst beeindruckt versicherte. Das Mittel wurde noch über einige Wochen weiter gegeben – und von dieser Seite her hat die Frau bis heute keine Schwierigkeiten mehr.«

Wir ersehen daraus Folgendes: Scheinbar sind die Beschwerden ausschließlich »von außen her« verursacht, so dass allenfalls eine seelische Betreuung oder auch das schon nicht mehr möglich ist. Es scheint zunächst mehr als selbstverständlich und »normal«, dass die Frau auf dieses Ereignis in dieser oder ähnlicher Weise reagiert. – Demnach war hier eine homöopathische Heilung möglich, weil ihre noch so verständliche Reaktionsweise eben auch eine konstitutionelle Grundlage hatte. Diese ist u. a. durch das »Klebenbleiben am Vergangenen« gekennzeichnet, was ein charakteristisches Symptom, sozusagen ein »Erkennungsmerkmal« für das erwähnte Heilmittel ist. Durch dieses wurde die charakteristische Reaktionsweise umgestimmt, so dass die Patientin gesund wurde, indem sie vergessen konnte.

Äußere Ereignisse fallen immer auf einen ganz persönlichen »Boden«, und wir geben ihnen unsere persönliche Antwort, und sei es nur die berühmte »Fliege an der Wand«, über die sich manche in einer bestimmten Stimmungslage ärgern. Sie ist nicht zwangsläufig die »Ursache« unseres Ärgers, denn wir *müssen* uns ja nicht über sie ärgern, und nicht jeder ärgert sich über sie, oder wir ärgern uns nicht immer über sie.

Was wir erleben und vor allem, wie wir es erleben, unsere ganze Art, die Welt zu sehen, hängt nicht nur davon ab, was »objektiv« auf uns zukommt und wie die Welt »wirklich« ist, sondern auch von unserer Befindlichkeit, unserer Stimmung, letztlich von unserer »Natur«. Deshalb ist sie in der Homöopathie auch von der Natur her zu beeinflussen. Die Außenwelt mag dieselbe bleiben, aber unsere Ansicht kann sich durch die Heilung ändern.

Wenn wir einen Berg einmal von unten und einmal von oben sehen und er dabei ganz verschieden aussieht, dann tut er das nicht, weil er sich verändert hätte, sondern weil wir unseren Standpunkt geändert haben. Man sollte deshalb zurückhaltender sein mit den Versuchen, die seelische Entwicklung aus äußeren Erlebnissen der Vergangenheit wie aus »Ursachen« ableiten zu wollen, und sollte stattdessen sein Augenmerk mehr auf die individuelle Reaktionsweise richten. Es kann sehr fragwürdig sein, von »seelischen Ursachen« zu sprechen.

Es ist eine alte und schwierige Frage, was Lebensschicksal (bzw. Lebenskonflikt) und was Konstitution ist, aber es ist offensichtlich, dass die Konstitution das Lebensschicksal mitbestimmt. Die Psychotherapie legt den Schwerpunkt mehr auf das Lebensschicksal, die Homöopathie mehr auf die Konstitution. Deshalb ist oft eine Therapie der konstitutionellen Grundlagen des Seelenlebens und somit eine Umstimmung des seelischen Erlebens möglich.

Eine Patientin, die eine endogen-depressive Phase mit schwerer Angst, Unruhe und Selbstmordgefahr durch Aurum gerade überwunden hatte, sagte in einfachen, aber treffenden Worten: »Wenn's mir nicht gut geht, kann ich keine guten Gedanken haben. Wenn's mir gut geht, denke ich ganz anders. In der Depression versuchten wohlmeinende Bekannte, mich auf andere Gedanken zu bringen. Es waren Dinge, die ich alle *wusste,* die ich aber doch *nicht empfinden* konnte. Es soll mir keiner erzählen, dass es möglich ist, durch bloße Gedanken die negativen Gedanken, die aus der Krankheit kommen, zu überwinden.« Eines ihrer Symptome war die »Streitsucht«, d. h. sie suchte förmlich – ohne es zu wollen und gegen besseres Wissen – Streit mit ihrem Mann und ihren Kindern. Nach Aurum sagte ihr Mann: »Jetzt strahlst du endlich wieder«, und sie selbst meinte, sie sei »sanftmütiger« geworden.

Man hätte hier also versuchen können – und man hat es versucht – die melancholischen Suizidgedanken aus diesem oder jenem abzuleiten und sie »direkt« zu beeinflussen, oder man kann darin – wie Hahnemann – eine »krankhafte Verstimmung der Lebenskraft« sehen und hat dann die Möglichkeit, bei dieser »Verstimmung der Lebenskraft« anzusetzen. Wenn die Therapie gelingt, wird die »Lebenskraft« wieder richtig »gestimmt«, worauf die melancholischen Gedanken von selbst verschwinden.

Während die Psychotherapie das eigentlich Krankmachende im Unbewussten bzw. in der Lebensgeschichte sucht, spielt sich die homöopathische Heilung in einer Schicht ab, die dem Bewusstsein nicht zugänglich ist, die aber trotzdem bis ins Bewusstsein hineinreicht. Von dieser Schicht wissen wir durch die Homöopathie nur, dass sie eng mit dem Physiologischen verbunden ist, dass sie oft mit körperlichen Krankheiten zusammenhängt und dass sie durch die homöopathische Arzneitherapie geheilt werden kann. Wir können sie die physiologische oder konstitutionelle Schicht nennen. Dieses Physiologisch-Konstitutionelle reicht tiefer als das Biographisch-Psychologische. Wir berühren hier die physiologischen Grundlagen des Seelenlebens und erkennen, dass das Seelenleben von dieser Grundlage aus erkranken – aber auch geheilt werden kann.

Seekrankheit ist eine relativ harmlose Erkrankung, die sich aber subjektiv bis zu dem intensiven Gefühl, »nur noch sterben zu wollen«, steigern kann. Niemand wird dieses Gefühl psychologisch deuten, da jeder weiß, dass es sofort aufhört, wenn der Kranke an Land kommt.

Augustinus formuliert trefflich: »*Anima enim pessima melior in corpore sano«*: »Selbst die schlechteste Seele wird besser in einem gesunden Körper« (*De civitate Dei.* Lib. IV, zitiert nach Gallavardin). Oder erinnern wir uns an das altbekannte »*Mens sana in corpore sano*«, das man verschieden auffassen kann. Ein Psychotherapeut wird es vielleicht übersetzen mit: »Die gesunde Seele zieht den gesunden Leib nach sich« – während der Homöopath die Beziehung eher umgekehrt sehen wird.

Bei dem römischen Arzt Claudius Galenus (131–200), findet sich hierzu ein treffendes Zitat:

> *»Woher kommt das Schwache in uns? Die Tugenden liegen in der Seele, doch die Kräfte der Seele müssen der Natur des Blutes folgen. Der Körper vermag, ohne selbst krank zu sein, die Eigenschaften der Seele beträchtlich zu verändern.«*

Es geht also um die »Natur des Blutes«, der die Kräfte der Seele folgen müssen.

Wenn es in diesem Zusammenhang erlaubt ist, an das Wort zu erinnern: »Der Geist ist willig, aber das Fleisch ist schwach« (Matthäus 26, 41; Markus 14, 38), dann versucht die Homöopathie nicht, den Geist, sondern sozusagen das »schwache Fleisch« zu stärken, worauf dann der Geist – von Hemmnissen befreit – sich frei entfalten kann.

Ich erinnere mich an ein etwa 5-jähriges Mädchen, das zu seiner Mutter sagte: »Mama, manchmal bin ich ja lieb, aber manchmal bin ich auch bös. Aber *das ist eben die Natur.*«

Noch deutlicher kommt das in einem Fall von Coulter zum Ausdruck:

> *»Die jüngste Patientin, die bei uns einer Konstitutionsbehandlung mit Lachesis unterzogen wurde, war ein vier Jahre altes Mädchen, das heftige Wutanfälle hatte. Für gewöhnlich war sie friedlich, hatte sich aber auf einmal vollkommen unerklärlich verändert und griff ihre Geschwister an wie eine richtige Schlange. Wenn sie bestraft wurde, schleuderte sie ihren Eltern giftig entgegen: ›Ihr seid Tiere – wilde Tiere – ihr seid sogar schlimmer als Tiere. Tiere lieben wenigstens ihre Jungen und bestrafen sie nicht so, wie ihr es tut. Ihr seid nicht nur Tiere, sondern richtige Bestien!‹ (Man beachte ihr Unterscheidungsvermögen zwischen diesen beiden Wörtern.) Sie war außer sich und verhielt sich mehrere Tage lang*

so. Als ihr rebellisches Verhalten und ihre intensive negative Einstellung irgendwann die Drohung heraufbeschwor, dass St. Nikolaus an Weihnachten nicht nett zu ihr sein werde, erklärte sie trotzig: ›Das macht mir überhaupt nichts aus! Ich hasse Papa, Mama, Gott und den Nikolaus!‹ Es war jedoch durchaus zu erkennen, dass sie innerlich mit sich kämpfte: ›Ich möchte ja lieb sein. Ein Teil in mir will gut sein und gibt sich große Mühe, aber irgendetwas in mir macht, dass ich böse bin. Ich hasse diesen schlechten Teil, aber ich kann einfach nichts dagegen tun ...‹ schluchzte sie, als würde irgendeine innere Macht sie dazu treiben, sich so destruktiv zu verhalten. ...

Das Mädchen erhielt eine Dosis Lachesis 10M. Ihre Eltern berichteten, dass sie eine Stunde danach aus ihrem Zimmer gekommen sei und ganz ruhig einfach sagte, dass sie über ihre Wutanfälle hinweggekommen sei und sich wieder gut benehmen werde. ›Ich werde jetzt immer brav sein.‹ Dies war sie dann auch wirklich, und sie hatte niemals wieder einen dieser Wutanfälle. Was immer dies auch für eine destruktive Macht in ihr gewesen sein mochte, von der sie befreit werden musste, die eine Dosis *Lachesis* hatte es jedenfalls wirksam getan.

Ein ähnlicher Fall, bei dem es auch um heftige Wutanfälle ging, wurde gleichfalls durch eine einzige Dosis eines homöopathischen Arzneimittels geheilt, und zwar durch *Tarentula hispanica.* Auch dieses Mädchen konnte ihren inneren Kampf mit befremdender Reife artikulieren, zusätzlich bewegte sie sich aber blitzschnell wie eine Spinne von einer Ecke des Raumes in die andere. Es scheint, als hätten diese starken tierischen Gifte gleichsam die beiden besessenen Kinder von bösen Geistern befreit« (S. 402 f.).

Dieses symptomatologische Vorgehen geht bis in die Verwertung der *Träume* für die Therapie. Hahnemann hat schon ein Jahrhundert vor Freud auf die Träume seiner Kranken geachtet. Während aber Freud eine ausgesprochene Traum*deutung* betreibt, sieht Hahnemann in den Traumbildern nur Symptome zugrunde liegender Lebens- oder Krankheitsprozesse, die ihm Hinweise auf das benötigte Heilmittel geben.

Eine Kollegin berichtete mir von einem Patienten, bei dem kein Mittel half, bis er ihr erzählte, dass er immer wieder von schwarzem Wasser träume. Sie brauchte dann nur im homöopathischen Symptomenverzeichnis, dem so genannten »Repertorium«, nachzuschlagen und fand zu dem Symptom »Traum von schwarzem Wasser« als einziges Mittel Arsen. Dieses half sofort.

Das mag zunächst äußerlich erscheinen, weil wir den »Sinn« des Traumbildes »schwarzes Wasser«, und was dieses mit dem Heilmittel Arsen zu tun hat, nicht kennen, sondern nur die reine Empirie zur Verfügung haben. Es gibt aber auch Fälle, in denen der Patient seine Krankheiten oder sein Heilmittel träumt, wobei man an den Tempelschlaf der Priesterärzte in Epidauros erinnert wird. Mit anderen Worten: Es gibt bisweilen eine unbewusste Beziehung des Kranken zu seinem Heilmittel, so dass von daher gesehen eine Traumdeutung unter homöopathischen Gesichtspunkten denkbar scheint:

Eine Patientin bekommt wegen einer schweren Kieferhöhlenentzündung, bei der die Schmerzen ins rechte Auge, den Kopf und die rechte Schulter ausstrahlen und bei der sie eine Art Verwesungsgeruch wahrnimmt, eine Gabe Naja C30, ohne dass ich ihr den Namen der Arznei nenne. Nach fünf Tagen meint sie, es sei zunächst ein Gefühl gewesen, »als ob fünf wilde Tiger in ihr getobt hätten,« jetzt habe sich der Schmerz aber auf einen Punkt im Kiefer zurückgezogen. Sie fragt mich, was ich ihr denn gegeben hätte. Ich antworte: »Ein Schlangengift«. Darauf sie: »War das die Kobra?« Ich: »Woher wissen Sie das?« Darauf sie: »Ich habe geträumt, eine alte Frau bereitet aus den Augen der Brillenschlange eine Arznei und gibt sie mir.«

Die Patientin hat also ihr eigenes Heilmittel geträumt, nachdem sie es in Unkenntnis bekommen hatte. In der Praxis kommen immer wieder solche Fälle einer unbewussten Beziehung des Patienten zu seinem Heilmittel vor.

So schreibt mir eine Patientin, der Sepia eindeutig geholfen hat, zu Weihnachten einen Dankesbrief in Sepia-Tusche (!). Ich bedanke mich »für den schönen Sepia-Brief«. Darauf sie: »Wer beschreibt mein Erstaunen, als ich das Tuschefläschchen anschaute und erst jetzt merkte, dass ›Sepia‹ darauf stand! Bisher war es für mich einfach nur braune Tusche, mit der ich alle meine Briefe schrieb, weil mir die Farbe so sympathisch ist.« – Zufall??

Eine Lehrerin, der *Aranea diadema* (die Kreuzspinne) ebenfalls eindeutig geholfen hat, hat ein Aha-Erlebnis: »Jetzt wird mir erst klar, warum ich meine Schulkinder immer Spinnen-Netze zeichnen lasse, wenn mir nichts anderes einfällt!«

Dieselbe Patientin berichtet nach einer Gabe Graphites, sie habe von »weißer Kohle« geträumt. Außerdem habe sie den Diamantring, den ihr ihr inzwischen geschiedener Ehemann geschenkt habe, nie gemocht, bis sie erfahren habe, dass Diamant eigentlich Kohle sei.

5.4 Heilung durch Einsicht oder Einsicht durch Heilung?

Der von der Psychotherapie vertretenen These »Heilung durch Einsicht in unbewusste psychologische Zusammenhänge« bzw. durch Selbsterkenntnis setzt die Homöopathie die Erfahrung entgegen, dass umgekehrt oft erst durch die Heilung neue Einsichten wie von selbst möglich werden. Statt einer Heilung durch Einsicht ergeben sich *durch die Heilung* neue Einsichten. In dieser Hinsicht mag es erlaubt sein, von »gesünderen« Einsichten oder Ansichten zu sprechen.

Hierzu einige Beispiele:

Ein ca. 30-jähriger Mann, der im Alter von 15 Jahren seine Mutter verloren hat, macht seinen Vater direkt oder indirekt für deren Tod verantwortlich. Er entwickelt einen abgrundtiefen Hass gegen diesen und gegen seine Stiefmutter, der sich zu einem regelrechten Familienkrieg mit Erbschaftsprozessen u. ä. entwickelt. Als ich ihm Nux vomica geben will, wehrt er ab mit der Bemerkung: »Nicht jetzt! In der nächsten Woche findet eine Gerichtsverhandlung statt, und da möchte ich meinem Vater noch einmal meine ganze Verachtung und meinen ganzen Hass ins Gesicht schleudern!« Der Patient hat offenbar Angst, das Mittel könnte ihm diesen Hass, an dem er sich befriedigt, wegnehmen.

Der Patient kommt in unregelmäßigen Abständen. Die Therapie tritt auf der Stelle, da sich das Gespräch in endlosen Klagen »über alle und alles« erschöpft, ohne dass ein konstruktiver Ausweg sichtbar wäre. Schließlich nimmt er doch Nux vomica. Nach drei Wochen ruft er mich an, dass er jetzt zum Wesentlichen gefunden habe und viele seiner negativen und destruktiven Affekte von ihm abgefallen seien. Zum ersten Mal seit Jahren spricht er menschlich von seinem Vater. Der sei jetzt 78 Jahre alt, krank und fast bewegungsunfähig. Ob ich nichts für ihn tun könne usw.

Das sind scheinbar ganz banale Einsichten, die ihm schon viele Menschen vermitteln wollten, ohne dass er sie akzeptieren konnte, die aber jetzt plötzlich von ihm selbst kommen.

Oder nehmen wir das Beispiel eines jungen Mannes, der unter der quälenden Angst leidet, dass er als Scheintoter begraben werden könnte. Welche Einsichten sollten wir ihm vermitteln, um ihn von dieser Angst zu befreien? Die Angst ist so übermächtig und irrational, dass sie allen Gegenargumenten trotzt. In diesem Fall (und in vielen anderen ähnlichen Fällen) war es möglich, mit einer Dosis Lachesis C30 die Angst zum Verschwinden zu bringen, so dass sie in einer mehrjährigen Beobachtungszeit nie wieder auftauchte. Dabei kam der Patient dann von selbst zu der sehr rationalen Einsicht, dass die statistische Wahrscheinlichkeit, scheintot begraben zu werden, so gering sei, dass ihn das nicht mehr beunruhige.

Eine Patientin, deren einziges Thema die Eifersucht auf die frühere Freundin ihres Mannes war und die außerdem die Bemerkung fallen ließ, »eine Halskette würde mich ersticken«, kam ohne alle psychologischen Argumente, lediglich durch Lachesis, wie von selbst zu der Einsicht, dass sie wohl durch ihre dominante, besitzergreifende Art den Mann erst in die Arme einer anderen Frau getrieben habe – und erschien plötzlich mit einer Halskette!

Damit soll gesagt werden, dass wir keine Einsichten vermitteln können, wenn die konstitutionellen Grundlagen des Seelenlebens das nicht ermöglichen, dass diese aber im Laufe des Heilungsprozesses wie von selbst kommen. Selbsterkenntnis ist etwas sehr Schönes, und es wäre absurd, sie gering schätzen zu wollen. Aber erstens hat sie es oft so an sich, dass sie bloße Einsicht bleibt, ohne dass ihr Taten folgen oder dass sie Früchte trägt, und zweitens stellt sie sich oft erst im Verlauf der Heilung ein. Insofern ist die Homöopathie der Selbsterkenntnis keineswegs entgegengesetzt, sondern macht sie oft erst möglich.

Eine Patientin, die an zwanghafter Bulimie leidet, d. h. maßlos isst, um anschließend alles wieder zu erbrechen, kann als ausgebildete Psychologin ihre Symptome sehr gut darstellen und deuten: Es stehe dahinter eine Ablehnung von Bedürfnissen, ein Kontrollieren von Körperbedürfnissen, ein Sich-selbst-nicht-Mögen, ein Sich-selbst-Aufgeben, das Gefühl, nicht akzeptiert zu werden. Aber auch wenn sie das alles klar erkenne, so frage sie sich doch: »Was kann ich tun?«

Diese Einsichten sind keineswegs falsch oder nebensächlich. Der entscheidende Unterschied zur Homöopathie ist jedoch der, dass die Homöopathie nicht bei solchen Feststellungen stehen bleibt, sondern in ihnen Hinweise auf ein Arzneimittelbild sieht. Es ist natürlich ein Unterschied, ob man von der »Ablehnung von Körperbedürfnissen«, dem »Kontrollieren von Körperbedürfnissen« usw. spricht, oft ohne dann konkret helfen zu können, oder ob man hinter diesem Ablehnen und Kontrollieren das Arzneimittelbild (»die Psychologie«) von Natrium muriaticum erkennt – aber nicht als eine weitere theoretische Einsicht, sondern als konkrete therapeutische Hilfe.

Die psychologische Einsicht verhält sich zu den Möglichkeiten der Homöopathie etwa wie eine Tulpe als Schnittblume zu einer Tulpenzwiebel. Die Psychologie ist so wenig abzulehnen wie eine Tulpe als Schnittblume abzulehnen ist. Es fehlt ihr jedoch der unsichtbare unterirdische Teil, aus der die Tulpe erst herauswächst und ohne den die Tulpe nicht wäre. Diese Wachstumspotenz geht der Schnittblume ab.

Das folgende Beispiel scheint geeignet, die verschiedenen Vorgehensweisen noch einmal zu verdeutlichen:

Wenn eine Patientin erklärt, sie sei »mit allem unzufrieden«: mit ihrem Aussehen, ihrem Elternhaus, ihrem Mann, ihrem Beruf usw., so wird man das im Allgemeinen überhaupt nicht als behandlungsbedürftige »Krankheit« ansehen, sondern vielleicht versuchen, die Patientin zur Zufriedenheit zu erziehen, wenn man sie nicht vielleicht sogar ablehnt. Braucht es dazu eines Arztes?

In der Psychoanalyse wird man den Wurzeln dieser Unzufriedenheit nachgehen, die Patientin zur Einsicht in die Entstehungsgeschichte dieser Unzufriedenheit und damit zu deren Überwindung zu bringen versuchen. In der Homöopathie interessiert uns die Unzufriedenheit nicht als solche, sondern nur *als Symptom im Zusammenhang mit anderen Symptomen.* Wir fragen nicht nach ihrem Warum, sehen darin aber einen Hinweis auf das Arzneimittelbild Natrium muriaticum.

In dem vorliegenden Fall fanden sich dann noch zahlreiche andere Kochsalz-Symptome, und der Erfolg bestätigte die Diagnose, indem mit einigen wenigen Kochsalzgaben nicht nur die Unzufriedenheit, sondern auch die Migräne, der Heißhunger und ein Ekzem verschwanden.

Wir sehen daraus zweierlei:

1. Selbst wenn es gelingt, die Unzufriedenheit psychoanalytisch zu deuten und aufzulösen, ist damit noch nichts gegen die Migräne, den Heißhunger und das Ekzem getan. Ich weiß nicht, ob es möglich ist, diese Krankheiten psychoanalytisch zu heilen, und wenn, dann nur mit unverhältnismäßig viel größerem Zeitaufwand.

2. Wenn wir besagte Unzufriedenheit weder vom psychoanalytischen noch vom homöopathischen Standpunkt aus ansehen, kann es sein, dass wir der Patientin Unrecht tun, indem wir die Unzufriedenheit nicht als Symptom einer Krankheit und damit als etwas nicht Behandlungsbedürftiges oder auch nur Behandlungswürdiges ansehen, sondern vielleicht sogar zu moralisieren beginnen.

5.5 Selbsterkenntnis und Persönlichkeitsentwicklung

Der Psychotherapie geht es nicht nur um die Heilung konkreter Krankheiten, sondern oft mehr noch um Selbsterkenntnis und Persönlichkeitsentwicklung oder die Bewältigung von Lebenskonflikten.

Die Psychotherapie versteht sich als Heilung von Neurosen und Psychosen. Diese nicht sehr scharf gefassten Begriffe ersetzen weitgehend den der Krankheit. Diese psychotherapeutischen Begriffe sind in der Regel zu weit gefasst und gehen über das hinaus, was man noch »Krankheit« nennen kann. Andererseits ist der homöopathische Krankheitsbegriff (besser: die homöopathische Therapiemöglichkeit) ebenfalls sehr weit gefasst und reicht weit ins Gesunde, weil auch da noch »Ausläufer von Krankheiten« zu entdecken sind. Die Therapie des Leiblichen, die eine Heilung *der* »Natur« *durch* die Natur ist, setzt sich nach oben fort in das Seelisch-Geistige. Das heißt: »die Natur« reicht weit in das Seelisch-Geistige hinein. Dafür werden wir noch zahlreiche Beispiele finden.

Ein einfaches Beispiel: Eine junge Lehrerin klagt, dass sie seit zehn Jahren in einem unglücklichen Verhältnis zu einem Mann lebe, von dem sie ein Kind hat. Es sei die reine Hassliebe. Eigentlich müsste sie sich von ihm trennen. Sie möchte konsequent sein, könne es aber nicht. Dieses »Wechselbad der Gefühle« halte sie nicht mehr aus, sie sehe aber auch keine Lösung, es zu beenden, sie könne gar nicht mehr klar denken.

Dabei kann man nun fragen: Was ist daran eigentlich *krank* und bedarf einer Heilung, und was ist Sache der persönlichen Reifung bzw. einer praktischen Konfliktbewältigung? In der Homöopathie stellt sich aber weniger die Frage: Heilung *oder* Selbstverwirklichung? Wir können stattdessen besser formulieren: Selbstverwirklichung *durch* Heilung.

Im vorliegenden Fall war leicht eine Lachesis-Problematik zu erkennen, und die Patientin berichtete zehn Tage nach der ersten Gabe, dass sie sich sehr wohl fühle, dass es keine Konfrontation mehr gegeben habe, dass sie es zum ersten Mal fertig gebracht habe, eine ganze Woche lang nicht ans Telefon zu gehen und dass sie nun wisse, dass sie zuerst zu sich selbst finden müsse.

Mit anderen Worten: Die Homöopathie geht zwar von konkreten Krankheiten aus, bleibt aber nicht dabei stehen, sondern leistet ebenfalls einen Beitrag zur Selbsterkenntnis und Persönlichkeitsentwicklung. Es gibt fließende Übergänge von den manifesten Krankheiten im engeren Sinn zu – sagen wir seelischen Entwicklungsstörungen oder Fehlhaltungen – bei an sich »gesunden« Menschen, bei denen aber *mit den gleichen homöopathischen Mitteln* eine seelisch-geistige Weiterentwicklung in Gang gesetzt werden kann. Ich möchte solche Zustände die »Ausläufer von Krankheiten« nennen, weil sie über das

Arzneimittelbild oft mit manifesten oder latenten Krankheiten zusammenhängen, wie beispielsweise in dem erwähnten Fall die banale Unzufriedenheit mit einer Migräne und einem Ekzem. Mit anderen Worten: Eine homöopathische Therapie kann auch bei einem weitgehend »Gesunden« eine wesentliche Selbsterfahrung bedeuten und eine Persönlichkeitsentwicklung auslösen, die sich mit dem, was durch die Psychotherapie in dieser Hinsicht möglich ist, durchaus messen kann. Man kann sie als *Selbsterfahrung anhand der Arznei* bezeichnen. – »Jetzt bin ich eigentlich erst der, der ich immer sein wollte«, sagte mir ein chronisch-depressiver Patient nach der ersten Phosphor-Gabe.

Es ist schwer, die Homöopathie nach oben hin abzugrenzen. Es gibt Überschneidungen, wo sie weit in das Gebiet der Erziehung, des Strafrechts oder der Seelsorge hineinreicht. Nicht dass sie sich an deren Stelle setzen und deren Aufgaben lösen könnte – das wäre absurd – aber sie kann sie oft wirkungsvoll ergänzen und unterstützen. Es ist z. B. Ansichtssache, ob wir ein trotziges, aggressives und egoistisches Kind als »krank« oder als »ungezogen« bezeichnen. Jedenfalls kann z. B. Nux vomica Wunder wirken und die Erziehung wesentlich erleichtern. Ähnliches gilt für das Strafrecht und die Seelsorge.

Formal gesehen fällt die Obergrenze der Homöopathie zusammen mit der Grenze der ärztlichen Aufgabe, praktisch gesehen mit der Heilbarkeit. Es geht der Homöopathie ausschließlich um die Heilung von Krankheiten, allerdings in einem sehr weiten Sinn. Wir können entweder sagen: die Möglichkeiten der Homöopathie reichen weit über die eigentlichen Krankheiten hinaus und in die »gesunde« Persönlichkeitsentwicklung hinein, oder wir können sagen: Wenn dem so ist, dann ist viel mehr »krank«, als wir annehmen, und wir müssen einen viel weiteren Krankheitbegriff zugrunde legen.

Wenn wir davon ausgehen, dass es so etwas wie eine *krankhafte* Eifersucht, *krankhaften* Geiz usw. gibt, dann ist das nicht nur ein psychologisches oder erzieherisches Problem. Es ist auch nicht nur quantitativ zu verstehen, indem wir etwa dem Betreffenden ein gewisses Maß – beispielsweise an Eifersucht – als »normal« zubilligen und das, was darüber ist, als »pathologisch« bezeichnen. Vielmehr haben wir in der Homöopathie die Möglichkeit, solche Symptome im Gesamtzusammenhang zu sehen, indem etwa die Eifersucht im Zusammenhang mit Kreislaufstörungen oder einer Angina steht, die Unzufriedenheit mit Migräne, der Geiz mit bestimmten Hautkrankheiten oder chronischem Schnupfen, die Todesangst mit Herzkrankheiten usw. Dann ist nicht die Eifersucht als solche »pathologisch«, sondern ist nur ein Einzelsymptom eines umfassenderen Krankheitsgeschehens. Sie kann aber unter Umständen zusammen mit diesem überwunden werden.

Es mag zunächst ungewohnt und befremdlich erscheinen, Verhaltensweisen des Menschen als »Symptom« zu sehen und dann mittels einer Arznei heilen zu wollen. Kann man den Charakter homöopathisch verändern? Es geht nicht darum, eine Persönlichkeit willkürlich zu manipulieren, um z. B. aus einem Geizigen einen Verschwender zu machen, und es geht ebenso wenig darum, die Unzufriedenheit als solche zu beseitigen, sondern darum, von einer tieferen Basis her alles, was damit zusammenhängt, zu erfassen und zu heilen. Die Therapie geht – wenn sie gelingt – immer über das Ganze. Das Beste, was die Homöopathie erreichen kann, ist, wenn der Mensch zu seiner Ganzheit, zur unverbogenen Verwirklichung seiner »Natur« gelangt. Die Homöopathie hat weder die Möglichkeit noch die Absicht, das Verhalten direkt zu beeinflussen, das wäre ein Eingriff in die persönliche Freiheit. Sie kann nur einen Heilungsprozess in Gang setzen, der allerdings zu einer oft erstaunlichen Persönlichkeitsentwicklung führen kann und der sich mindestens messen lassen kann an dem, was die Psychotherapie erreicht – oder vielleicht auch nur erreichen möchte.

> *»Der homöopathische Arzt versucht nicht, mit einer Arznei den Charakter eines Patienten zu verändern, vielmehr bringt er ihn besser zur Geltung, indem er ihn harmonisiert. Die Noten bleiben dieselben, aber das Stück wird jetzt gut gespielt, statt schlecht«* (Coulter S. 45).

Die Homöopathie kann wie ein Katalysator Hilfestellung zur eigenen Selbstverwirklichung, d. h. zur Entfaltung der im Menschen veranlagten Natur geben.

Allerdings ist die Grenze zwischen »krankhaftem« und freiem, selbstverantwortlichem Verhalten manchmal schwer zu ziehen. So ist es eine alte Streitfrage, ob z. B. Stehlen oder Lügen eine freie (Un)tat ist oder ob es eine echte Kleptomanie oder Pseudologie gibt, die Krankheitswert hat. Nehmen wir Phänomene wie die Unzufriedenheit, die Eifersucht, den Geiz, die Spielleidenschaft, ja sogar die Todesangst, so können wir das alles als »verständliche« Reaktionen oder Charaktereigentümlichkeiten ansehen, die wir psychologisch abzuleiten oder durch Appelle an die Einsicht aufzulösen versuchen können. Wozu dann eine »Therapie« (was bekanntlich »Heilung« heißt), wenn es sich um »normale«, wenn auch leidvolle Reaktionen, um ein »freies Verhalten« handelt? Hier darf die Homöopathie ihre Grenzen nicht überschreiten.

Wo liegt die Grenze zwischen natürlich motivierter Traurigkeit und einer depressiven mit Krankheitswert? Ist eine Selbstmordneigung ein freier Entschluss oder eine behandlungsbedürftige krankhafte Reaktion? Diese Unterscheidung war zu allen Zeiten schwierig. In der Homöopathie ist sie um einiges leichter und schärfer formuliert.

So kann man beispielsweise das Erlebnis der Todesangst als etwas ganz »Normales« oder als etwas Existentielles auffassen, das in die Domäne der Philosophie oder der Theologie, nicht aber in die der Medizin gehört. Wenn aber eine 21-jährige Studentin von blühendem Aussehen und sozusagen »kerngesund« immer morgens (!) zu ihrer Mutter kommt und sie anfleht: »Ich möchte noch nicht sterben«, und wenn dieser Gedanke »wie weggeblasen« ist, sobald die Patientin an die frische Luft kommt, dann kann hier eine Dosis Lachesis viel mehr bringen als alle psychologischen oder theologischen Erörterungen. Das ist keine »Symptombehandlung«, sondern echte Heilung.

Jenseits der Grenze des ärztlich Behandelbaren gibt es einen Bereich, den man »rein psychologisch« nennen mag und der keine ärztliche Aufgabe mehr ist. Hier liegt die Aufgabe der Erziehung, der Beratung, der Führung, eventuell der Seelsorge. Dieser Bereich ist jedoch kleiner als man denkt, wenn man die Möglichkeiten der Homöopathie ausschöpft.

Die Frage ist: Was ist behandelbar im ärztlichen Sinn, und was ist der eigenen Einsicht, dem eigenen Willen und der mitmenschlichen Einflussnahme zugänglich? Wenn die (grundsätzliche) Heilbarkeit die Obergrenze der Homöopathie ist, müssen wir uns fragen: Was liegt jenseits dieser Grenze? Was ist nicht krankhaft und (eventuell) heilbar, sondern was ist frei und der Einsicht zugänglich? Das ist gleich bedeutend mit der Frage nach der menschlichen Freiheit. Die Freiheit ist die Obergrenze der Homöopathie. Wo die Krankheit aufhört und die Freiheit anfängt, hört auch die ärztliche Aufgabe auf.

Von einem Psychiater (was bekanntlich Seelenarzt heißt) sollte man nur sprechen, wo es um die Heilung von Krankheiten im eigentlichen Sinn geht. Würden wir diese Grenze nicht beachten, ginge die Therapie ins Endlose und würde schließlich den Menschen seiner Selbstverantwortlichkeit berauben, auch wenn viele nur zu gerne ihre Selbstverantwortung an den Arzt abgeben würden. Auch wenn die Homöopathie den Krankheitsbegriff weiter fasst als sonst üblich, weil ihre Behandlungsmöglichkeiten weiter reichen und in andere Gebiete übergreifen, kann sie diesen Krankheitsbegriff doch nicht ins Uferlose ausdehnen.

Das mag zunächst bescheidener scheinen als die Ziele der Psychotherapie, aber ehe wir uns auf eine Diskussion darüber einlassen, wer »weiter kommt«, gilt es, die Möglichkeiten der Homöopathie auszuschöpfen. Sie sind oft größer, als man im Allgemeinen für möglich hält. Die praktische Erfahrung zeigt, dass die Krankheit, bzw. die Heilbarkeit weiter reicht, als man zunächst annehmen möchte. Erst wenn diese Möglichkeiten ausgeschöpft sind, können wir beurteilen, wo deren Grenzen liegen und ob etwa die Psychotherapie diese Grenzen erweitern kann. Erst dann mag die Frage erlaubt sein, ob sie ausreichen, oder ob es darüber hinaus noch eine »reine« Psychotherapie geben muss. Was jenseits dieser Grenze der »personalen Arzneitherapie« als »reine Psychotherapie« liegt und wie weit Krankheiten auf rein psychotherapeutischem Weg geheilt werden können, möge diese selbst darstellen.

Man trennt heute oft zwischen »Ärzten« (Medizinern) und »Therapeuten«. Es ist bedenklich, wenn Ärzte keine Therapeuten (d. h. Heiler!) und Therapeuten keine Ärzte mehr sind. In der Homöopathie erübrigt sich diese Trennung. In der Psychotherapie spricht man anstatt von Krankheiten lieber von Neurosen, und die Therapeuten sprechen anstatt von Patienten von Klienten. Es ist eine alte Streitfrage, ob es sich bei diesem nicht sehr scharf gefassten Begriff der Neurosen um »echte« Krankheiten oder um zwar leidvolle, aber deshalb nicht krankhafte Lebenskonflikte, Persönlichkeitsentwicklungen oder charakterliches Fehlverhalten handelt. Nicht jedes Leiden ist Krankheit. Es gibt so etwas wie eine »Obergrenze« der Krankheit und damit der Heilung im engeren Sinn. Die Hilfe bei der Bewältigung von Lebenskonflikten ist eine Sache der Einsicht, des Lernens, der Erziehung oder Selbsterziehung oder einfach eine mitmenschliche Aufgabe. Das Lösen eines Lebensproblems ist jedoch etwas anderes als die Heilung einer Krankheit.

Durch den Begriff der Neurose wird der ärztliche Krankheitsbegriff weitgehend aufgelöst, indem er sehr stark psychologisiert wird. Man beachte dazu nur Buchtitel wie: »Patient Familie« (H. E. Richter), »Ehepaar-Therapie« (Hans G. Preuss) und »Krankheit als Konflikt« (A. Mitscherlich). Wenn Krankheit ein Konflikt ist, dann kann die Heilung nur in der Konfliktlösung bestehen.

Wenn man von »Verhaltensstörungen« spricht, so stellt das einen etwas unklaren Kompromiss zwischen zwei Möglichkeiten dar: Entweder ich verhalte mich so oder so, oder ich bin gestört. Wo sind die Maßstäbe, die mir sagen, welches Verhalten »gesund« und richtig und welches »krank« und gestört ist? Wenn der Mensch in seinem Verhalten frei und selbstverantwortlich ist, bedarf er keiner Therapie, aber evtl. einer Beratung oder Führung. Etwas anderes ist es, wenn er in irgendeiner Form »krank« ist und diese Krankheit sich in seinem Verhalten widerspiegelt.

Sehr klar drückt sich darüber Hans G. Preuss aus:

»Wenn man ‚Heil' und ‚Heilung' verwechselt, zerrt man die Psychotherapie aus den ihr gezogenen Grenzen heraus. Psychotherapie als Lebenshilfe – das ist nicht Anwendung einer Wissenschaft, sondern partnerschaftliche Begegnung.«

»Längst ist Psychotherapie universalisiert worden aus dem Bedürfnis des Menschen, Hilfe in nahezu allen Lebenslagen zu finden – eine Herausforderung und Überforderung zugleich. Auch die Gesunden finden heute den Weg zum Psychotherapeuten aus dem Verlangen nach besserer, aufrichtiger Bewälti-

> *gung ihrer Schwierigkeiten mit sich und dem Leben, Wege zu einem besseren Verhalten zu finden und nicht nur zur Heilung von einer Neurose. Um es einmal klar auszusprechen: Nur eine neurotische Minderheit bedarf der Therapie. Jeder Mensch, Lebenspartner oder Freund, kann seinem Mitmenschen den Weg erhellen«* (Hans G. Preuss: Neurosenheilung oder Selbstverwirklichung. Deutsches Ärzteblatt v. 29.03.1979, S. 889 ff.).

Der Gefahr der Grenzüberschreitung entgeht die Homöopathie schon dadurch, dass sie ärztliche Arzneitherapie bleibt. Sie will kein Erziehungsersatz oder Seelsorgeersatz sein und ist nicht in Gefahr, eine Heilslehre zu werden, obwohl sie bisweilen weit in das Gebiet der Erziehung, der Seelsorge, der Kriminalistik usw. hineinreicht.

Die Homöopathie mag im Vergleich zur Psychotherapie zunächst »ungeistig« erscheinen, da sie nicht über das Bewusstsein wirkt, sondern »nur« Arzneien zu bieten hat. Das wäre jedoch ein sehr oberflächlicher Eindruck. Wer mit homöopathischen Arzneien praktiziert, erlebt immer wieder – und erstaunt oft selbst darüber – wie weit die homöopathische Heilkraft in das Gebiet des Geistigen hineinreicht. Das lässt nur *einen* Schluss zu: dass die Homöopathie Natur *und* Geist in einem umfasst. Ich kann das nicht klarer ausdrücken als mit Hilfe eines Goethe-Zitats (Artemis-Ausgabe Bd. 12, S. 634):

> Wer das Höchste will,
> muß das Ganze wollen;
> Wer vom Geist handelt,
> muß die Natur,
> wer von der Natur spricht,
> muß den Geist voraussetzen,
> und im Stillen mitverstehen.

II. Spezieller Teil: Die Arzneimittelbilder

Wie aus den vorangehenden Ausführungen hervorgeht, kann die homöopathische Psychiatrie nicht in Form einer systematischen Krankheitslehre mit klinischen Diagnosen und praktischen Rezepten, sondern nur in Form einer Arzneimittellehre dargestellt werden.

Es gibt zahlreiche homöopathische Arzneimittellehren, es hätte aber wenig Sinn, diese einfach zu kompilieren. Vielmehr soll versucht werden, die Sache in einer Weise darzustellen, die sich in folgenden Punkten von der sonst üblichen unterscheidet.

1. Der Schwerpunkt sollte auf die psychischen Symptome und psychosomatischen Zusammenhänge gelegt werden.

2. Es sollten nicht nur Einzelsymptome aufgezählt werden, die allenfalls als Hilfsmittel zum Repertorisieren dienen können, sondern es sollte versucht werden, die Arzneimittelbilder als Ganzheiten darzustellen. Dazu ist es notwendig, diese so zusammenzufassen und zu ordnen, dass eine Gesamtstruktur sichtbar wird. Es kommt darauf an, den »roten Faden« zu finden, der durch das Labyrinth der empirischen Einzelheiten hindurchführt. Es hat wenig Sinn, »alle« Symptome zu sammeln. Viel wichtiger ist es, die *zentralen* herauszuarbeiten. Das so genannte »Hierarchisieren« sollte eigentlich heißen, innerhalb des Arzneimittelbildes Schwerpunkte zu setzen und eine Struktur herauszuarbeiten.

Ich möchte die Symptomatologie etwa im Sinne von »Themen mit Variationen« darstellen. In der Musik kommt es weniger darauf an, sämtliche Variationsmöglichkeiten aufzuzählen, sondern vielmehr darauf, sie als Variationen des *Grund-Themas* zu erkennen.

Andererseits müssen wir uns davor hüten, sozusagen »Idealgemälde« der einzelnen Arzneimittel zu entwerfen. Wir müssen unbedingt auf dem Boden der Wirklichkeit, d. h. der Erfahrung bleiben, denn die Stärke der Homöopathie liegt gerade in ihrer Empirie.

Es bleiben noch zahlreiche Symptome übrig, die man nicht aus einem Grundprinzip ableiten oder in einen Gesamtzusammenhang einordnen, sondern nur als solche registrieren und aufzählen kann.

3. Die Erfahrung, die die Quelle dieser Darstellung ist, stammt nicht aus Arzneimittelprüfungen und nicht aus der Literatur (d. h. den Erfahrungen anderer), sondern ist eine praktische, kasuistische und stammt aus der eigenen Praxis. Nur durch die Praxis kann man die »Probe aufs Exempel« machen und zeigen, was durch die Homöopathie in der Psychiatrie therapeutisch möglich ist.

1. Arsenicum album

Arsen ist ein Schulbeispiel für den homöopathischen Grundsatz, dass das, was krank macht oder sogar tötet, auch heilt, mit anderen Worten, dass im Gift ein Heilmittel steckt, wenn es durch die homöopathische Potenzierung verwandelt wird. »*Ubi virus, ibi virtus*«, d. h. frei übersetzt: »Wo das Gift, da ist auch die (Heil-)Kraft«.

Ein wichtiges Arsen-Mineral trägt den Namen »Pharmakolith«, d. h. Gift- oder Heilstein, da im Griechischen »Pharmakon« sowohl »Gift« als auch »Heilmittel« heißt.

Hahnemann hat schon 1786, d. h. in seiner vorhomöopathischen Zeit, eine Monographie über die Arsenikvergiftung geschrieben, die an Sachkenntnis und Gründlichkeit nichts zu wünschen übrig lässt. Später schreibt er:

> »*Indem ich den Arsenik nenne, ergreifen gewaltige Erinnerungen meine Seele.*
>
> *Während der Allgütige das Eisen erschuf, verstattete er freilich den Menschenkindern, aus ihm entweder den mörderischen Dolch, oder den milden Pflugschaar zu bereiten, und Brüder damit zu tödten oder zu ernähren; um wie viel glücklicher würden sie sich aber machen, wenn sie seine Gaben blos zum Wohlthun anwendeten! Dieß wäre ihr Lebenszweck, dieß war sein Wille.*
>
> *So rührt auch von ihm, dem Allliebenden, nicht der Frevel her, den sich die Menschen erlaubt haben, die so wundersam kräftigen Arzneisubstanzen in Krankheiten, für die sie nicht geeignet waren, und noch dazu in ungeheuern Gaben zu misbrauchen, blos nach leichtsinnigen Einfällen oder elenden Gewährsmännern, und ohne sorgfältige Prüfung oder gegründete Wahl*« (Reine Arzneimittellehre. 2. Aufl. 1824, Bd. II, S. 68).

Abgesehen davon, dass das Arsen, ehe man es mit dem empfindlichen Marsh-Test (seit 1836) leicht nachweisen konnte, über Jahrhunderte eines der verbreitetsten Mordgifte war, wurde es früher auch therapeutisch angewandt. So soll Paracelsus sogar Krebs mit Arsen (wohl in spagyrischer Zubereitung) geheilt haben (s. Aschner).

Es wirkt – ähnlich wie Phosphor – zweiphasig: zunächst belebend und den Stoffwechsel anregend, dann folgt die Erschöpfung. Es galt deshalb als Roborans, Tonikum oder Aphrodisiakum und war deshalb bei den »Arsenessern«, das sind Bergleute und Hüttenarbeiter in der Steiermark, die sich langsam von kleinen an immer größere Dosen gewöhnten, im Schwange. Es sollen lauter kräftige, wohlbeleibte Männer gewesen sein. »Sie beginnen den Arsenik-Genuß mit dem 18. Jahr, werden alt dabei und bleiben gesund. Sie gelten als mutig, rauflustig und sind von regem Geschlechtstrieb, was sie auf den Arsenik-Genuß zurückführen. Ihrer Auffassung nach ist es ein gutes Mittel gegen die Schweratmigkeit« (Brannin Leeser S. 407).

Auch wurde es von sog. »Rosstäuschern« benutzt, die bei Pferden ein glänzendes Fell, eine Gewichtszunahme und eine frische Haltung erzielten.

Heute spielt Arsen in der Medizin – weil zu giftig – praktisch keine Rolle mehr. Mit der letzte Erfolg dürfte Paul Ehrlichs »Salvarsan« gewesen sein, das den Beginn der chemotherapeutischen Ära einläutete. Umso wichtiger ist die Toxikologie.

Es soll hier kurz – trotz ihrer Länge – Hahnemanns eindrucksvolle Schilderung der Arsen-Vergiftung wiedergegeben werden, die durch die Genauigkeit der klinischen Beobachtung, wie man sie heute kaum noch findet, besticht.

»Zuerst wird der Vergiftete mit einem kalten Schauder überfallen, der den Körper durchbebt, eine unnenbare Aengstlichkeit, eine die Brust zusammenschnürende Uebelkeit, ein kalter banger Schweis an der Stirne und algemeines Zittern der Gliedmasen wechseln unter einander ab. Hände, Füße und Nasenspitze werden todenkalt, die Augenlieder werden blau unterlaufen, während daß der niedergedrükte Puls an Härte und Geschwindigkeit zunimt (§ 99).

Nun folgen heftigere Reizzungen zum Erbrechen, die gewaltsam, aber, obgleich anfangs nicht völlig, doch nachgehends, der Zusammenschnürung des obern Magenmundes wegen, fast fruchtlos sind, besonders wenn der Magen leer von Speisen ist. Er klagt über Brennen im Halse,Schlunde und der Herzgrube, über zerreißende, brennende Empfindungen, weis sich nicht zu lassen (§ 100).

Der Arsenik wühlt und zerstört ohne den Magen zu gehörigen antiperistaltischen Bewegungen, zum ergiebigen, hülfreichen Erbrechen zu reizzen. Er hängt sich stets in die Zottenhaut des Magens, schrumpft sie, wie kochendes Wasser thut, zusammen und reizt die naheliegenden Blutgefäse zur fortschreitenden Entzündung, ohne vorher zweckmäßige Ausleerungen bewirkt zu haben. Das ganze Nervensystem erbebt, man sieht mehr beabsichtete Zerrüttungen als gedeihliche Entladungen. Die Natur scheint den überlegnen Feind alzutief zu fühlen, als daß sie Muth, daß sie Kräfte sameln sollte, ihm zu widerstreben, ihn vor sich hinzutreiben, doch wagt sie es von Zeit zu Zeit in erneuerten Angriffen (§ 101).

Das fruchtlose Würgen, das Fieber, der fürchterlichste Schauder, die Angst, die innere Hizze, der unauslöschliche Durst nimt zu, der Athem wird geschwinder und heis, krampfhafter und heftiger, die glänzenden Augen treten aus ihren Höhlen hervor. Die unaussprechliche Bangigkeit, und der brennende, zerreißende, übermannende Schmerz um die Herzgrube quälet mit steigender Verdoppelung (§ 102).

Anfänglich wird der Unterleib eingezogen – weiterhin aber von der um sich greifenden Entzündung des Magens, der Leber, Milz u.s.w. heis und aufgetrieben, die Reizzungen zum Erbrechen werden unwiderstehbar und unaufhörlich, das Keuchen, die trokne, lechzende Zunge, der aufgesperrte Mund suchen Labung, kühle Luft. Der Harn und Stuhlgang bleiben zurük, das Weggebrochne ist von garstiger Farbe und Geruch auch wohl mit Blute vermischt. Es folgt Schneiden und Winden in den Gedärmen, besonders um den Nabel herum. Der Kranke ist ausser sich, sieht und hört nicht recht. Sein Blick ist fürchterlich furchtsam (§ 103).

Schon sieht man die Algewalt des innerlich ohne Schonung nagenden Verwüsters in den blauen schäumenden Lippen, der geschwollenen zitternden Zunge, in den angstvollen Zügen des aufgedunsenen Gesichts, den klebrichten Schweistropfen auf der kalten Stirne, den bleifarbnen Ringen um die stieren Augen (§ 104).

Der Elende sieht sich nicht mehr ähnlich, schreit gräslich, winselt verzweiflungsvoll mit abgebrochnen, heftigen, heisern Worten Errettung, Qual, Feuer, Tödung; wälzet, wirft sich ungestüm (§ 105).

Bald aber sieht man die Empfindungskraft sinken, er wird ruhiger, die Brust hebt sich seltner, das Erbrechen bleibt ganz zurück, die schwärzlichen Lippen zittern, der Puls wird unfühlbar. Es erfolgen unbemerkt ashaft stinkende Stühle von ekelhafter Farbe (§ 106).

Der Augenstern erweitert sich, der Sterbende röchelt bewustseynlos, Verzuckungen bemächtigen sich seiner erstarrenden Glieder, und seines eiskalten Gesichts, er schnarcht hohl und schauderhaft langsamer und langsamer, und – auf einmal bleibt mit dem letzten spasmodischen Odemzug das verdrehte Auge, der aufgesperte Mund, die ganze Maschine stehn – er ist tod« (§ 107 – Ueber die Arsenikvergiftung, ihre Hülfe und gerichtliche Ausmittelung. Leipzig, 1786).

Eine gute Schilderung der Arsen-Vergiftung findet man auch bei Mezger:

»Das Bild der akuten Arsen-Vergiftung ist weithin mit der Cholera zu vergleichen: Speichelfluß, Erbrechen von Galle oder blutigem Schleim, heftiger Durch-

fall von reiswasserähnlichem oder blutigem Wasser; dabei heftigste Leibschmerzen und starker Tenesmus, heftiger Durst mit Trockenheit des Mundes. Das Gesicht ist verfallen, mit tiefen Rändern um die Augen, zyanotische Gesichtsfarbe; Nasenspitze, Hände und Füße werden totenkalt. An den Händen und Beinen treten Muskelkrämpfe auf. Dabei wird der Kranke von einer schweren Präkordialangst gequält mit brennenden, vernichtenden Schmerzen der Herzgrube. Der Puls wird klein, fadenförmig und beschleunigt, schließlich Kollaps.

Bei der langsam verlaufenden Arsen-Vergiftung beobachten wir folgende Erscheinungen: Haut trocken, abschuppend, Erytheme. Haare, Nägel und Zähne können ausfallen. Gesichtshaut grau und fahl, manchmal ikterisch, auch bronzefarbig, mitunter dunkel pigmentierte Stellen (Arsen-Melanose), Hyperkeratose. Starke Schweiße und leichtes Blauwerden der Glieder infolge vasomotorischer Störungen. Auch Gangrän wurde beobachtet. An den Sinnesorganen ergeben sich folgende Veränderungen durch Affizierung der Sinnesnerven: an den Augen: Überempfindlichkeit gegen Licht, Flimmern vor den Augen, Herabsetzung bis zum Verlust der Sehkraft. – Geruch: übler Geruch vor der Nase. Geruch nach Pech und Schwefel. – Gehör: Überempfindlichkeit gegen Geräusche. Klingen und Läuten in den Ohren. Verminderung des Gehörs.

Soweit Geschwüre auf den Schleimhäuten auftreten, sind diese im allgemeinen nicht auf Ätzwirkung zurückzuführen, sondern diese kommen durch Gefäßinfarkte mit folgender Nekrose und Blutaustritt zustande. Sie werden an den Verdauungsschleimhäuten und bei parenteraler Zufuhr gefunden.«

Eine ähnliche Zusammenfassung findet man bei Kuschinsky (Taschenbuch der modernen Arzneibehandlung):

»Gastrointestinale Form: Brennen im Mund und Rachen, Reizung der Nasen- und Rachenschleimhaut (»Arsenschnupfen«), Salivation, Magen- und Leibschmerzen, Erbrechen, choleraartige, reiswasserähnliche oder blutige Durchfälle, Anurie, Wadenkrämpfe, Kreislaufkollaps.

Paralytische Form: zunehmende, allgemeine Schwäche, Mattigkeit und Apathie, Bewußtlosigkeit, Koma, Tod durch Vasomotoren- und Atemlähmung.

Bei chronischer Vergiftung: Hyperkeratosen der Hände und Füße, Hautpigmentationen (Melanose), Konjunktivitis, Tracheitis, Gastroenteritis, Polyneuritis. Ferner nach langer Latenz Zirrhose und Tumoren der Leber und der Haut (Karzinome, Basaliome, Morbus Bowen). Nach Inhalation können Bronchialkarzinome entstehen. Der sog. »Nickelkrebs« der Nase bei Nickelarbeitern ist auf Arsen zurückzuführen.«

Nachzutragen sind hierzu der quälende Durst infolge der Exsikkose durch Wasserverlust und die Todesangst.

Eine literarische Schilderung eines Selbstmordes durch Arsen findet man in Gustave Flauberts Roman »Madame Bovary«. Nach Coulter (S. 329) soll Flaubert selbst ein perfektionistischer Arsen-Typ gewesen sein.

Die somatischen Symptome des Arsen-Bildes sind so zahlreich, dass es hier nicht möglich ist, sie alle aufzuzählen. Arsen ist ein so großes und vielseitiges Mittel, dass es kaum ein Organ gibt, das nicht von ihm betroffen sein kann. Man kann das in jeder guten Arzneimittellehre nachlesen, etwa bei Mezger oder Stauffer.

Die wichtigsten Organbeziehungen sind die zum Herzen, zu den Atmungsorganen, zum Verdauungstrakt und zur Haut.

Es gilt als Kapillargift und hat eine spasmische sowie eine lähmende Komponente (Mezger). Zur ersten gehören Krankheitsbilder wie Angina pectoris, Herzinfarkt und Bronchialasthma. Zur Lähmung besonders im Splanchnicus-Gebiet passt das choleraartige Bild und der Kreislaufkollaps. – Arsen ist ein echtes Karzinogen, das besonders Hautkrebs erzeugt. Aber: »Bei den schwersten Allgemeinerkrankungen, den malignen Geschwülsten mit Kachexie und perniziösen Anämien, gehört Arsen wohl zu den ähnlichen, aber nur selten noch hilfreichen Mitteln ... Überzeugende Erfolge sind selten« (Mezger). Immerhin soll bei inkurablen Karzinomen eine Schmerzlinderung durch Arsen möglich sein. Für Willibald Gawlik ist Arsen neben Tarentula hispanica das wichtigste Mittel im letzten Stadium der Krebskrankheit. Er gibt Arsen, wenn die Angst im Vordergrund steht, und Tarentula, wenn die Agitiertheit im Vordergrund steht.

Der allgemeine Konstitutionstyp zeigt nach Pichet drei Erscheinungsbilder, die wie die Phasen der chronischen Intoxikation oft aufeinander folgen:

> *»Der erste als florid bezeichnete Typ trägt hyperthyreoide Züge. Der Patient hat zarte Haut, glänzendes Haar, ist gut genährt bis fettleibig, hat sehr guten Appetit. Es besteht Asthma- oder Ekzemneigung oder meist beides.*
>
> *Im zweiten Grad beginnt schon die Austrocknung. Starker Durst, die Haut wird gelb, Magerkeit, tiefliegende Augen mit blauen Rändern, trockene Lippen. Dieser dyspeptische Typ erbricht leicht; Küchengeruch und der Anblick von Speisen sind ihm unerträglich.*
>
> *Im dritten Grad folgt der kachektische Typ mit starker Magerkeit, bleicher, wächserner Haut und Oedembildung«* (Zit. nach Illing: Klassische Homöopathie. 1964, S. 176).

Wir müssen uns hier vor allem auf die psychischen Symptome beschränken, wobei deren Zusammenhang mit den somatischen allerdings nicht immer leicht zu verstehen ist.

Kent gibt eine eindrucksvolle Zusammenfassung der wichtigsten psychischen Arsensymptome:

> *»Starke geistige Depressionen, große Traurigkeit, Melancholie, Verzweiflung, zweifelt an seiner Wiederherstellung. Er hat Furcht vor dem Tode, wenn er allein ist oder zu Bett geht. Angst und Ruhelosigkeit. Er denkt, er müsse sterben, und möchte daher jemand um sich haben. Die nächtlichen Angstanfälle treiben den Kranken aus dem Bett. Diese Angst ergreift auch das Herz, und so scheinen Herzangst und seelische Angst zusammenzufallen. Nachts kommt plötzlich eine ängstliche Furcht über ihn: Er springt aus dem Bett, weil er zu sterben oder zu ersticken fürchtet. Er hat Atemnot, cardiale Dyspnoe und Asthma. Die Anfälle treten abends im Bett oder nach Mitternacht ein: Von 1–2 Uhr packen ihn Seelenangst, Atemnot, Todesfurcht, Kälte, und er ist von kaltem Schweiß bedeckt. ›Angst, wie sie jemanden quält, der einen Mord begangen hat.‹ Das ist eine typische Form seiner Angst. Er bohrt sich schließlich in die Idee hinein, die Polizei sei hinter ihm her, und er paßt auf, ob sie kommt, um ihn festzunehmen. Er hat Angst, irgendein ungewöhliches Schicksal würde ihn treffen; immer erwartet er etwas Schreckliches. ›Reizbar, mutlos, ruhelos.‹ – ›Er findet nirgends Ruhe.‹ Als Folgeerscheinung der Furcht die Neigung, Selbstmord zu begehen«* (S. 153).

Mit das zentrale Symptom, von dem aus sich vieles aus der Arsen-Konstitution verstehen lässt, ist die *Angst.* Ich beginne deshalb mit einem Fall von W. Wellmer nicht zuletzt deshalb, weil er meine erste Begegnung mit Arsen und gleichzeitig einer der ersten Schritte in die homöopathische Psychiatrie war.

> *»Zum Schluß soll von einem ›großen Mittel‹ der Homöopathie die Rede sein, das in seinem Arzneimittelbild wie kaum ein anderes Mittel die große, unüberwindliche, alles beherrschende Angst, eine ›Angst der Seele‹, die Lebensangst schlechthin als charakteristisches Symptom aufweist. Es ist Arsenicum album, hier als Hochpotenz (D30). Ich möchte hier nur die besonders wichtigen psychischen Symptome herausgreifen:*
>
> *Der Arsenpatient ist von Angst und großer Unruhe beherrscht. Die Angst scheint die tiefere Störung zu sein.*
>
> *Der Patient fürchtet sich zu Tode, besonders nachts (1–3 Uhr) und bei Alleinsein. Es ist eine anhaltende, durch nichts zu beeinflussende Angst. Dazu kommen depressive Züge mit Suizidneigung und Gleichgültigkeit gegenüber*

allem. Wichtig ist, daß die bestehende Angst in keinem Verhältnis zur vorliegenden Grundkrankheit steht. Sie beherrscht den Patienten völlig und macht ihm das Leben zur Hölle.

Als typisches Beispiel für eine solche Lebensangst und ihre Überwindung durch Arsenicum album D30 sei ein Patient genannt, der, jetzt 70-jährig, vor gut einem Jahr erstmals in Behandlung kam. Er habe ein nervlich-seelisches Tief, leide unter Depressionen, fühle sich den Anforderungen des Alltags nicht mehr gewachsen, das Gedächtnis sei schlecht, er leide unter Unruhe und Händezittern. Das Schlimmste aber sei eine unerklärliche, unüberwindliche, schreckliche Angst, die ihn Tag und Nacht beherrsche. ...

Der Patient erhielt drei Wochen lang dreimal wöchentlich 5 Tropfen Arsenicum album D30 perlingual, vom Arzt selbst bei den Visiten verabreicht.

Als er – im Ganzen wesentlich gebessert und schon fast eine Woche lang ohne jede Angst – nach drei Wochen entlassen wurde, fragte er mich, wie lange die Wirkung wohl anhalten werde. Statt einer entsprechenden Antwort bat ich ihn, mich nach einigen Wochen doch einmal über sein Befinden zu unterrichten. Seine Antwort: ›Wenn das so bleiben sollte, schicke ich Ihnen den schönsten Rosenstrauß, den Sie je bekommen haben.‹ Ich habe ihn bekommen.

Vor kurzem war er wieder da. Er wollte sicherheitshalber die Kur wiederholen, zumal er inzwischen wieder geheiratet hatte« (Erfahrungsheilkunde 1978/2, S. 53).

Der Arsen-Patient ist oft von Angst und Unruhe geradezu getrieben. Deshalb sind weitere Leitsymptome eine typische *Unruhe* und *Nervosität.*

Hahnemann beschreibt die Unruhe des Arsen-Patienten: »Unter großer Angst wälzt und wirft er sich im Bette hin und her. Er kann auf keiner Stelle Ruhe finden, verändert beständig die Lage...« Oder er muß aufstehen und umhergehen: »... will aus einem Bette in das andere, und bald hier, bald dort liegen« (Zit. nach Coulter S. 316; s. a. Vithoulkas S. 148).

Vithoulkas sieht das Grundproblem des Arsen-Patienten mehr in der *Unsicherheit,* die natürlich eng mit der Angst zusammenhängt.

»Die grundlegende Idee, die sich durch die Arsenicum-Pathologie zieht, ist eine tiefsitzende Unsicherheit. ... Sie ist ein tiefsitzendes Gefühl der Verwundbarkeit und Schutzlosigkeit in einer feindlich scheinenden Umgebung« (Essenzen. S. 22).

Der Arsen-Patient hat Angst vor allem, was ihn unsicher macht. Er klammert sich an alles, was ihm Sicherheit gibt oder zu geben scheint. So kann z. B. die Berufs- oder Partnerwahl sehr von Sicherheitserwägungen bestimmt sein. Der Arsen-Patient errichtet »Bollwerke gegen die Ungewißheiten des Schicksals«

(Coulter S. 309). Diese Angst, die aus Unsicherheit überall nach Sicherheit sucht, hat viele Facetten.

1.1 Die Unterordnung

Charakteristisch ist sein Verhältnis zur *Autorität.* Er ordnet sich ihr willig unter, weil sie ihm Sicherheit gibt, fürchtet sie aber gleichzeitig, weil sie ihn kritisieren oder strafen könnte.

Wir finden hier den Typ des subalternen, musterhaften Beamten, der sich an seine »Vorschriften« klammert, weil er durch sie Anteil an der Autorität des Staates hat, und dem gleichzeitig die Sicherheit, die der Staat ihm als seinem »Diener« gibt, über alles geht. Er ist autoritätsgläubig bis unterwürfig und begibt sich von sich aus in Abhängigkeit von vermeintlich Höherstehenden, weil er die Selbstständigkeit fürchtet und zu selbstständigen, selbstverantwortlichen Entscheidungen nicht fähig ist. Er scheut die Verantwortung und das Risiko nach dem Grundsatz: »*safety first*«.

> *»Arsenicum liebt Regeln, Autorität und Disziplin so sehr, daß er, wenn andere ihm nichts vorschreiben, sie sich selbst auferlegt«* (Coulter S. 351).

Wir finden hier Menschen, die im übertragenen Sinn lieber die zweite als die erste Geige spielen, weil sie die Selbstständigkeit und Verantwortung scheuen. Man kann auch an einen Hund denken, der seinem Herrn treu ergeben ist – nicht zuletzt deshalb, weil er von ihm ernährt wird. – Mit anderen Worten: Arsenicum gibt gern Verantwortung und Entscheidungen an andere, vermeintlich Höherstehende, ab.

1.2 Der Perfektionismus

Die Autorität gibt nicht nur Sicherheit und nimmt Verantwortung ab, sie kann auch kritisieren und strafen. Sie setzt sich, wie die Psychoanalyse lehrt, als »Über-Ich« an die Stelle des Gewissens und wird zur moralischen Instanz. Viele Fälle von Strafangst und Gewissensangst, von Belastung durch Moral- und Schuldprobleme, wie die Psychoanalyse sie uns schildert, sind Arsen-Fälle und könnten statt langwieriger Analyse oft homöopathisch durch Arsen aufgelöst werden.

Da ist zunächst die *Angst vor Fehlern,* vor jeder Art von Unvollkommenheit. Wer Fehler macht, kann kritisiert werden. Wer fehlerfrei sein möchte, glaubt sich gegen die Kritik der (äußeren oder inneren) Autorität gefeit. Deshalb ist

Arsen das Mittel vieler Perfektionisten und Pedanten.

So sagte ein Chef zu seiner Sekretärin: »Frau X., Sie sind perfekt, Sie können alles, nur eines nicht: Sie können keine Fehler machen.«

> *»Der Perfektionismus ist der zwanghafte Versuch, die innere ängstliche Unsicherheit durch Ordnung und Sauberkeit in der äußeren Welt zu kompensieren«* (Vithoulkas: Essenzen. S. 250).

Die perfekte Fassade soll Sicherheit und Unangreifbarkeit verleihen. Geradezu sprichwörtlich ist die Sorge um den guten Eindruck, d. h. die Abhängigkeit von dem Urteil anderer. »Was sollen die Leute bloß denken?!« Die Sorge um die eigene Korrektheit kann zu einer ständigen Selbstkontrolle führen.

Was tut eine 72-jährige Patientin mit Psoriasis, die immer nachts pünktlich um 2.15 Uhr aufwacht bei einem ihrer Herzanfälle, bei dem sie zu sterben fürchtet? Sie bezieht als Erstes ihr Bett frisch und zieht ein frisches Nachthemd an, damit sie, für den Fall, dass man sie tot auffindet, »ordentlich aussieht«. Unter Arsen werden die Herzanfälle rasch seltener und hören bald ganz auf.

Man kann den Arsen-Patienten bisweilen schon an seiner Kleidung erkennen. Er wirkt oft »wie aus dem Ei gepellt«. Eichelberger schildert einen Fall von Brechdurchfall durch Lebensmittelvergiftung, bei dem er durch die »tadel-lose« Kleidung mit ihren exakten Bügelfalten auf Arsen kam, das sofort half. Hering spricht vom »Mann mit dem goldenen Spazierstock« (Zit. nach Coulter, S. 312). Coulter spricht treffend vom »ruhelosen Streben nach Vollkommenheit« (S. 360). »Er will und braucht es, für vollkommen gehalten zu werden« (S. 359; 326).

Die Angst vor Fehlern kann dazu führen, dass der Betreffende alles kontrollieren muss, sich an Kleinigkeiten festbeißt, dabei aber den Blick für das Wesentliche verliert. Das Ergebnis steht dann oft in keinem vernünftigen Verhältnis mehr zum Arbeits- und Zeitaufwand. Wer so viel mit der Vermeidung eigener Fehler beschäftigt ist, findet auch bei anderen jede Menge Fehler. Er ist kritisch und »kann nicht aufhören, über die Fehler anderer zu reden« (Hahnemann). Gleichzeitig ist er empfindlich für die Kritik durch andere, sowie durch das eigene Über-Ich oder Gewissen.

Die dauernde Beschäftigung mit den eigenen Fehlern kann zu Schuld- und Gewissensängsten führen. Jahr zählt als Arsensymptom auf: »Vorzüglich gegen Geisteszerrüttungen, die sich auf das Organ des Gewissens und der Vorsicht beziehen ... Große Herzens- und Gewissensangst, wie nach Mord oder sonstiger böser Tat.« – »Anhaltende Angst, wie Gewissensangst, als hätte er pflichtwidrig gehandelt, ohne jedoch zu wissen, worin.«

Diese Schuld- und Gewissensängste, die oft religiös verbrämt sind, und die sowohl in der Seelsorge wie in der Psychoanalyse eine so große Rolle spielen, sind durch Arsen oft erstaunlich gut aufzulösen – ohne alle theologischen oder psychologischen Reflexionen.

1.3 Das Alleinsein

Sehr ausgeprägt ist oft die *Angst vor dem Alleinsein.* Arsen ist abhängig von Menschen, braucht Gesellschaft. Hat er Angst, die Autorität, der er sich so willig unterordnet, könnte ihn verstoßen?

Man denke an einen Hund, dem man als einem Rudeltier nichts Schlimmeres antun kann, als ihn allein zu lassen, da er eng an seinen Herrn, den »Rudelführer« gebunden ist. Bei Schildkröten oder Aquarienfischen, schon bei einer Katze, ist das anders.

Der Arsen-Patient braucht Menschen vorwiegend für seine Sicherheit und Unterstützung, d. h. er braucht sie auch im Sinne von *ge*brauchen. Wenn er um einen anderen Angst hat, dann weniger, weil er sich echte Sorgen um ihn macht, sondern weil er Angst hat, jemand zu verlieren, den er braucht. Wir haben hier die typische Verlust- und Verlassenheitsangst, die sehr »besitzergreifend« sein kann, denn Arsen behandelt die Menschen bisweilen als seinen Besitz.

1.4 Der Besitz

Überhaupt hat Arsen *Angst um seinen Besitz* und fürchtet dessen *Verlust,* da auch der materielle Besitz ihm Sicherheit geben soll, etwa nach dem Motto: »Geld macht nicht glücklich, aber es beruhigt«. Diese Verlustangst kann sich äußern in Sparsamkeit, ja Geldgier und Geiz, in einer Sammelleidenschaft, in der Unfähigkeit, etwas wegzuwerfen, sowie in der Angst vor Dieben.

Schon bei Hahnemann steht: »In der Nacht läuft er im ganzen Hause herum und sucht Diebe. Sein ganzes Haus, auch unter dem Bette, ist alles voll Spitzbuben« (zit. nach Coulter).

Barbancey spricht in diesem Zusammenhang von »avidité et avarice«, d. h. von Gier und Geiz.

1.5 Die Sauberkeit

Eine typische Arsen-Angst ist ferner die *Angst vor Schmutz.* Die peinliche Sauberkeit, nach der der Arsen-Patient oft strebt, kann zunächst einfach im Zusammenhang mit dem bereits erwähnten Perfektionsstreben gesehen werden.

Sauberkeit, wie die bereits erwähnte Korrektheit, bekommt darüber hinaus leicht einen moralischen Charakter. Schmutz wird assoziiert mit Schuld und Unmoral. Schmutz wird abgelehnt, um die innere moralische Sauberkeit zu betonen, beziehungsweise um das Gegenteil (zu verdrängen und) von sich zu weisen. Das kann bis zu einem moralischen Rigorismus gehen. Arsen-Patienten brauchen die »tadellose Fassade«, die »weiße Weste« als Alibi. Wie es dahinter aussieht, ist bisweilen eine ganz andere Frage.

Eine andere Facette der Angst vor Schmutz ist die Angst vor Mikroben, d. h. vor der Ansteckung durch Krankheitskeime. Diese geht über in die gleich noch zu erwähnende Krankheitsangst. Sie kann aber auch übergehen in Berührungsangst, und die erstrebte »Keimfreiheit« kann die symbolische Bedeutung von sexueller Sterilität bekommen, besonders, wenn die Sexualität mit moralischer Schuld oder mit Schmutz assoziiert wird. Schließlich kann sich darin eine innere Sterilität oder Unfruchtbarkeit im weiteren Sinn, letztendlich eine Angst vor dem Leben ausdrücken.

1.6 Die Hypochondrie

Letztendlich leidet der Arsen-Patient sehr oft unter der *Angst vor Krankheiten.* Er ist dann der typische Hypochonder, der sich ständig mit sich selbst beschäftigt und dem jegliches Vertrauen in die eigene Gesundheit fehlt. Der Gipfel dieser Angst ist schließlich die *Angst vor dem Tod.*

Wenn die Unsicherheit des Lebens eines der Grundmotive des Arsen-Patienten ist, dann ist der Tod sozusagen der letzte Gipfel dieser Unsicherheit, da er völlig unberechenbar ist. Damit hängt oft zusammen die Angst vor dem unaufhaltsamen Lauf der Zeit. So gehen Lebensangst und Todesangst ineinander über, d. h. die Todesangst ist in gewisser Hinsicht Angst vor dem Leben.

Wilhelm Busch drückt das sehr präzise aus:

> Weil dir vor dem Leben bange,
> hast du vor dem Sterben Angst.

oder Leonardo da Vinci:

> Wer gelernt hat zu leben,
> der hat auch gelernt, zu sterben.

Arsen ist deshalb auch ein Mittel für Sterbende, denen es eine echte »eu-Thanasie«, d. h. einen guten Tod, verschaffen kann, ohne das Leben abzukürzen. Es ist auch ein Mittel für Menschen, die durch die Konfrontation mit dem Tod anderer erkranken.

1.7 Der Geiz

Einen Teil der Gefahren, die der Arsen-Patient auf sich zukommen sieht, trägt er, ohne es zu wissen, in sich und projiziert sie nach außen. So kann die Angst vor Dieben eine Projektion eigener Habgier und Besitzwünsche sein. Der Geizige glaubt ständig, Mangel zu haben und beraubt zu werden und muss deshalb alles fest halten. »Sammle keine Schätze und es kommt kein Dieb« sagt dagegen ein chinesisches Sprichwort.

Die übertriebene Korrektheit und Pedanterie sowie die Angst vor Schmutz kann ein Versuch sein, »analsadistische« Triebe zu kontrollieren und hinter einer perfekten Fassade zu verstecken. Hinter der Unterordnung unter Autoritäten können eigene autoritäre bis despotische Wünsche verborgen sein.

Zusammenfassend kann gesagt werden, dass das Arsen-Bild gewisse Ähnlichkeiten mit dem, was Sigmund Freud den »analen Charakter« nennt, aufweist, der die Grundlage für spätere Zwangsneurosen abgibt.

Nach Barbancey, die das weiter ausführt, kennt der Arsen-Typ keine aktive, ausgelebte Aggressivität, m. a. W. kein unbefangenes Durchsetzungsvermögen, keine konstruktive Dynamik, kein Selbstvertrauen. Er leidet unter einer schwachen Vitalität, einem schwachen Ich. Er sucht überall Sicherheit und opfert dafür seine Vitalität. Seine Aggressivität wehrt er durch peinlich genaues Verhalten ab. Er ordnet sich der Autorität unter und kann mit ihrer Hilfe, da sie ihm das gute Gewissen gibt, seine eigene Aggressivität sowohl verstecken als auch ausleben.

So erklärte mir ein Patient nicht ohne Genugtuung, er sei früher »Beamter« gewesen, womit er sein Leben als Berufssoldat meinte. Der Soldat habe das Recht und die Pflicht, »legal zu töten«, d. h. zum Töten im staatlichen Auftrag. Später wurde er dann ein sehr perfektionistischer Koch, der aber durch seine Unfreundlichkeit seine Gäste verprellte.

Wir dürfen jedoch in der Homöopathie nicht beim rein Psychologischen stehen bleiben. Die konstitutionellen Grundlagen dürfen dabei nicht übersehen werden.

Diese Ängste sind zum Teil aus der schwachen Vitalität des Arsen-Patienten, der zur Auszehrung und zu lebensbedrohlichen Krankheiten neigt, zu verstehen. Er zeigt oft ein schlechtes Aussehen, ist bleich, abgemagert und kränklich. Kent nennt sein Aussehen sogar »leichenhaft«. Unter diesen Umständen kann sich nur ein schwaches Ich, das nicht allein sein kann, entwickeln. Eine mutige Spontaneität ist nicht möglich. Er wirkt eng und trocken. Der Preis für die ständig gesuchte Sicherheit ist eine arme, rigide Persönlichkeit (Barbancey).

Man stelle sich einen Asthmatiker vor, der nachts nach Mitternacht seine Erstickungsanfälle hat und unruhig im Zimmer auf und ab geht. Dass er Angst, sogar Todesangst hat, ist unmittelbar verständlich und bedarf keiner psychologischen Erklärung. Gleiches gilt für Patienten mit Angina pectoris oder Herzinfarkt.

1.8. Fallbeispiele Arsenicum album

Fall 1 Geldsorgen und Magen-Darm-Infekte

Ein 30-jähriger, sehr ernst wirkender Mann klagt über sich wiederholende Magen-Darm-Infekte mit Übelkeit, Erbrechen, Magen-Darm-Krämpfen mit Durchfällen und über häufige sonstige Infekte wie Tonsillitis, Sinusitis u. Ä. Er hat ein deutliches Untergewicht. Außerdem besteht ein Ekzem der Kopfhaut (besonders am Haarrand) und Schuppenbildung.

Er fühlt sich innerlich müde und lustlos und klagt über depressive Verstimmungen. Er sei ein ausgesprochener Pessimist und habe Angst vor der Zukunft.

Biographisch fällt auf, dass er in 12 Semestern Medizin-Studium noch kein Physikum gemacht hat. Als Grund dafür fallen in einem längeren Gespräch vor allem zwei Punkte auf:

a) sein schlechtes Verhältnis zum Vater, dem er sich »ausgeliefert« fühlt, und seine sonstigen Autoritätskonflikte. Er hat auch Angst vor physischer Überlegenheit anderer;
b) ferner, dass er immer wieder über Geld spricht und alles vom Geld abhängig macht. Seine Zukunftssorgen sind vorwiegend Geldsorgen, und er macht das in seiner Sicht zu knappe Geld für seine Misserfolge verantwortlich.

Er bekommt Arsenicum album LM12, 1 x tgl. 5 Tropfen.

Ich höre erst wieder nach fünf Monaten von ihm. Das Mittel habe »ganz toll« gewirkt. Er habe sofort ein Wärmegefühl und ein allgemeines Wohlgefühl verspürt. Die Magen-Darm-Symptomatik, die allgemeine Infekt-Neigung und das Ekzem seien weitgehend verschwunden. Er habe neue Lebenspläne entwickelt,

d. h. sein Medizin-Studium aufgegeben, um eine Ausbildung als Heilpraktiker anzufangen. Seither habe er keine Angst mehr, und das Geld sei auch nicht mehr so wichtig.

Fall 2 Angst vor dem Tod und Sinusitis

Eine 44-jährige Patientin kommt mit chronischer eitriger Sinusitis, verwendet dann aber 90% der zur Verfügung stehenden Zeit für Klagen über ihre unglückliche Ehe. Wegen ihrer leidenschaftlichen Affekte, ihrer Eloquenz, ihrer Angst vor Abhängigkeit und Bevormundung halte ich Lachesis für das Mittel der Wahl. Es enttäuscht jedoch. Ich verliere die Patientin dann aus den Augen, bis sie nach ca. zwei Jahren in sehr erregtem Zustand wiederkommt: Ihr Mann sei ausgezogen und habe eine Freundin. Seither könne sie nicht mehr schlafen und habe »rasendes« Herzklopfen. Mein Eindruck ist: Eigentlich »rast« nicht nur das Herz, sondern die ganze Frau. Ich denke wieder an Lachesis, wobei es mir aber auffällt, dass die Patientin die für Lachesis sonst so charakteristische Eifersucht vermissen lässt. Dann kommt ganz beiläufig beim Blutdruckmessen eine Bemerkung, die auf das richtige Mittel führt. Die Patientin sagt: *»Ich wollte doch vor ihm sterben«.* Dahinter sind zwei Ängste versteckt: die Angst vor dem Alleinsein bzw. Verlassenwerden und die Angst vor dem Tod. Das führt auf Arsen, das einen durchschlagenden Erfolg bringt: Die Patientin wird ruhiger, kann wieder schlafen, das Herzrasen beruhigt sich sofort, und aus der Nase entleert sich eine Unmenge eitrigen Sekrets, was der Patientin große Erleichterung bringt.

Wir ersehen daraus Folgendes:

1. dass man manchmal aus einer einzigen charakteristischen Bemerkung die richtige Arznei finden kann, wenn man das »Wesen« des Arzneimittelbildes erfasst hat – und gut zuhört. Das geht über das hinaus, was man in einem Repertorium mit seinen tausend zusammenhanglosen Einzelheiten finden kann,

2. dass so existentielle Fragen wie die Angst vor einem Tod in Einsamkeit nicht gedanklich überwunden, sondern medizinisch geheilt werden können, da diese Medizin bis in geistige Bereiche hinein reicht,

und schließlich,

3. dass diese scheinbar rein geistige Frage mit so etwas vergleichsweise »Ungeistigem« wie einer chronischen Stirnhöhlenvereiterung in Zusammenhang ste-

hen und von einer gemeinsamen Wurzel her angegangen werden kann. So weit also reicht die Homöopathie mit einem einzigen einheitlichen Prinzip »nach oben« wie »nach unten«.

Fall 3 Sammelwut und Bisexualität

Ein 39-jähriger promovierter Mathematiker kommt in meine Behandlung wegen Migräne (die hauptsächlich an den Wochenenden auftritt), sowie wegen leichter Ichthyosis und unangenehmen Mundgeruchs.

Rasch kommt seine zwanghafte Charakterstruktur zur Sprache: Er fülle seine Zeit mit zahlreichen Aktivitäten aus – um keine Zeit für seine Familie zu haben. Er führe seit 20 Jahren Tagebuch (»sehr ordentlich«), sammle alles, zähle alles, habe aber keine Zeit für persönliche Gespräche. Neben seiner Briefmarkensammlung habe er über 100 Elefanten-Statuetten gesammelt, in erster Linie, weil sie sich leicht sammeln ließen, aber auch, weil der Elefant über Klugheit, ein gutes Gedächtnis und eine dicke Haut verfüge. Er habe einen Riesenstapel ungelesener Zeitungen und Zeitungsausschnitte. Er sammle Wissen und lerne Sprachen, um damit zu imponieren.

Er müsse zwanghaft alles zählen und stelle sinnlose Statistiken auf, z. B. der Filme, die er gesehen oder der Briefe, die er geschrieben habe, »damit keiner zweimal dieselbe Briefmarke bekommt.«

Er habe eine furchtbare Angst vor dem Altwerden und vor dem Tod. Er habe Angst um die Zeit und beschäftige sich, um keine Zeit zu haben. Das »Alles fließt« Heraklits quäle ihn sehr. Jedes Jahr sei sein Geburtstag ein schwarzer Tag, weil er ihn an das Älterwerden und die Vergänglichkeit erinnere. Immer an Neujahr rechne er nach den Regeln der statistischen Wahrscheinlichkeit aus, wer von den über 80-jährigen im kommenden Jahr sterbe und schließe sogar Wetten darüber ab.

»Keine Zeit haben« heiße auch: für die Familie keine Zeit zu haben. Er sei kontaktarm und habe besonders zu seinen beiden Kindern nur wenig Kontakt. Sein leidenschaftliches Schachspielen sei ein Kontakt, bei dem man nicht reden und sich nicht in die Augen sehen müsse.

Er habe Angst vor der Verantwortung (u. a. für Kinder und für Haustiere), sei unselbstständig und könne sich nicht entscheiden. Seine einzige selbstständige Entscheidung war, sich sterilisieren zu lassen, da er – im Gegensatz zu seiner Frau – eigentlich gar keine Kinder wollte. Er sei mit sich selbst genug beschäftigt. Das tat er ohne das Wissen seiner Frau und sicher gegen ihren Willen, da diese sich viele Kinder gewünscht hätte.

In der Schule, wo er sehr gedrillt wurde, war er ein Musterschüler. Den Drill lehnte er nicht eigentlich ab, wohl aber die katholische moralisierende und vermeintlich sexualfeindliche Erziehung. Er ist bisexuell, was seine Frau nur mit Mühe akzeptieren kann. Er glaubt, sexuelle Erfahrungen versäumt zu haben, und hat den Wunsch, in ein Bordell zu gehen, traut sich aber nicht, muss nur dauernd davon reden.

Er bekommt Arsenicum album 18LM, tgl. 5 Tropfen, und berichtet drei Wochen später: Er habe mehr Hunger und vorübergehend einen wässrigen Durchfall bekommen. Seine Haut sei trockener geworden.

Er widme sich weniger seinen sinnlosen Beschäftigungen und rede dafür mehr mit seiner Frau, auch über Persönliches. Er sage eher, was er denke und sehe mehr das Positive seiner Familie, die ihm Sicherheit gebe. Die Sammelwut habe nachgelassen, und von seiner komplizierten Buchführung seien nur noch 10% übrig geblieben. Er sei weniger rechthaberisch, seine Unzufriedenheit und die Angst vor dem Alter hätten nachgelassen. Nun sehe er seinem 40. Geburtstag gefasst entgegen. Es treten vorübergehend Oberbauchschmerzen (immer nachts um vier Uhr) und Hautsymptome auf.

Wenig später feiert er seinen 40. Geburtstag. Der Patient, der früher vor jedem Geburtstag Angst hatte, gibt an, noch nie so einen guten Geburtstag gehabt zu haben. – Doch lassen wir ihn selbst zu Worte kommen. In einem Brief schreibt er mir:

»Vor nahezu zehn Monaten ging meine Behandlung bei Ihnen zu Ende. Es hatten sich überraschend schnell gewisse Erfolge eingestellt (z. B. starkes Nachlassen der Sammeltätigkeiten, neues Interesse an anderen Menschen, Akzeptanz meines Alters), und ich glaubte, nun mit meinen Problemen wieder ohne Hilfestellung von Ihrer Seite zurechtzukommen. Nicht im Sinne eines ›Wieder-in-Gesellschaft-und-Familie-Funktionierens‹, sondern in dem Sinne, diese positiven Veränderungen beibehalten bzw. sogar fortsetzen zu können. Gerade weil ich glaube, daß Sie in Ihrem Beruf wohl öfter mit Mißerfolgen und Rückschlägen konfrontiert werden, schreibe ich diese Zeilen, um Ihnen in meinem Fall mitzuteilen, wie positiv sich die Behandlung bei Ihnen ausgewirkt hat und noch auswirkt.

Schon in der Zeit meiner Behandlung bei Ihnen war ich verblüfft, daß es mir möglich war, mit einigem unsinnigen Sammeln aufzuhören (z. B. die Elefanten, Schachartikel, Geschichtswissen, Wetten) und das nicht unter Zwang, sondern im Gegenteil mit einem Gefühl der Befreiung. (Verstehen kann ich es immer noch nicht, daß einige Arsenkörnchen das bewirkt haben sollen; aber vielleicht muß man nicht alles zu verstehen suchen). Und jetzt im Juli ist eigentlich etwas ganz Unglaubliches geschehen. Ich habe die Berge von Zeitungen, die noch rumsaßen, um ausgeschnitten zu werden (kulturelle Artikel, selbst Artikel, in denen ich selbst erwähnt war), einfach auf den Müll geworfen mit einem großen Gefühl der Erleichterung und damit meine 25-jährige Sammlung von Zeitungsartikeln auf einen Schlag beendet. Irgendwie muß das noch eine Folge der Behandlung bei Ihnen gewesen sein. Und auch an anderen bislang wichtigen, nicht ganz sinnlosen Sammlungen habe ich jedes übermäßige Interesse verloren (Briefmarken, Schachsonderstempel, neue Kinofilme, Wissen, Fremdsprachen) und die Beschäftigung damit stark eingeschränkt.

Dieses Loslassen von belastenden Dingen geht einher mit dem Bewußtwerden und langsamen Ändern der Ursachen für diese Sammeleien; denn ganz bestimmt sind diese sowie viele sonstige Ticks doch Symptome für andere tiefer liegende Dinge. Ganz bezeichnend war die Beobachtung, daß sich im Juli nahezu gleichzeitig mit dem Aufgeben der Zeitungsartikelsammlung ein erstaunliches Wiederinteresse an sexuellen Dingen und Bedürfnisse nach sexuellen Erlebnissen eingestellt hat. Offensichtlich gibt es da enge Zusammenhänge; vor 25 Jahren ging das Anlegen der Zeitungsausschnittssammlung (und anderer Sammlungen wie die Sammlung von Wissen) einher mit dem damaligen Nichtausleben meiner Sexualität und der Verdrängung gewisser Komponenten davon überhaupt.

Inzwischen glaube ich, daß die Wurzeln vieler meiner ›Störungen‹ in der Tatsache liegen, daß ich bisexuell bin, wobei ich die homosexuelle Komponente zeitlebens ignoriert, nicht akzeptiert, verdrängt und nicht in ausreichendem Maße ausgelebt habe. Erst jetzt ist es mir offenbar gelungen, das für mich zu akzeptieren, was zur Folge hat, daß es mir in unerwarteter Weise seit diesem Sommer leicht fällt, mit Freunden darüber unbefangen zu reden, was zuvor, von wenigen Ausnahmen abgesehen, undenkbar für mich war. Und dieses Reden hat einen ähnlich befreienden Effekt wie das Fallenlassen der Sammlungen und ist wohl auch noch eine Nachwirkung der Behandlung bei Ihnen. Bei Ihnen hatte ich diese Thematik zwar erwähnt, aber nicht so ins Zentrum gerückt, was mit der bisherigen teilweisen Verdrängung dieses Aspekts zusammenhängen mag.

Und ich bemerke eine weitere, vor einem Jahr noch für unmöglich gehaltene Tatsache: Wenn auch vieles wie grundlegende Dinge im Zusammenhang mit meiner beruflichen und familiären Situation (höchstwahrscheinlich) nicht, ist es doch möglich, einige wichtige Dinge, wenn auch in mühsamer Kleinarbeit, zum Positiven hin zu verändern, gerade was sexuelle Bedürfnisse und die bisherige nahezu ausschließliche Ausgerichtetheit auf den Intellekt betrifft. Immer mehr merke ich, wie ich für wesentliche Dinge in meinem Leben die Vorstellung von anderen übernommen habe, was richtig und falsch, moralisch und unmoralisch ist. (Insbesondere bemerkte ich jetzt, wie viele dieser Dinge, die mit dem Über-Ich zusammenhängen, nicht mehr im wesentlichen durch die Erziehung, sondern in größerem Maß von meiner Frau geprägt worden sind). Und in wichtigen Punkten ist es mir nun klar geworden, was ich will, nicht was die anderen wollen, daß ich es will, und diese Punkte auch zu formulieren und zu vertreten. Mit dem Ergebnis, daß man durchaus etwas davon verwirklichen kann, was in der

Tat eine ganz positive Erfahrung ist. Und darüber hinaus ist gerade bei den Dingen, die meine Frau betreffen, der Effekt eingetreten, daß durch die intensiven Gespräche zu einigen Themen, die für mich lange Jahre nicht mehr möglich zu sein schienen, eine ganz neue Vertrautheit zwischen uns hergestellt wurde, so daß momentan unsere Ehe nicht mehr als Fessel erscheint, sondern wieder als Möglichkeit der gegenseitigen Hilfestellung zur Fortentwicklung.

Soweit zu der ganzen Entwicklung im letzten Jahr, die ich vor einem Jahr nicht für möglich hielt und die irgendwie auch mit der Behandlung bei Ihnen zusammenhängt (ganz bestimmt auch mit der Hilfestellung von meiner Frau und der Gesprächsbereitschaft von Freunden). Dafür will ich mich bei Ihnen bedanken. Wenn auch nicht auszuschließen ist, daß nach dieser positiven Entwicklung im letzten Jahr wieder Rückschläge eintreten, zu deren Bewältigung ich nochmals Ihrer Hilfe bedarf, glaube ich doch, daß ich nun mit den wesentlichen Dingen klarkomme, wo ich vor einem Jahr noch keine hoffnungsversprechenden Lösungsmöglichkeiten sah.«

Fall 4 Angstneurose und Unterordnung. Psychotherapie versus Homöotherapie

Es handelt sich um einen 28-jährigen promovierten Akademiker, der hauptsächlich wegen vielfältiger Angstzustände in meine damals noch psychotherapeutische Praxis kommt. Er hat mehrere Therapieversuche hinter sich, von Haloperidol und Mylepsin über das Sigmund-Freud-Institut bis zu einer kombinierten Verhaltens-, Gesprächs- und Ehetherapie.

Seine phobische Angst war so stark, dass er nicht allein über eine Brücke gehen konnte, dass er im Hörsaal oder im Kino stets neben der Tür sitzen musste, dass er sich während der Arbeit den ganzen Tag überlegen musste, wie er aus dem Hochhaus herauskommen sollte: Wenn im Fahrstuhl andere Leute sind, machen sie ihm Angst, wenn keine da sind, wird ihm niemand helfen, wenn er plötzlich zusammenbrechen sollte.

Der Vater war Metzger und Gastwirt. Er strahlte Sicherheit und Vertrauen aus, so dass der Patient sich ihm willig unterordnete. So hielt er ihn, als er laufen lernte, an einem Gurt fest, was diesem ein Gefühl absoluter Sicherheit und Zuverlässigkeit gab. Später bewunderte der Patient den Vater wie einen Helden, als dieser einen großen und gefährlichen Bullen bezwang, um ihn zu schlachten. Der Vater sparte jedoch nicht mit Tadel, geizte aber mit Anerkennung. Der Sohn bemühte sich, alles immer noch besser zu machen, bloß um vom Vater gelobt zu werden. Der Vater schien ihm übergroß, der Sohn empfand sich immer nur als »kleiner Junge«.

Die Mutter erlebte er als starke Frau, die ihren Sohn »abgöttisch« liebte und ihn seiner Schwester vorzog. Allerdings verhinderte sie, dass er eine höhere Schule besuchen konnte, und setzte durch, dass er beim Vater eine Metzgerlehre machte, um später den elterlichen Betrieb zu übernehmen. Sie versuchte auch, ihm seine Jugendliebe, die er vom Kindergarten her kannte, auszureden, weil sie nicht als Metzgersfrau geeignet sei.

Als der Patient 18 Jahre alt war, starb die Mutter in einem Status asthmaticus. Das war das zentrale Ereignis, das seine Angstneurose auslöste. Es sei für ihn gewesen, »als ob die Welt unterging«. Bald darauf traten massive Ängste vor dem Allein-gelassen-Werden und vor dem Tod auf.

Mit dem Tod der Mutter sei sein Inneres, die Lebensfähigkeit gestorben. Es war, als ob er selbst gestorben wäre. »Bis zu ihrem Tod stand sie zwischen mir und dem Tod. Danach stand nichts mehr dazwischen. Die Mutter kann mich nicht mehr bewahren vor dem Tod und vor dem Leben auch nicht.« Er fühle sich wie ein vorzeitig ausgeschlüpftes Hühnchen. Die Eischale, die ihn beschützen sollte, ist weg. Die Angst vor dem Tod macht in jedem Augenblick das Leben sinnlos. Er habe Angst zu leben, ohne gelebt zu haben. Er sei deshalb gelähmt, etwas Beständiges zu machen, aber er müsse dem Dahinleben einen Sinn geben. Manchmal habe er die Phantasie, die Mutter sei nicht tot. Sie komme zurück und er heirate sie.

Andererseits wagt er nun, die Abendschule zu besuchen, das Abitur zu machen, Mathematik zu studieren und seine Jugendliebe zu heiraten. Das alles wäre ihm zu Lebzeiten der Mutter nicht möglich gewesen. Er wurde damit seinen Eltern ungehorsam, so dass der Vater gezwungen wurde, die Metzgerei und Gastwirtschaft zu verkaufen.

Zum Studium der Mathematik wurde er übrigens durch einen Lehrer angeregt, der sein Vorbild und so etwas wie eine zweite Vaterfigur für ihn war. Ebenso groß wie die Angst, vom Vater abgelehnt zu werden, war der Wunsch, bewundert zu werden. Durch das Mathematik-Studium versuchte er, die Anerkennung des Vaters zu erzwingen und diesen gleichzeitig zu übertreffen mit Hilfe eines neuen Vaters. Er selbst bezeichnet sich als »elliptische Persönlichkeit«. Der »brutale« Metzger und der »subtile« Mathematiker – die beiden Vaterfiguren – können sich gegenseitig nicht verstehen.

Die Psychotherapie beginnt bezeichnenderweise, als seine Frau schwanger wird. Teils ist er »stolz wie ein Spanier« auf seine Vaterrolle, teils treten massive Verlassenheitsängste auf, weil er fürchtet, seine Frau könnte bei der Geburt zu Tode kommen.

Er hat in seinem Elternhaus und auch in seiner eigenen Ehe viel Geborgenheit und Sicherheit erlebt und sucht dies auch in der Psychotherapie, aber diese Sicherheit ist dauernd bedroht durch die Angst vor ihrem Verlust. Die Hauptangst ist, dass ihm seine Frau abhanden kommen könnte, entweder durch den Tod oder durch einen anderen Mann. »Ohne Frau wäre ich verloren«, meint er. Er sei total auf seine Frau fixiert, da er überhaupt nicht allein sein könne. Er träumt auch, sein Arzt könnte sterben, d. h. ihn allein lassen. Den Tod erlebt er als totales Alleingelassenwerden. Seine Frau heiratete er nicht zuletzt deshalb, weil sie (als typische Natrium-muriaticum-Patientin) gut allein sein konnte und ihm deshalb als die Stärkere erschien. Insofern findet er bei ihr den Schutz, den er bei seiner Mutter hatte, allerdings um den Preis, dass er sich vor ihr als »kleiner Mann von geringem Selbstwertgefühl«, etwa im Verhältnis einer Drohne zur Bienenkönigin, erlebt.

Die Angst vor dem Alleingelassenwerden und vor dem Tod ist nicht zuletzt eine Angst vor der Selbstständigkeit, »vor allem Unangenehmen, was man allein bewältigen muss«. Das geht so weit, dass er die Defäkation auf der Toilette als eine Situation erlebt, wo er etwas ganz alleine tun muss. Nur in den ersten Jahren war seine Mutter dabei. Groteskerweise tröstet er sich sogar über die Schrecken des Krieges, weil da die Soldaten auf der Latrine, (dem »Donnerbalken«) nicht allein waren (!).

Überhaupt sprechen die Exkremente und Sekrete und sonstiger »Schmutz« in seinen Phantasien und Träumen eine große Rolle. So bestehe die Tätigkeit eines Metzgers aus einer schmutzigen und blutigen und aus einer penibel sauberen Phase.

Diese Schmutz-Phantasien und die damit verbundenen Ekelgefühle haben einen moralischen und sexuellen Hintergrund. Das Bild der Frau ist gespalten in die reine, unberührbare und in die schmutzige.

Zum ersten gehören seine Mutter und seine Frau, zum zweiten seine zahlreichen Träume von Prostituierten und Bordells.

Seine Frau, unter deren sexueller Zurückhaltung und Lustlosigkeit er leidet, bewahrt ihn davor, seine »schmutzigen« Phantasien auszuleben, da sie die Sexualität lange als unsauber angesehen habe. Er habe sich in die Ehe »eingeschlichen« unter der Vortäuschung, sexuell sauber, eine »männliche Jungfrau« zu sein. Er habe ihr vorgespielt, keine sexuellen Abarten zu haben. Die Neurose habe begonnen, als er merkte, dass das kein Leben ist. Oft habe er das Gefühl, dass er mit den Händen irgendwelche Löcher zuhalten müsse, aus denen etwas Dreckiges, Unanständiges hervorquellen könne.

Während der 2½ Jahre, in denen ich mich psychotherapeutisch um ihn bemüht hatte, hatte ich die Homöopathie kennen gelernt und wollte bei ihm einen Versuch machen. Auf meinen Vorschlag reagierte er mit besonders starker Angst: Jetzt werde er mit Psychopharmaka abgespeist! Doch dann siegte seine wissenschaftliche Neugier. Er meinte, er wolle sehen, ob an der Sache wirklich etwas dran sei, und nahm die angebotene Tablette Arsenicum album D30. –

Nie werde ich vergessen, was er in der nächsten Stunde berichtete. Er sagte: Nach der letzten Stunde bin ich spazieren gegangen. Es war das erste Mal seit zehn Jahren, dass ich alleine spazieren ging, und seit zehn Jahren habe ich diese Angstzustände. Aber ich weigere mich anzuerkennen, dass das etwas mit dieser Tablette zu tun haben könnte; das war bloßer Zufall. Doch als ich nach Hause kam und in den Spiegel schaute, fiel mir auf, dass meine Zunge nicht mehr weiß belegt war, wie das seit zehn Jahren, d. h. seit Beginn der Angstzustände, immer der Fall war. Das kann kein Zufall sein!

Von da an ging es steil aufwärts, und die nächsten Monate brachten trotz gelegentlicher leichter Rückfälle mehr, als 2½ Jahre Analyse gebracht hatten. Seine nervöse »Hippelichkeit« verschwand, und er lernte eine für ihn ganz neue Gelassenheit kennen. Seine sexuelle »Verklemmtheit« machte einem natürlichen Empfinden Platz. Er wurde fast angstfrei, und als er einmal mit seiner Frau ins Kino ging, musste diese ihn darauf aufmerksam machen, dass er doch nicht in der Mitte, sondern nur am Rand bei der Tür sitzen könne. Er gewann ganz neue Lebensansichten, fühlte sich erst jetzt »lebensfähig und im Gleichgewicht«. Während er vorher alles fest halten wollte (bes. die Zeit), meinte er jetzt: »Alles fließt«. Er könne sich jetzt »treiben lassen wie Einstein.« Eines Tages musste er plötzlich laut ein Lied singen, das er in seiner Jugend kennen gelernt hatte:

Die goldne Sonne
voll Freud und Wonne
bringt unsern Grenzen
mit ihrem Glänzen
ein herzerquickendes
liebliches Licht.
Mein Haupt und Glieder
die lagen darnieder
aber nun steh' ich,
bin munter und fröhlich,
schaue den Himmel
mit meinem Gesicht.

Das Lied drückt das genaue Gegenteil zu seiner bisherigen Stimmung voller Angst, Schuld und Unsicherheit aus. Es wäre ihm bis vor kurzem unmöglich gewesen, an so ein Lied überhaupt nur zu denken.

Weitere Entwicklungsschritte innerhalb kürzester Zeit waren, dass er eine enorme Selbstständigkeit erlebte und sich zum ersten Mal in seinem Leben wehrte. Zu seiner Frau fand er ein viel offeneres Verhältnis und vertraute ihr sein Tagebuch an.

Als Ziel schwebt ihm vor, eine gewisse Altersweisheit zu erreichen, um dann am Ende sein Leben ohne Angst abschließen zu können.

Später berichtete mir seine Frau, wie sie enttäuscht gewesen sei, als sie nach der Geburt des Kindes ihn bat, in der Drogerie einen Schnuller zu kaufen und er dazu nicht fähig war. Doch nach Beginn der homöopathischen Behandlung kam er eines Tages nach Hause und sagte: Ich habe ein Haus gekauft!

So sehr ihn (und mich) diese Entwicklung beeindruckte, so ließ ihn die Homöopathie doch in einem Punkt im Stich: dass sie keine Theorie gibt. Er wollte unbedingt wissen und verstehen, wie eine solche Wirkung möglich ist. Diese Frage lässt ihn bis heute nicht los, und ihre Lösung wurde so etwas wie seine Lebensaufgabe. Er fand eine Anstellung in einer homöopathisch-pharmazeutischen Firma und forscht nun ernsthaft nach den theoretischen Grundlagen der Homöopathie.

Schließlich überreichte er mir ein Gedicht, das in eindrucksvoller Weise eine alles beherrschende Angst, am Schluss aber doch eine »mutige« Lösung zum Ausdruck bringt:

Seelenatmung

Jetzt kriecht sie hervor,
die Angst,
langsam, auf schlüpfrig schleimigen Bäuchen,
aus schwarzen Löchern:
und legt sich,
polypengleich,
um die Seele.

Ehedem, als Glas ihre Sprache;
aus Furcht sie zu verletzen
ein Schleier von Betäubung,
über die Seele gelegt,
schuf ihr ein trughaft schützendes Kleid,
beständig von rauheren Winden zerknüllt.
Ehedem war trughaft sie gebannt
in schwarze unauslotbare Löcher.
Gefühl war nur der Wunsch,
die Löcher geschlossen zu halten.

Jetzt kriecht sie hervor, die Angst.
Laß' sie sich um die Seele legen.
Die Seele schöpft Atem und sprengt
damit das erstickende Band.
Jetzt wird sie gefordert, die Angst.
Zeigen soll sich, wer besser Gefühlen zu
herrschen vermag,
sie oder der Mut zu bestehen,
den ständiger Umgang mit ihr
zum Wachsen gebracht.

Fall 5 Kleptomanie aus pathologischem Geiz

Ein Staatsanwalt empfiehlt einer Frau, die sich immer wieder des Ladendiebstahls schuldig macht und deshalb bereits fünfmal einschlägig vorbestraft wurde, sich in meine Behandlung zu begeben. Da ihr Mann ausgerechnet Gefängnisbeamter ist, nimmt man an, dass sie ihn durch ihre Diebstähle irgenwie kompromittieren wolle.

Es erscheint eine etwas pyknische, sehr einfach strukturierte, sehr »ordentliche« Frau von 44 Jahren.

Sie berichtet in großer Verlegenheit, aber offenbar sehr ehrlich, von ihren Diebstählen. Die Diebstahlserie habe vor neun Jahren (1981) begonnen, nachdem bis dahin in ihrem Leben nie etwas Derartiges vorgekommen sei. Sie sei stets fleißig, sparsam und gewissenhaft gewesen, verkörperte also alle gutbürgerlichen moralischen Tugenden.

Über die Motive ihres Stehlens schält sich nach und nach Folgendes heraus:

1. Die Patientin stiehlt nicht aus Not. Die Familie ist gut situiert, hat außer einem gut bestückten Sparbuch zwei schuldenfreie Häuser, die sie durch Fleiß und vor allem durch eiserne Sparsamkeit erworben hat.

Sie stiehlt nicht spontan-triebhaft und unüberlegt, sondern vorsätzlich (und auch wieder nicht), denn sie ist in einem Konflikt, gegen den sie ankämpft. Sie hat die Absicht, etwas zu nehmen und hat auch die volle Einsicht in die Folgen. Aber trotz der Angst vor Strafe und vor der Schande kann sie nicht gegen diesen Impuls an, kann ihn nicht mehr steuern. »Wenn es in meinen Kopf kommt«, hat sie die ganze Nacht Angst mit Zittern, Schweißausbrüchen und Durchfall.

2. Das einzige psychologische Motiv, das sie angeben kann, ist, dass sie stiehlt, wenn ihr etwas zu teuer scheint. Sie ist äußerst sparsam, rechnet viel mit Geld

und möchte möglichst viel Geld auf das Sparbuch tun. Sie hat dauernd Angst, dass das Geld nicht reicht, und hält alle Andersdenkenden für Verschwender.

Wenn ihr Mann sie spontan zum Essen einladen will, damit sie nicht kochen muss, oder wenn ihre Tochter ein Eis essen will, macht sie ihnen Vorhaltungen wegen des vielen Geldes, das man dafür ausgeben müsse. Ihrem Mann sei nichts zu teuer, aber ihr sei es unmöglich, etwas zu verschwenden. Der 19-jährige Sohn provoziert sie, indem er von einem Cadillac träumt und die These vertritt: »Wer mit 30 noch Geld hat, ist geizig.«

Sie stiehlt hauptsächlich Kleidungsstücke, für die sie ungern Geld ausgibt. Zu Hause zieht sie nur alte Sachen an, das sei korrekt und sparsam zugleich. Ihr Konflikt ist nicht zuletzt der, dass durch ein Bekanntwerden ihrer Strafen diese korrekte Fassade zunichte gemacht wurde. Fast mehr als die Strafe fürchtet sie die »Schande«. »Wenn die Kinder das wüssten! Sie würden die Achtung vor mir verlieren.«

Dieser pathologische Geiz erinnert an den »Verarmungswahn«, wie er in der älteren psychiatrischen Literatur beschrieben wurde. Die Patientin berichtet glaubhaft, dass die Diebstahl-Serie erst nach einer Herzoperation (Sprengung einer Herzklappe 1981) angefangen habe. Sie hatte seit 1973 an Atemnot bei Belastung und an gelegentlichen Ohnmachtsanfällen gelitten. Es ist zwar nicht zu beweisen, aber auch nicht auszuschließen, dass hier ein psychosomatischer Zusammenhang im Sinne einer Symptomverschiebung von der somatischen auf die psychische Ebene vorliegt.

Unter Arsen wurde ihr Herz ruhiger, es gab kein Herzklopfen und kein Herzrasen mehr, und gleichzeitig konnte sie mehr Geld ausgeben! So gab sie spontan 150.– DM aus und lachte dabei! Während sie vorher ihre Urlaube in Jugoslawien verbracht hatte, weil dort die Schuhe so billig waren (!), gab sie jetzt für eine Mexiko-Reise die früher unvorstellbare Summe von 5000.– DM aus. Sie meinte, sie wolle nicht mehr nur sparen für das Sparbuch. Die Kinder sollten selbst für sich sorgen, egal, wie viel sie erbten.

Dann gab es kurz vor der Gerichtsverhandlung noch einmal einen Rückfall, indem sie Bananen stahl, wozu sie vor Gericht nur sagen konnte, sie seien »zu teuer« gewesen. Bemerkenswert ist dabei, dass sie um diese Zeit wieder Herzstiche und Herzrasen hatte. Die Schlaflosigkeit und die Angst kann man dabei wohl als sekundäres Phänomen auffassen.

Dann erklärte sie, sie habe mehr Gewissensbisse und mache sich mehr Gedanken, rege sich aber weniger auf.

Bald darauf betont sie, dass sie ihr Verhalten ehrlich bereue. Sie könne es jetzt besser steuern, könne aber selbst nicht begreifen, dass sie das getan habe.

Die Patientin wurde zu einer Geldstrafe von 2000.– DM und einer zweimonatigen Freiheitsstrafe mit fünf Jahren Bewährungsfrist verurteilt. Danach habe ich nichts mehr von ihr gehört.

Fall 6 Hypochondrische Herzanfälle und Angst vor dem Alleinsein

»An mir werden Sie keine Freude haben. Ich war in den letzten 20 Jahren bei mindestens 20 Ärzten wegen meiner ständigen Herzbeschwerden. Alles ohne Erfolg« sind die ersten Worte eines 64-jährigen pensionierten Buchhalters. Er bringt eine lange Liste seiner Medikamente und seiner Krankenhaus- und Kuraufenthalte mit. Er leide seit 20 Jahren an Herzanfällen mit retrosternalen Schmerzen, Atemnot und Todesangst, ferner unter anfallartig auftretenden Kopfschmerzen über dem linken Auge sowie unter Magen- und Rückenschmerzen. Die Diagnosen sind: infektiös-toxische Myokarditis bei chronischer Tonsillitis, vegetative Dystonie, Hyperazidität bei Gastritis, Ösophagitis und Gleithernie. Als er Anfang 40 war, hatte er ein juckendes Ekzem am ganzen Körper. Das war kurz vor Beginn der Herzangst (!).

Psychologisch fällt auf, dass die Beschwerden seit der Pensionierung zugenommen haben, dass der Patient »immer tut, was von ihm verlangt wird«, dass er zur Pedanterie neigt und Briefmarken sammelt, dass sein Schlaf gestört ist und er immer um zwei Uhr aufwacht, dass er eine sehr soziale Einstellung mit ausgeprägtem Gerechtigkeitsempfinden hat und vor allem, dass er unter starken Angstanfällen, besonders unter der Angst vor dem Alleinsein, leidet. So kann z. B. seine Frau nicht kurz weggehen, nur um Milch zu holen, ohne dass Angst in ihm hochkommt.

Verlauf

Der Patient bekommt 5 Globuli Arsenicum album D200 und berichtet 14 Tage später, dass die Herzanfälle seltener geworden seien, dass er sehr viel weniger Angst habe und viel besser allein sein könne, und drei Wochen nach Behandlungsbeginn ist er fast symptomfrei, vor allem sei die Angst vor dem Alleinsein verschwunden. Wenn er nachts aufwacht, denkt er, er »müsste eigentlich Angst haben«, hat aber keine.

Allerdings bestehen noch die Kopfschmerzen über dem linken Auge, die nach Lachesis »wie weggeblasen« sind und nur bei Hitze wiederkehren. Der Patient bemerkt dazu treffend: »Bei mir ist alles links: die Herzbeschwerden, die linksseitigen Kopfschmerzen, Durchblutungsstörungen der linken Netzhaut und beginnender Katarakt im linken Auge. – Sogar in Russland wurde mir ausgerechnet ins linke Bein geschossen.«

Schließlich bleiben noch die Magenschmerzen und das Sodbrennen, die gut auf Nux vomica ansprechen. Rückblickend passt dazu gut, dass der Patient als Kind jähzornig und später beherrscht war und dass er seit einem halben Jahr sehr geräusch- und geruchsempfindlich ist.

Da er beruflich Angestellter einer Krankenkasse ist, kann ich mir nicht die Bemerkung verkneifen: »Sie sehen, was die Krankenkassen nicht alles sparen könnten, wenn die Homöopathie besser anerkannt würde«. Doch er gibt mir die entwaffnende Antwort: »Dann müsste ja die Firma Merck Leute entlassen.« Er denke eben sehr sozial. Das heißt also in letzter Konsequenz: Wir brauchen die Kranken als Absatzmarkt für die pharmazeutische Industrie (!).

Fall 7 **Zwangsneurose und Autoritätskonflikt**

Ein 36-jähriger Arzt klagt über Grübel- und Kontrollzwänge, die vor zwei Jahren nach dem Tod seines Vaters auftraten. Eine über ein Jahr sich erstreckende Psychotherapie von 90 Stunden brachte keine Änderung. Er leidet unter ausgesprochen hypochondrischen Ängsten (Krebsangst, Angst vor einem Herzinfarkt u. Ä.). Alles ärztliche Wissen habe sich gegen ihn gewandt. Er könnte deshalb nie in einem Krankenhaus arbeiten. Da er bei der Bundeswehr Sanitätsoffizier war, fand er eine Anstellung beim Wehrersatzamt, wo er Wehrpflichtige zu untersuchen und zu beurteilen hat. Dabei entwickelte sich ein ausgesprochener Autoritätskonflikt, und zwar in zwei Richtungen: eine latente, nicht ausgetragene Spannung mit seinem Vorgesetzten und die Schwierigkeiten »nach unten« d. h. gegenüber zehn Untergebenen Autorität zu sein.

Er meint dazu, er wolle nicht »Vater für Adoptivkinder« sein. Das hängt natürlich mit einer eigenen Vaterproblematik zusammen, worauf schon die Tatsache hinweist, dass seine Symptome nach dem Tod des Vaters auftraten. Der Vater war Polizeibeamter. Der Sohn fürchtete ihn und ordnete sich ihm bereitwillig unter. Der Vater habe ihn zur Bundeswehr gedrängt, obwohl der Sohn »an sich« das nicht wollte. Er fügte sich und kann nun die väterliche Autorität dafür verantwortlich machen. Er beklagt sich, dass er nicht selbstverantwortlich handeln kann und phantasiert, lieber ein »freier« LKW-Fahrer zu sein, kommt dann aber rasch zu der Einsicht, dass er die Vorteile, die ihm seine Beamtenstellung bietet (besonders die Sicherheit), keineswegs aufgeben könne.

Seine Schwierigkeit mit Menschen versucht er teilweise dadurch zu kompensieren, dass er sich lieber mit seinen beiden Reitpferden beschäftigt. Das geht so weit, dass er zeitweise in einem Wohnwagen neben dem Pferdestall schläft, damit diese nicht »allein« sind. Man kann annehmen, dass das eine Projektion der für den Arsen-Patienten so typischen Furcht vor dem Alleinsein ist.

Unter Arsen lassen die hypochondrischen Ängste rasch nach. Es fällt jedoch auf, dass der Patient sehr viel redet und sehr viel von Freiheit und Unabhängigkeit phantasiert und dass er Panik bekommt, wenn er in einem Zug fährt, weil er dann nicht nach Belieben anhalten und aussteigen kann.

Er bekommt deshalb Lachesis, woraufhin er angibt, es sei eine gewisse Aufhellung eingetreten, er habe mehr Zukunftsperspektiven, und er habe seinen Perfektionismus zum Teil abgelegt. Allerdings treten nach einiger Zeit seine hypochondrischen Befürchtungen und seine Unsicherheit wieder auf, weshalb die Therapie fortgesetzt wird.

2. Lachesis

Lachesis ist eines der vielseitigsten Polychreste, die wir in der Homöopathie haben. Stauffer übertreibt m. E. nicht, wenn er schreibt: »Ich empfehle jedem Arzte ganz besonders das genaue Studium dieses großen Heilmittels: Er wird es fast täglich in der Praxis mit bestem Erfolge verordnen ... Ist man im Besitze eines guten Päparates, so hüte man es als köstlichen Schatz.«

Die Lachesis wurde 1828 von Constantin Hering in Surinam für die Homöopathie entdeckt. Es gibt darüber einen noch heute lesenswerten Bericht (Constantin Hering: Einiges über das Schlangengift. Archiv für homöopathische Heilkunst, Bd. 10/2, 1830).

Nash sagt dazu: »Wenn Constantin Hering keine anderen Verdienste hätte, als daß er die Lachesis mit besonderer Liebe bearbeitete, so hätte er sich um die Homöopathie allein deshalb unsterblichen Ruhm erworben ... Wenn er weiter nichts für die Heilkunde getan hätte, so würde ihm die Welt ewige Dankbarkeit schulden. Das allein würde ihn unsterblich machen« (Nash: Leitsymptome in der homöopathischen Therapie. S. 73). Hering fand bereits 3800 (!) Symptome und zog sich im Selbstversuch eine bleibende Lähmung seines linken Armes zu – ein echtes Opfer zum Wohl ungezählter Patienten.

Der Schlangenkenner und Schlangenliebhaber Klaus Zimniok, der das seltene Glück hatte, eine lebende Lachesis zu sehen, spricht von der »eindrucksvollsten Schlangenpersönlichkeit Südamerikas,« »geliebt und gefürchtet in einem.« »Bis zu dreieinhalb Meter lang, mit Giftzähnen von bis zu vier Zentimeter Länge, weist sie sich als die zweitgrößte Giftschlange Amerikas und nach der Königskobra als die zweitgrößte der Erde aus.« »Sie ist selten und scheu ... diese farbenprächtige, majestätische Schlange: auf samtschwarzem Körper glänzen hellgelb gerandete, orangefarbene Dreiecksflecken.« »Sagen und Geheimnisse des Urwalds umgeben die Schlange« (Klaus Zimniok: Verzauberte Welt der Reptilien. Meyster Verlag, München 1979). Näheres zur Zoologie siehe in Grzimeks Tierleben (Band VI, S. 488 f.). Linné nannte sie Crotalus mutus, d. h. die stumme Klapperschlange. Ihren heutigen Namen bekam sie nach Coulter von Hering.

Dieser stammt aus der griechischen Mythologie, wo sie eine von drei Schicksalsgöttinnen ist: Klotho, die den Lebensfaden spinnt, Lachesis, die ihm seine Länge zumisst und ihn bewahrt, Atropos, die Unabwendbare, die ihn durchschneidet. So kommt sie auch in Goethes Faust, zweiter Teil, vor.

Mindestens seit Aeskulap ist die Schlange das Symboltier der Ärzte, und im Asklepios-Heiligtum in Epidaurus wurden Schlangen gehalten. Nach Karl Kerenyi war die dem Asklepios heilige Schlange die Zornnatter (Coluber longissimus), nach Klaus Zimniok die Aeskulapnatter (Elaphe longissima). (Karl Kerenyi: Der göttliche Arzt. Darmstadt 1956, S. 56). Fast möchte ich sagen, dass es »leider« nicht die Lachesis war, da diese nur in Mittel- und Südamerika vorkommt, den Griechen also nicht bekannt sein konnte. Davon abgesehen: Je mehr man sich mit der Lachesis beschäftigt, umso besser kann man die Verehrung der alten Ärzte für die Schlange verstehen.

Aus der sehr vielschichtigen Schlangen-Symbolik sei hier nur *ein* Aspekt herausgegriffen, der uns in der Homöopathie besonders interessiert: die Verwandlung des Gifts in das Heilmittel. Herbert Fritsche hat deshalb für seinen Essay über die Homöopathie den Titel »Erlösung durch die Schlange« gewählt und zieht die Linie bis hin zum Alten und Neuen Testament, d. h. zu Sündenfall und Erlösung (Herbert Fritsche: Erlösung durch die Schlange. Stuttgart 1953).

Wie soll man in über 3800 Lachesis-Symptome Ordnung bringen? Eine Aufzählung nach dem üblichen topographischen Kopf-zu-Fuß-Schema würde uns dabei nicht viel helfen. Wir müssen vielmehr versuchen, die inneren Zusammenhänge der Symptome herauszuarbeiten, indem wir in der Vielfalt der Einzelheiten Schwerpunkte setzen. Wir müssen nach etwas wie dem »roten Faden« suchen, der uns durch das Labyrinth der Einzelheiten führt.

Lachesis hat etwas von einem brodelnden Vulkan an sich. Sie ist »wie ein Dampfkessel, der unter Druck steht. Er braucht einen Ausweg oder bricht auseinander,« sagt Vithoulkas und gibt damit ein brauchbares Bild, in das man viele Lachesis-Symptome einordnen kann. Wir haben einerseits die Kraft des Dampfes, der sich ausdehnen will, und andererseits den Kessel, der dieser Kraft einen Widerstand entgegensetzt. Nach dem Prinzip »Druck erzeugt Gegendruck« entsteht dadurch eine immer größer werdende Spannung. Viele charakteristische Lachesis-Symptome sind zu verstehen als Reaktion einer ausströmenden Kraft auf einen einengenden Widerstand. Man kann deshalb den Begriff *Enge* wie eine Generalüberschrift über die gesamte Lachesis-Symptomatik setzen.

2.1 Die Kraft

Beginnen wir mit der positiven, d. h. der gesunden Seite. Lachesis ist wie der Dampf, ein sog. »heißes«, jedenfalls ein sehr dynamisches Mittel. Die gesunde Lachesis zeichnet sich durch eine kraftvolle Vitalität aus. Sie ist aktiv, spontan und lebendig. Sie hat ein großes Bedürfnis nach Tätigkeit und Bewegung, besonders nach Bewegung an frischer Luft. Wir finden hier die rastlosen Arbeiter, die Aktivisten und Kämpfer sowie viele Tänzer, Sportler (etwa Sprinter und Reiter), aber auch leidenschaftliche Auto- und Motorradfahrer.

Aus dieser Aktivität kann jedoch eine hektische Überaktivität und Betriebsamkeit werden, die geradezu getrieben wird von innerer Kraft. Sie ist ungeduldig, nichts geht ihr schnell genug. Sie möchte hundert Dinge auf einmal anpacken, schmiedet immer neue Pläne, fängt immer Neues an, kann deshalb aber oft das Alte nicht abschließen. Die Kehrseite dieses Aktivismus und dieser einseitigen Anspannung aller Kräfte ist die **Ruhelosigkeit**. Häufig hören wir Klagen über »Stress«, Hektik und Panik und möchten die Diagnose »Manager-Krankheit« stellen. »In allen Handlungen ungestüm. Nichts kann schnell genug gehen. Tag und Nacht sehr betriebsam« (Kent). – Doch auch wenn sie nach außen ruhig erscheinen, klagen die Patienten oft über eine *innere* Unruhe.

Neben ihrem hektischen Treiben fällt Lachesis vor allem durch ihr **hektisches Reden** auf, das seinerseits wieder aus einer Unruhe des Denkens resultiert. Die Worte sprudeln oft wie ein Wasserfall. Auch die Gedanken jagen und überschlagen sich, was bis zur Ideenflucht gehen kann. Man spricht dann vom »Domino-Denken«: Kein Gedanke kann zu Ende gedacht werden, weil sich ein Nebengedanke dazwischen schiebt und vor diesen wieder der Nebengedanke des Nebengedankens usw. »Springt von einem Gedanken zum andern, ist nicht zu fixieren« (Nash). »Manie mit großer Geschwätzigkeit, wobei sie häufig von einem Gegenstand zum andern überspringt« (Hering). Der Gedankengang wird verworren, von Affekten überflutet. Entsprechendes gilt für das Handeln: Eine Handlung jagt die andere. Es wird immer Neues angefangen und vieles bleibt unerledigt liegen. Schließlich entsteht eine Konfusion im Denken, Sprechen und Handeln, die nicht mehr kontrolliert werden kann und immer chaotischer wird. Den Extremfall dieser Entwicklung stellt die Manie dar.

Der Lachesis-Patient ist nicht nur unruhig, er kann überhaupt keine Ruhe ertragen. Ruhe bedeutet ihm Stillstand. Es ist wie bei einem Kreisel oder einem Fahrrad, die umfallen, sobald sie nicht mehr in Bewegung sind. Man kann deshalb die Lachesis-Psychologie auch unter dem Gegensatz von *Bewegung und Ruhe* verstehen. Viele Symptome treten auf oder verschlechtern sich, wenn der Patient zur Ruhe kommt bzw. kommen könnte (z. B. vor dem Einschlafen, am Wochenende oder im Urlaub). Lachesis-Patienten können sich auch nicht entspannen, z. B. im autogenen Training.

2.2 Die Blickrichtung nach außen

Die Kraft der Lachesis richtet sich – um im Bild zu bleiben – wie der Dampf *nach außen.* Lachesis lebt von innen nach außen. Sie ist ein ausgesprochen extravertiertes, expansives, zentrifugales Mittel. Sie muss »sich äußern« und wird krank, wenn sie es nicht kann. Diese Bewegung nach außen kann man auf sehr verschiedenen Ebenen beobachten. Im günstigsten Fall kann sie ihre Kraft in produktiver Weise »verausgaben«.

Dann gehört hierher vor allem die sprachliche »Äußerung«. Lachesis muss viel reden; das Reden erleichtert sie, sie kann dafür aber nicht zuhören, nichts aufnehmen und nichts auf sich »wirken lassen«. Sie kann nur *aktiv* auf andere eingehen, fällt dem Gesprächspartner dauernd ins Wort. »Lachesis versucht immer, die eigene Meinung andern aufzudrängen, kann schlecht zuhören, unterbricht und möchte am liebsten schon antworten, bevor die Frage gestellt ist« (Gawlik). Man sollte aber über der sprichwörtlichen Redseligkeit nicht die positive Seite übersehen, die in einer guten sprachlichen Ausdrucksfähigkeit im Sinne rhetorischer oder schriftstellerischer Begabung bestehen kann.

So sagte mir eine Schauspielerin, die hauptsächlich als Rezitatorin arbeitete: »Wenn man mir den Mund zubinden würde, würde ich sterben«, und ein Ingenieur, der sich selbst als »Rennpferd« bezeichnete und jede Woche einen Vortrag halten »musste« (wobei der Eindruck entstand, dass ihm diese Aufgabe sehr willkommen war), bekam regelmäßig vor und nach, aber *nie während* seiner Vorträge Herzanfälle. – Ein anderer Patient, der sehr gereizt wurde, weil er wegen einer Achillessehnen-Verletzung auf seinen gewohnten Waldlauf verzichten musste, wollte Politiker werden, weil er da viel reden konnte. Er ist stattdessen dann Professor geworden.

Andere Formen der »Äußerung« sind das Äußern von Gefühlen. Lachesis ist ein sehr emotionales Mittel und geht auch gefühlsmäßig »aus sich heraus«, »trägt sein Herz auf der Zunge«. »Ich bestehe zu 99 % aus Gefühl« sagte eine Patientin. Das kann bis zu dramatischen, ja hysterisch-theatralischen Gefühlsausbrüchen gehen.

Auf der physiologischen Ebene sind es die Sekrete und Exkrete wie Schweiß, Eiter, Durchfall, Menstruationsblut, die ebenfalls »nach außen gehen«. Viele Lachesis-Symptome bessern sich durch Ausscheidungen oder verschlechtern sich durch deren Unterdrückung.

Besonders häufig und charakteristisch ist das prämenstruelle Syndrom, das sich nach Einsetzen der Periode oft schlagartig bessert. Man kann auch die vielen Worte und geäußerten Emotionen als »geistige Ausscheidungen« (Coulter) ansehen, die der Entlastung von Spannungen dienen.

Diese zentrifugale Kraft muss etwas mit *Wärme* zu tun haben, die sich ja auch immerfort ausdehnt. Lachesis ist ein sog. »heißes« Mittel, das viel innere

Wärme produziert, aber wohl gerade deshalb keine äußere Wärme erträgt, weil es sonst zum Wärmestau kommt.

Zoologisch gesehen lebt die Lachesis in kühlen, feuchten Bergwäldern und hat – als zur Familie der Grubenottern (Crotalidae) gehörend – zwischen Nasenloch und Auge eine Grube, die ein hochempfindliches Temperatur-Sinnesorgan, ein »Infrarot-Detektor« ist, mit dessen Hilfe sie warmblütige Beutetiere lokalisieren kann (Grzimeks Tierleben. Bd. VI, S. 472 f.).

Warm bis heiß sind auch die starken Emotionen und Leidenschaften, die für Lachesis charakteristisch sind. Einer Patientin, die nie Fieber bekommt, werden Fango-Packungen verordnet, die sie als »künstliches Fieber« bezeichnet. Sie findet das so unerträglich, dass sie, wie sie sagt, beinahe zum Mörder an dem Bademeister geworden wäre. – Die gestaute Wärme wandelt sich um in einen hitzigen Affekt, den Mordimpuls.

Zu diesen nach außen gerichteten Erscheinungen gehören auch beispielsweise ein erhöhter Grundumsatz, eine gesteigerte Verbrennung, eine Hyperthyreose, ein erhöhter Sauerstoffverbrauch, eine Erstickungsangst, eine Cyanose als O_2-Mangel, eine akute Entzündung, eine Sepsis oder eine Destruktion im weitesten Sinne.

2.3 Der Druck von außen: Die Einengung, die äußere Macht

Viele Lachesis-Symptome treten vor allem dann auf, wenn die erwähnte expansive Kraft auf Widerstand stößt, d. h. *gehemmt* oder eingeengt wird, so wie der Dampfkessel dem Dampf einen Widerstand entgegensetzt und dadurch dessen Druck erhöht. Es ist, als würde eine Bewegung aufgehalten oder ein Fluss gestaut. Deshalb ist *Enge* eines der Generalthemen, unter dem sich viele Lachesis-Symptome subsummieren lassen.

Lachesis kann keine Einengung, keinen Druck, keinen Widerstand, keine Grenze ertragen und kämpft deshalb fortwährend gegen solche Widerstände an. Sie hat ein ausgesprochenes Freiheits- und Unabhängigkeitsbedürfnis und hat dauernd Angst, diese ihre Freiheit und Unabhängigkeit zu verlieren. Sie ist der geborene Freiheitskämpfer oder Revolutionär, der gegen die Macht des Staates kämpft, überhaupt jegliche »Macht« ablehnt (außer natürlich der eigenen). Karl Stauffer meint dazu: »Von Lachesis weiß man, daß sie sehr stolz ist. Sobald man sie gefangen hat, mag sie nicht mehr fressen. Es dauert dann etwa drei bis vier Monate, ehe sie zugrunde geht. Sie muß in der Freiheit leben, kann die

Gefangenschaft nicht ertragen.«

Es gibt viele Dinge, durch die der Lachesis-Patient sich eingeengt oder unter Druck gesetzt fühlen kann: durch enge Kleidung, einen engen Raum, enge menschliche Bindungen mit zu viel Nähe, vor allem aber durch jede Form von Autorität und Übermacht, mag es eine echte oder auch nur eine vermeintliche sein. Unter Druck gesetzt fühlen kann man sich durch einen Terminkalender, durch einengende Vorschriften oder auch nur, wenn der Betreffende sich auf etwas festlegen soll. Es wird alles gefürchtet, was den Charakter des Endgültigen, des »Unausweichlichen« hat.

Wenn wir so einen Oberbegriff wie den »Druck durch Einengung« bei Lachesis haben, so können wir darin so etwas wie ein »Prinzip« (oder fast ein »Gesetz«) sehen, das durch die verschiedensten Ebenen hindurchgeht. Dazu ein Beispiel:

Eine 40-jährige Patientin klagt im Hochsommer, dass durch die Hitze ihre Beine geschwollen seien und ihre Varizen deutlich hervortreten. Sie habe das Gefühl, als seien ihre Beine die eines Elefanten. Sie bekommt eine Dosis Lachesis C30, und am nächsten Tag ist sie völlig beschwerdefrei und das Problem gelöst. – Gleichzeitig fällt ihr auf, dass sie beim Autofahren viel weniger als bisher in den Rückspiegel schaue. – In unserer Interpretation heißt das, dass der Blutkreislauf in den Beinen gestaut war und dadurch ein Spannungs- und Engegefühl entstand. Gleichzeitig hatte sie einen »Druck im Nacken«, d. h. das Gefühl, jemand fahre hinter ihr her und bedränge sie. Beides sind Facetten des Lachesis-Bildes.

Ein Gefühl der Enge und Unfreiheit haben wir unter anderem auch dann, wenn wir nicht frei atmen können. »Frei atmen können« ist ein Grundgefühl von Freiheit und »keine Luft bekommen« ein Ausdruck von Enge und Unfreiheit. Die Worte aus dem Gefangenen-Chor in Beethovens »Fidelio«: »Oh welche Lust, den Atem frei zu heben« zeigen uns diesen Zusammenhang von Atem und Freiheit. »Freiheit ist wie Sauerstoff« sagte mir eine Lachesis-Patientin. Demgemäß kann Lachesis keinen engen Kragen ertragen, leidet oft unter Erstickungsangst, braucht viel frische Luft, schläft am liebsten bei offenem Fenster. Viele Symptome bessern sich im Freien. So klagte eine Patientin, dass sie sich oft nicht beherrschen könne und ihre Kinder ungerechtfertigterweise anschreie oder schlage. An der frischen Luft sei das aber »wie weggeblasen«. Was für den engen Kragen gilt, gilt auch für andere einengende Kleidungsstücke wie Hosenbund, Gürtel oder Büstenhalter.

Ein Organ besonderer Enge ist der Hals, da uns an ihm die Luftzufuhr abgeschnitten werden kann oder wo wir durch Verschlucken ersticken können. Demgemäß ist der Hals eine besonders empfindliche Körperregion für den Lachesis-Patienten. Der berühmte »Kloß im Hals« (Globus hystericus) ist ein häufiges Lachesis-Symptom. Es gibt Schlangen – wenn auch nicht gerade die Lachesis –

die ganze Eier, deren Durchmesser größer ist als der ihres Kopfes, ohne sie zu zerbeißen, verschlucken können, was nur möglich ist, weil sie über einen besonderen Mechanismus in ihrem Kiefergelenk verfügen. Man kann darin eine Art Urbild der Lachesis-Problematik sehen: die Enge, die Erstickungsgefahr, die schließlich zur Angst wird.

Hering zählt auf: Erstickungsgefühl beim Schlucken, Zusammenschnüren im Hals. Gefühl, als wäre er zugebunden, schlimmer vom geringsten äußeren Druck. Erstickungsanfälle, schlimmer während des Schlafs oder beim Erwachen von demselben. Kann nicht vertragen (!), dass der Hals irgendwie berührt wird.

Eine meiner ersten Lachesis-Patientinnen mit einer schweren Polyarthritis erzählte, dass sie vor Jahren einmal in einer Gesellschaft großes Aufsehen erregte, weil sie einem Mann, der zärtlich ihren Hals berühren wollte, eine schallende Ohrfeige verpasste, was von allen als unangemessen und peinlich empfunden wurde. Lachesis besserte die Polyarthritis entscheidend.

Enge heißt lateinisch Angina. Tatsächlich finden wir in der Anamnese von Lachesis-Patienten überdurchschnittlich häufig rezidivierende Anginen mit den typischen schmerzhaften Schluckstörungen. Aber auch in einem andern Sinn kann Lachesis nichts schlucken: Sie lässt sich nichts sagen, kann nicht zuhören und leidet, wenn sie etwas verschlucken und unterdrücken muss. »An Unausgesprochenem könnte man ersticken«, sagte eine Patientin, die bestimmte Dinge nicht auszusprechen wagte. – Wir finden deshalb neben der sprichwörtlichen Lachesis-Geschwätzigkeit auch das allerdings seltenere Gegenteil: die wortkarge, verschlossene Lachesis, die ihre Gefühle und Gedanken nicht äußert, sondern hinunterschluckt, um sie unter Kontrolle zu halten, was dann unter Umständen zu Magenbeschwerden führen kann.

Lachesis erträgt keine engen Räume (z. B. Fahrstühle, Tiefgaragen). Hierher gehören viele Fälle von Klaustrophobie. Ein pensionierter Kriminalbeamter, also bestimmt kein ängstlicher Mann, kommt wegen des Verdachts auf einen Herzinfarkt in die Klinik. Er hat keine Angst vor schweren Eingriffen, aber als eine Krankenschwester den Rollladen ganz herunterlässt, so dass er keinen Blick mehr nach draußen hat und sie die Tür schließt, reagiert er mit einem panischen Angstanfall. Desgleichen, als er über eine enge Wendeltreppe einen Aussichtsturm besteigen will. Er sieht oben einen kleinen Lichtschein und muss die ganze Treppe »wie wahnsinnig« hochrennen, um sofort bei diesem Licht die Freiheit zu erreichen.

Auch die Bewegung kann eingeengt werden. Wir sprechen ja von Bewegungs»freiheit«. Eine Patientin, Sportlehrerin, wird depressiv und schläft nicht mehr, weil sie wegen einer Verletzung der Achillessehne einen Gipsverband bekommen hat. Sie meint, ihr Tatendrang sei dadurch »schaumgebremst«, sie sei eben »zu schnell eingestellt«, vor allem sei sie nun angebunden und könne nicht mehr weglaufen. Die Ruhe verschlimmere alles und schnüre ihr die Kehle zu.

Letzten Endes ist es immer ein Stück Freiheit, das eingeengt wird. Außer von »Bewegungsfreiheit« und von »Entscheidungsfreiheit« sprechen wir auch von »Freiraum«. Lachesis braucht viel Platz und hat Angst vor zu viel Nähe, vor hautnaher Berührung, z. B. in großen Menschenmengen. Der Raum, den sie für sich beansprucht, ist ein Synonym für Freiheit.

Wir sprechen auch von Entscheidungs-»freiheit«. Bei allem Wert, den die Lachesis auf ihre Entscheidungsfreiheit legt, kann sie sich oft nicht entscheiden, weil eine Entscheidung eine Festlegung und einen Verzicht auf entsprechende Alternativen bedeuten würde, so dass nicht mehr »alle Türen offen« wären. Eine häufige Redensart ist: »Ich weiß nicht, was ich will«. Hierher gehört auch die typische Bindungsangst, weil eine Bindung als Einengung der Freiheit empfunden werden kann. Aus der Biographie Goethes ist bekannt, dass er oft von seinen »Häutungen« sprach (offenbar wurde ihm die Haut zu eng) und dass er vor Bindungen immer wieder die Flucht ergriff aus Angst, »in einen Sack gesteckt« zu werden.

So beneidete eine Patientin mit zahlreichen Partnerschaftskonflikten ihre Freundin, die einen Freund hat und ihren Mann verlässt, ohne dass dieser sie »bestraft«. Beide Männer »hängen« an ihr, sie »hat« beide und muss sich nicht entscheiden. Meistens geht das jedoch nicht so einfach, und viele Partnerkonflikte beruhen gerade auf der Unfähigkeit, sich zwischen zwei Möglichkeiten zu entscheiden.

Auch ein Examen kann als »Abschluss« (der studentischen Freiheit) gefürchtet und deshalb immer wieder aufgeschoben werden, bloß weil die Vorstellung eines regelmäßigen 8-Stundentags im Berufsleben manchem Studenten Angst vor Unfreiheit einjagt. Eine Patientin weigerte sich sogar, eine Uhr zu tragen, weil diese für sie zum »Inbegriff der Bevormundung« wurde.

Besonders empfindlich reagiert Lachesis auf die Einschränkung ihrer *Macht.* Sie fürchtet sich vor der Ohn-Macht in jeder Form. Hierher gehören Autoritätskonflikte jeder Art.

Letztendlich kann jede *Realität* als Einengung empfunden werden, da sie uns und unseren Wünschen bisweilen Grenzen setzt. Den Satz von Marx: »Freiheit ist Einsicht in die Notwendigkeit,« wird eine Lachesis nur ungern unterschreiben. Unter »Freiheit« versteht sie oft völlige Ungebundenheit bis hin zur Anarchie.

Sie setzt sich oft selbst unter Druck, vergewaltigt und überfordert sich selbst. »Macht ist selbst Stress« erklärte mir eine Patientin. Der hektische Mensch spannt alle Kräfte an, überfordert oft sich selbst und treibt Raubbau mit der eigenen Kraft.

Das Bisherige wird sehr schön ausgedrückt durch den Traum eines depressiven Patienten, der dauernd das Gefühl hatte, unter einem großen Druck zu stehen, welcher teils von äußeren Autoritäten auszugehen schien, teils von eigenen ehrgeizigen Zielen und hoch gesteckten Idealen stammte, durch die er sich permanent selbst überforderte. In der Nacht nach der ersten Einnahme einer Dosis Lachesis träumte er:

> *»Obwohl mir eingesperrte Käfigvögel immer Leid taten, kaufe ich inkonsequenterweise und mit schlechtem Gewissen einen solchen Vogel. Ich kaufe auch noch viele andere Sachen und komme mit voll gepackten Einkaufstüten nach Hause. Erst nach Stunden fällt mir ein, dass es höchste Zeit ist, den Vogel zu befreien. Er könnte inzwischen sehr wohl erstickt sein. Ich ziehe eine kleine Sektflasche aus der Einkaufstüte, die kaum größer ist als der Vogel selbst. Darin ist der Vogel eingesperrt, so dass er sich nicht im Geringsten bewegen und nicht atmen kann. Sogar die Flügel sind ihm an den Leib gebunden. Ich entkorke die Sektflasche. Der Vogel streckt zuerst sein kleines Köpfchen mit seinen munteren Äuglein heraus, und ich bin erleichtert, dass er noch lebt. Dann schießt er plötzlich wie ein Sektkorken heraus. Da ich wegen dieser Tierquälerei ein sehr schlechtes Gewissen habe, will ich ihn erst noch eine Weile im Zimmer herumfliegen lassen, ehe ich ihn in den für ihn vorgesehenen Vogelkäfig sperre. Dabei weiß ich, dass es gar nicht einfach sein wird, ihn wieder einzufangen. Ich öffne sogar das Fenster in der Hoffnung, dass er vielleicht nicht hinausfliegt oder wieder zurückkommt. Natürlich fliegt er sofort aus dem Fenster, was mir aber keineswegs Leid tut, sondern mich eher erleichtert.«*

Das Motiv der Einengung und Unfreiheit wiederholt sich hier viermal: der Vogel ist im Käfig, in der Einkaufstüte, in der verkorkten Sektflasche eingesperrt, und sogar seine Flügel sind ihm festgebunden. Er ist bewegungsunfähig und nahe dem Ersticken. Dann wird er Schritt für Schritt befreit, kann atmen, sich bewegen und in die Freiheit entfliehen. Auch dem Träumer verschafft das Erleichterung, da der eingesperrte und schließlich durch Lachesis befreite Vogel ein Bild seiner eigenen Situation ist.

Es gibt charakteristische Reaktionen der Lachesis auf solche Situationen der Einengung und Unterdrückung.

a) Sie leistet aktiven Widerstand und kämpft gegen den Unterdrücker, möchte »alle Fesseln« sprengen. Lachesis ist ein ausgesprochen kämpferisches, oppositionelles, anti-autoritäres und aggressives Mittel, mit all den heftigen, bisweilen auch destruktiven Affekten, die damit verbunden sein können. Zahlreiche Autoritätskonflikte haben hier ihre Wurzel.

b) Das Gefühl unerträglicher Enge wandelt sich in Angst. Wer eingesperrt wird, reagiert mit *Angst und Panik*, wie jemand, der am Ersticken ist, und wird mit aller Kraft versuchen, sich zu befreien, um sich »Luft zu verschaffen«. »Angst« hängt ja schon etymologisch mit »Enge« zusammen. »Enge erzeugt Angst, und Angst engt ein«, sagte mir eine Patientin.
Das wird am deutlichsten in der Erstickungsangst (der Suffokationsphobie) oder bei Asthmatikern, ist aber auch schon sichtbar, wenn der Lachesis-Patient keinen engen Kragen oder keine Krawatte ertragen kann.
Die Angst des Lachesis-Patienten hat meist panischen Charakter, d. h. sie ist eine ungerichtete, »kopflose« Angst, die auftritt, wenn man keinen Ausweg mehr sieht. Panik entsteht beispielsweise dann bei einem Brand im Theater, wenn alle auf einmal durch die Tür stürmen wollen, so dass kaum einer wirklich durchkommt. Was fehlt, ist die Besonnenheit, »der kühle Kopf«. Die Kraft steht sich selbst im Weg, behindert sich selbst. Der Extremfall, in dem alles zusammenkommt: die Angst vor dem Eingesperrtsein, vor dem Ersticken, vor der äußersten Ohnmacht, ist die Angst vor dem Scheintod. Tatsächlich gelang es, einen jungen Mann, der von dieser Angst verfolgt wurde, mit Lachesis davon zu befreien, so dass er mir kühl vorrechnen konnte, wir gering die statistische Wahrscheinlichkeit sei, dass er als Scheintoter begraben werden könnte.
»Kopflose Panik« gibt es u. a. auch bei der Arbeit, wenn man »unter Druck gerät«, weil man alles auf einmal oder immer eines *vor* dem anderen, statt *nach* dem anderen machen will. Die dadurch entstehende Unordnung und die verminderte Effizienz setzen den Betreffenden nur noch mehr unter Druck, und wir hören dann die vielen Klagen über Hektik und Stress. Hierher gehört auch die bei Lachesis häufige Angst, den Verstand zu verlieren.

c) Eine dritte Reaktion auf das Gefühl der Enge ist – neben der Aggression und der Angst – die *Flucht* aus der Enge nach außen. »Fight or flight« nannte es eine amerikanische Patientin. »Das Weite suchen« ist ja ein Synonym für fliehen. Wir finden unter Lachesis-Patienten viele Menschen, die häufig umziehen oder ihre Stelle, ihren Beruf oder auch ihren Partner wechseln, weil alles, was sie schon kennen, zu »eng« ist, oder die vor der geringsten Schwierigkeit ausweichen und ihr Heil in immer neuen »Freiheiten« (je ferner, umso besser) suchen. Im Zusammenhang mit dem bereits erwähnten Bewegungsdrang wird daraus oft das Bedürfnis, viele und weite Reisen zu machen. Ich erinnere mich an einen Alkoholiker, der mir sofort durch seine Cyanose auffiel. Er war Elektriker und ließ sich zum Funker umschulen, bloß um auf einem Schiff weite Reisen machen zu können. Seine Sehnsucht war Amerika. Kaum war er dort, fand er Südamerika viel attraktiver. Auch dort war er rasch enttäuscht und reiste deshalb weiter nach Australien, von da nach Japan, dann nach Indien usw. So kam er zweimal um den Globus, immer auf der Suche nach der großen »Freiheit«. Mag es Zufall gewesen sein oder auch nicht: kurze Zeit, nachdem er Lachesis bekommen hatte, ging er »im Hafen der Ehe« vor Anker.

Insofern hat Lachesis etwas Zigeuner- oder Nomadenhaftes, und nicht umsonst nennt man die Zigeuner (oder wie sie heute heißen: die Sinti und Roma) das »fahrende Volk«.

Eine Lachesis-Patientin, deren unerfüllter Berufswunsch der der Stewardess war, verstand sich mit ihrem Partner fast nur, wenn sie mit ihm auf Reisen war, während sie sofort mit ihm Streit anfing, sobald sie wieder in den »engen vier Wänden« war. Sie zitierte mit Vorliebe den Refrain aus Bizets »Carmen«: »Die Liebe hat Zigeunerblut, sie kennet kein Gesetz.«

Auch hinter manchen Größenideen kann die »Flucht in die Weite« stehen, da die nahe liegenderen, konkreteren Aufgaben und Ziele als »zu eng« empfunden werden.

Die nicht nur in der Manie vorkommende Gedanken*flucht* wurde bereits oben (S. 126) erwähnt. Viele nervöse Durchfälle oder die phobische Vorstellung, etwa auf einer Reise könnte keine Toilette erreichbar sein, sind mit Lachesis heilbar, da auch das »Hintertürchen« einer Flucht aus einer Unfreiheit gleichkommt.

Manchmal wird auch aus panischer Angst die Flucht in den Selbstmord als »letztem Ausweg« gesucht, und sei es auch nur in Gedanken.

Die Furcht vor der Enge hat jedoch auch ihre Kehrseite. Wenn alle Fesseln gesprengt sind, kann die Furcht vor der Grenzenlosigkeit auftreten, wie bei einem Gefangenen, der jahrelang unter den Gefängnismauern leidet und von der Freiheit träumt, der dann aber nach seiner Entlassung mit der Freiheit nichts anzufangen weiß und sich insgeheim in seine Zelle zurücksehnt. Auch ein Leben in totaler Freiheit, ohne alle Grenzen, kann Angst machen. Deshalb gibt es bei Lachesis nicht nur Patienten, die alle Fesseln sprengen möchten, sondern auch solche, die sich selbst einengen. Das ist der Fall bei vielen *Phobien*, bei denen der Betreffende, im Gegensatz zu der Furcht vor engen Räumen, nicht das Haus verlassen kann oder Furcht vor offenen Plätzen hat. Lachesis muss nicht nur nach außen möglichst alles unter Kontrolle halten, sondern auch nach innen die eigenen, oft chaotischen Gefühle und die eigene Schwäche. (So erklärte eine Patientin, dass sie sich sowohl ein Leben im Kloster wie auch als Prostituierte vorstellen könne.)

Es handelt sich hierbei nicht nur um eine »Fluchttendenz« im negativen Sinn des Ausweichens, sondern auch um den Ausdruck der Bewegung, der Spontaneität. Ich erinnere mich an eine Patientin mit ausgesprochener Bindungsangst. Als Grund gab sie aber nicht – wie zu erwarten war – die Furcht vor Unfreiheit und Enge an, sondern die Furcht, dass sie von einem Mann in ihrem Bedürfnis nach Tätigkeit und Weiterentwicklung aufgehalten und gebremst werden könnte.

2.4 Der eigene Machtanspruch

Der Druck, unter dem der Lachesis-Patient leidet, gegen den er ankämpft oder vor dem er flieht, scheint zunächst von außen zu kommen. Das scheint aber oft nur so, denn Lachesis entwickelt für alles, was auch nur von ferne nach Druck aussehen könnte, wo aber für einen anderen noch gar kein »Unterdrücker« sichtbar ist, eine spezifische Überempfindlichkeit. Sie ist schnell bereit, einen »Feind« zu finden, gegen den es zu kämpfen gilt, auch wenn es nur ein vermeintlicher Feind, d. h. ein projiziertes Feindbild ist.

Manchmal wird der Feind geradezu gesucht. Nietzsche spricht von den »erwünschten Feinden«. Eine Patientin berichtet, dass es zu Hause nach nur einjähriger Ehe viel Krach mit Hass- und Rachegefühlen gebe. Sie leide aber nicht darunter. Sie leide eher darunter, dass sich ihr Mann nicht zum Streit provozieren lasse, dass er nicht aus sich herausgehe, sondern ihr die kalte Schulter zeige. Sie würde sich wohler fühlen, wenn sie mit ihm streiten könnte. Sie braucht also offenbar den Streit als eine Art Ventil für ihre aufgestauten Affekte.

Wer in dieser Weise um die eigene Freiheit und gegen die Macht anderer kämpft (wobei er jede Form von Ohnmacht und Unfreiheit fürchtet), dem geht es nicht mehr nur darum, sich von einem Unterdrücker zu befreien, sondern auch darum, diesem die Macht und die Freiheit zu entreißen und selbst Macht auszuüben. Hinter dem Kampf um die Freiheit versteckt sich oft ein eigener Machtanspruch. Das »Feindbild« des Unterdrückers ist oft eine Projektion eines eigenen Machtanspruchs. So empfindlich die Lachesis auf die Einschränkung der eigenen Freiheit reagiert, so rücksichtslos und egozentrisch kann sie eigene Macht anstreben und ausüben. Die Freiheit wird oft zur Ellbogen-Freiheit, d. h. zu egozentrischer Rücksichtslosigkeit, zum »Recht des Stärkeren« oder zur »Freiheit des Raubtiers«. Lachesis macht es oft wie manche Politiker, die unentwegt von »Freiheit« reden, in Wirklichkeit aber Macht meinen. Die Frau, die den Satz geprägt hat: »Die Freiheit ist die Freiheit der anderen« – es war Rosa Luxemburg – war demnach wohl nicht Lachesis-bedürftig.

Es gibt eine chinesische Meditationsempfehlung, die besagt, man solle »auf dem Tiger reiten«, anstatt Angst vor ihm zu haben. Wenn das gelingt, ist man quasi selbst Tiger und hat keine Angst mehr vor ihm – man erzeugt aber Angst bei anderen. Lachesis, die sich so gerne als *Opfer* anderer sieht, übersieht oft, dass sie auch *Täter* ist. Sie erträgt keine Enge, engt aber andere ein, sie erträgt keine Übermacht, will aber selbst Macht haben. Sie ist aktiv, fühlt sich aber durch die Aktivität anderer angegriffen und versucht, sie in eine passive, abhängige Rolle zu bringen. Das gilt – cum grano salis – auch für manche Formen der Emanzipation, so berechtigt das Grundanliegen, die Abwehr von Unterdrückung, auch sein mag.

Ich kenne Patienten, die klar einsehen, dass sie den Partner »total fesseln und binden« wollen, aber mit panischer Angst oder Flucht reagieren, wenn sie sich durch ihn gefesselt fühlen. Eine Patientin drückte das kurz und bündig so aus: »Krallen, aber nicht krallen lassen«; oder eine andere: Sie möchte nicht die Marionette eines Mannes sein – wohl aber seine Marionettenführerin! – Oder wieder eine andere, die sich von ihrem Mann trennen will und sich dabei stark und frei fühlt – bis dieser sich damit einverstanden erklärt und sich seinerseits von ihr trennen will. Darauf reagiert sie mit ausgesprochener Panik.

Zur Machtausübung gehört Kontrolle. Kontrollieren heißt beherrschen. – Es gibt Patienten, bei denen Lachesis-Symptome auftreten, wenn sie die Kontrolle oder den Überblick zu verlieren glauben. Sie fürchten sich vor allem, was sie nicht beherrschen und kontrollieren können, was sie »nicht in der Hand haben«, so wie sie sich andererseits davor fürchten, kontrolliert zu *werden.* Typisch ist z. B. die Angst vor tiefem Wasser, vor der unkontrollierbaren Tiefe, denn das Wasser hat keine Balken. Diese Angst vor dem Kontrollverlust kann übergehen in ein allgemeines *Misstrauen* nach dem Motto: »Vertrauen ist gut, Kontrolle ist besser«. – Ich kenne Patienten mit eindeutiger Lachesis-Symptomatik, die sich weigern, die Arznei zu nehmen, weil sie diese nicht kontrollieren können, etwa mit dem Hinweis, dass es dafür »noch nicht einmal einen Waschzettel« gebe, oder weil sie (bisweilen nicht zu Unrecht) fürchten, dass diese unkontrollierbare Vorgänge in ihnen auslösen und damit den Patienten in eine passive Rolle versetzen könnte. – Dieses Misstrauen kann bis zur Vergiftungsangst gehen.

Auch die geradezu sprichwörtliche Lachesis-Eifersucht mit ihrem Anspruch auf totale und ausschließliche Zuwendung hat mindestens zum Teil ihre Wurzel in einem Macht- und Besitzanspruch mit entsprechenden Kontrollbedürfnissen, wodurch bisweilen der Partner erst zu Ausbruchsversuchen provoziert wird und Lachesis sich den Anlass zur Eifersucht erst selbst schafft. Doch auch die Eifersucht hat – wie alles – zwei Gesichter: hinter der Forderung nach Ausschließlichkeit steht die nach einer ungeteilten, weil unteilbaren, »totalen« Liebe. – Nicht nur die Liebe, auch die Macht kann nicht geteilt werden.

Das Gegenteil davon ist die Bereitschaft zu *vertrauen,* »die Waffen aus der Hand zu geben«, doch gerade das fällt dem Lachesis-Patienten schwer, was natürlich seine negativen Folgen im zwischenmenschlichen Bereich haben kann.

Die Macht soll jedoch nicht nur negativ gesehen werden. Man kann sie auch Stärke nennen. Es gibt auch eine positive »Macht der Liebe«. Lachesis kann in der Liebe sehr stark, großzügig und opferbereit sein – wobei aber gelegentlich die Tendenz besteht, andere von sich abhängig zu machen.

2.5 Die innere Unruhe

Der Kampf nach außen und die Flucht nach außen sind nicht nur Anzeichen einer Auseinandersetzung mit der Außenwelt, sondern auch Ausdruck einer inneren *Unruhe*, die oft an einen brodelnden Vulkan denken lässt. Lachesis ist an sich – nicht nur wenn sie angegriffen oder eingeengt wird – ein unruhiges, expansives, dynamisches Mittel. Sie leidet nicht nur unter äußerem Druck, sondern auch unter innerem Überdruck. Das Gefühl der Enge ist oft nur eine Projektion innerer Unruhe, die nach außen drängt.

Die Redensart »Mir platzt der Kragen« könnte gut von einem Lachesis-Typ stammen. Wer so spricht, meint entweder den *äußeren Druck* (den Kragen), der ihn einengt und gegen den er sich zu Wehr setzt, oder den *inneren Überdruck,* der ihn wie ein Sprengstoff zu zerreißen droht.

Bei den häufigen Klagen über »Hektik«, »Panik«, »Stress« wird zunächst meist die äußere Seite betont, d. h. die äußeren Umstände, die zur Hektik und Panik zu zwingen scheinen, ehe die innere Seite, d. h. die innere Unruhe und Panik, sichtbar wird.

Lachesis kann sich nicht entspannen und fürchtet die Ruhe. Sie fühlt sich am wohlsten, wenn sie aktiv sein und kämpfen kann, aber sie erträgt es schlecht, wenn es nichts zu kämpfen gibt und sie zur Ruhe kommen könnte oder wenn sie dazu gezwungen wird. Viele Symptome treten nur in Ruhe auf oder verstärken sich in Ruhe.

Typische Beispiele sind die **Wochenendmigräne** und der Pensionierungsschock oder die so genannte **Entlastungsdepression**. Wer so auf Anspannung aller Kräfte eingestellt ist wie die Lachesis, der fällt ins Leere, wenn plötzlich die Entspannung eintritt. Ein krasses Beispiel bot eine Patientin, bei der die große Panik auftrat, als eine Reihe dramatischer Krisen, in denen sie sich sehr bewährte, zu Ende war und Ruhe hätte eintreten können. Von da an bot der Weg nach außen keine Widerstände mehr, mit denen die Patientin hätte kämpfen können, so dass nun die innere Krise auftrat.

Die hektische Unruhe flieht oft in äußere Aktivität und hektisches Reden, kann in absolutes Chaos ausarten, bei dem jede innere Ordnung verloren geht, was sich oft auch äußerlich in einer chaotischen Unordnung widerspiegelt.

Lachesis flieht vor sich selbst nach außen. Sie kann nicht in sich selbst ruhen. Wer unruhig ist, hat keinen Mittelpunkt. Sie flieht vor der Sammlung in die Zerstreuung, vor der Entspannung in die Hektik. Die ruhige Besonnenheit wird oft von heftigen »chaotischen«, »kopflosen« Affekten wie hinweggespült. Es fehlt ihr der ruhende Mittelpunkt. Sie ist »zentri-fugal« im ursprünglichen Sinn des Wortes. Die unruhige, nach außen gerichtete Lachesis flieht vor sich selbst, vor der eigenen Mitte.

Wir können uns das wie das Gegenspiel zwischen einer zentrifugalen, expansiven Kraft und einem ruhenden Mittelpunkt vorstellen. Die innere, oft chaotische Unruhe muss nun ihrerseits wieder gebändigt werden.

2.6 Aktivität und Passivität, Stärke und Schwäche

Lachesis fürchtet nicht nur die Ruhe, sondern auch die Schwäche. Wer so aktiv, expansiv, mitunter auch machtbesessen ist, der fürchtet das Gegenteil, d. h. jede Form von *Passivität*, von Hilflosigkeit, Wehrlosigkeit, Ausgeliefertsein, Ohnmacht und Unterlegenheit.

Aus Kenntnis der eigenen Macht hat sie Angst vor dem Machtverlust. Charakteristisch ist die Furcht vor Ohnmacht, vor dem Einschlafen, vor der Narkose, mit anderen Worten: vor jeder Art von Macht- und Kontrollverlust.

Das alles müsste jedoch nicht gefürchtet werden, wenn es nicht *auch* (neben der Aktivität, Kraft und Macht) im Arzneimittelbild der Lachesis vorkäme. Anders ausgedrückt: Lachesis kann sehr wohl auch schwach und passiv sein. Der Aktivismus, der sozusagen »unter Volldampf« steht, kann in sein Gegenteil umschlagen. Wenn »der Dampf raus ist«, wird aus der Anspannung der Kollaps, so wie auf eine manische Phase eine Depression folgen kann. Oft erlebt man ein dauerndes Auf und Ab, ein Schwanken zwischen den Gegensätzen. Lachesis ist entweder »überspannt«, »nimmt sich zusammen« oder »erschlafft«. Sie kann entweder nicht »loslassen« oder sich nicht »aufraffen«, was bis zu quälender Antriebslosigkeit gehen kann. Was fehlt, ist die »Gelassenheit«, die »Eutonie«, die das Gleichgewicht hält zwischen Anspannung und Erschlaffung. Charakteristisch sind die Beschwerden einerseits am Morgen, wo sie sich nicht »aufraffen« und nicht aufrichten kann, und andererseits am Abend, wo sie nicht »loslassen« und zur Ruhe kommen kann, sich z. B. vor dem Einschlafen fürchtet.

Passiv sind wir auch unseren Gefühlen gegenüber. Deshalb werden die eigenen Gefühle bisweilen gefürchtet,

a) weil sie zu stark und unkontrollierbar sind oder

b) weil sie »schwach und abhängig machen« und wir ihnen manchmal hilflos ausgeliefert sind.

Sie haben (nach Ludwig Klages) grundsätzlich pathischen Charakter, d. h. sie können vom Ich nicht »gemacht« (und nicht kontrolliert), sondern nur erlitten werden. Wir haben keine Macht über sie.

Der Lachesis-Patient hat Angst, sich seinen Gefühlen zu überlassen und anzuvertrauen, sich »gehen zu lassen«. Er kann den Satz »*Unda fert, non regitur*« (»Die Welle trägt, aber sie lässt sich nicht beherrschen«) nur schwer akzeptieren. Er möchte tatsächlich lieber »die Welle beherrschen«, anstatt sich ihr anzuvertrauen. Er fürchtet, sonst außer Kontrolle zu geraten. Er kann nicht vertrauen, sich nicht öffnen, nicht »die Waffen aus der Hand geben«. Man möchte ihm bisweilen den Goethe-Vers aus dem Gedicht »Der Mond« ins Stammbuch schreiben: »Lösest endlich auch einmal meine Seele ganz.«

Die Schwäche, das Loslassen wird jedoch nicht nur gefürchtet, sondern bisweilen auch ersehnt. Lachesis *möchte* bisweilen auch schwach sein, wobei dann hinter der Freiheit Abhängigkeitswünsche sichtbar werden und die Herrschaft in Unterwerfung umschlagen kann. Hinter der starken »unabhängigen« Seite wird bisweilen ein ebenso großer Wunsch, schwach zu sein und sich einem Stärkeren unterordnen zu dürfen, sichtbar, »sich fallen zu lassen«, »sich gehen zu lassen«. So finden wir beides: entweder die Angst vor Hingabe oder die Bereitschaft zu großer Hingabe.

Ein klassisches Beispiel dafür ist Shakespeares »Der Widerspenstigen Zähmung«, wo der leidenschaftliche Machtanspruch einer Frau über »die« Männer umschlägt in eine leidenschaftliche, fast unterwürfige Hingabe, nachdem ein nur allzu dominanter Mann mit sehr fragwürdigen Mitteln den Machtkampf zu seinen Gunsten entschieden hat. Mit anderen Worten: der dominante, »starke« Mann wird zwar als Unterdrücker empfunden, insgeheim aber doch akzeptiert, weil er erlaubt, Gefühle der Schwäche auszuleben, während der schwache Mann, der sich dominieren lässt, insgeheim enttäuscht, weil er gerade dies nicht erlaubt, sondern die Frau ständig mit ihrer »starken« Seite konfrontiert und von ihr verlangt, immer stark zu sein.

Diese polare Charakterstruktur hat zur Folge, dass es oft zu gegensätzlichen Partnerbeziehungen kommt. Der oder die Betreffende sucht entweder einen überlegenen oder einen schwachen Partner, vom einen fühlt man sich unterdrückt (man braucht aber auch seine Stärke), beim anderen fühlt man sich stark (unterdrückt vielleicht auch selbst), darf aber nicht schwach sein. Dabei wird also der innere Konflikt unbewusst nach außen verlagert. Der vordergründig bekämpfte Partner wird insgeheim ersehnt und umgekehrt der vordergründig ersehnte insgeheim nicht ernst genommen.

Ich erinnere mich an eine Patientin, die das Gegenstück zu einer dominanten, machthungrigen Lachesis-Frau zu sein schien. Sie war mit einem vorbestraften Kriminellen liiert, den sie in ihre Wohnung aufgenommen hatte. Sie litt sehr unter ihm, ließ sich von ihm ausnutzen, schlagen und betrügen, wagte aber nicht, sich von ihm zu trennen, weil sie große Angst vor seiner unberechenbaren Brutalität hatte. Die Situation schien ausweglos, bis zwei Bemerkungen auf die Lachesis-Konstitution hinwiesen: sie verwünsche diesen Mann – aber sie bewundere ihn auch. (Offenbar lag eine sexuelle Hörigkeit vor). Andererseits könne sie Männer, »die sie (die Patientin) auf Händen tragen«, nur auslachen. – Die Patientin bekam daraufhin eine Gabe Lachesis C30, und wenige Tage später bat sie ihren Freund, nachdem sie ihn ihrerseits betrogen hatte, furchtlos und bestimmt, ihre Wohnung zu verlassen und ihr den Schlüssel zu geben, was dieser anstandslos tat.

2.7 Gefühl und Realität

Wenn wir uns fragen: Was ist die expansive Kraft des »Dampfkessels«, der dynamische Strom, der sich durch Hindernisse nicht aufhalten lassen will, dann fallen uns zunächst die starken Emotionen und Leidenschaften auf, die für Lachesis so charakteristisch sind. Man spricht von »heißen« Leidenschaften, die sehr spontan, aber auch sehr chaotisch sein können.

Jahr zählt ein ganzes Sündenregister auf: »Große Zanksucht und Rechthaberei; zornige Heftigkeit; große Bosheit und Tücke, wobei alle Gedanken auf Unheil gehen, bis zur Mordsucht; große unruhige Hastigkeit und Übergeschäftigkeit.«

Diese zum Teil recht heftigen, leidenschaftlichen Gefühle werden oft ganz unreflektiert ausgelebt oder manchmal auch unterdrückt, aus Furcht vor ihrer destruktiven Heftigkeit. Gefürchtet werden auch Gefühle, über die man die Kontrolle zu verlieren droht, oder – wie wir oben gesehen haben – weil sie schwach und abhängig machen.

Der Gegenpol, der bei Lachesis oft nur schwach ausgebildet ist, ist »der ruhende Pol«, der »kühle Kopf«, die Ruhe, die Gelassenheit, die Besonnenheit. Lachesis reagiert oft ausgesprochen »kopflos«, d. h. ungesteuert. Jahr bescheinigt ihr »Unfähigkeit zum Denken und geistigen Arbeiten«.

Was die Kraft und damit auch die Gefühle einengt, ist letzten Endes die Realität, und das gibt der Lachesis bisweilen einen hysterischen Charakter, denn auch die Hysterie ist gekennzeichnet durch die Flucht nach außen, durch die Verleugnung der Realität bzw. durch die Flucht vor der Realität in eine Flut von Affekten. Die Realität wird als Grenze oder Druck empfunden. Es sind vor allem unsere egozentrischen Emotionen, die oft die reale Außenwelt nicht anerkennen wollen, sich an ihr entzünden und sie zu überfluten suchen. Die Gefühle sind oft stärker als der Verstand. Das Ich ist ihnen passiv ausgeliefert. Sie sind unkontrollierbar, sollen aber kontrolliert werden, weil sie gefürchtet werden.

Hysteriker »winden sich wie Schlangen«, lassen sich nicht festlegen, weichen aus, brechen aus, lassen aber auch nicht los. Sie ertragen keine Übermacht und keine Grenzen, üben aber selbst oft eine enorme Macht aus, wenn auch oft eine nicht unmittelbar sichtbare, sondern eher »indirekte« Macht. Sie leben nach außen, oft mit bunten dramatischen (theatralischen) Emotionen, die man nicht allzu wörtlich nehmen sollte, lieben überhaupt das »Drama«, das sie gut zu inszenieren verstehen. Sie müssen sich »äußern«, »aus sich herausgehen« wie ein Schauspieler. Was ihnen fehlt, ist das Ruhen im eigenen Mittelpunkt. Sie leiden unter dem Verlust der Mitte, möchten aber selbst für andere im Mittelpunkt stehen. Sie sind auf die Außenwelt bezogen, auf einen Feind, ein Opfer, auf Zuschauer und Bewunderer, lassen doch aber letztlich niemand wirklich an sich herankommen. Man vergleiche hierzu die sprichwörtliche Berührungsfurcht der Lachesis, die nicht nur die Angst vor der Unterdrückung, sondern auch die Unfähigkeit zu echtem Kontakt ausdrückt. Sie neigt dazu, ihr »Liebesobjekt«, wie die Psychoanalytiker sagen, zu verschlingen und zu beherrschen und von sich abhängig zu machen. Oder sie neigt zu totaler Hingabe, die bis zur Selbstaufgabe gehen kann. Was sie nur schwer kann, ist eine Beziehung mit echtem Kontakt bei gegenseitiger Unabhängigkeit aufrecht erhalten.

Ein literarisch-musikalisches Beispiel ist die »Carmen« von Bizet mit dem Refrain »Die Liebe hat Zigeunerblut, sie kennet kein Gesetz«. Darin ist die Ungebundenheit des »fahrenden Volkes« sowie das Bekenntnis zur Leidenschaft und zur Anarchie ausgedrückt. Der Machtanspruch führt schließlich, wenn er an seine Grenzen stößt, zum Mord aus Eifersucht.

Man kann sich an den Gegensatz von »Dionysischem« und »Apollonischem«, wie Nietzsche ihn schildert, erinnert fühlen, oder an den Gegensatz von »Chaos« und »Kosmos«. Bei den Griechen war das Chaos eine teils schöpferische, teils zerstörerische, jedenfalls dynamische Macht, aus dem der Kosmos, d. h. die geordnete Welt, erst hervorging. Das ist auch der Gegensatz von Bewegung und Dynamik einerseits, Ruhe und Ordnung andererseits.

Die Beziehung der Lachesis-Persönlichkeit zur Ordnung ist ambivalent. Häufig wird sie als »einengend« empfunden und entsprechend abgelehnt und durch ihr Gegenteil, die chaotische Unordnung, ersetzt. Oder das innere Chaos wird so sehr gefürchtet, dass es durch eine besonders betonte Ordnungsliebe in Schach gehalten und überkompensiert werden muss. Lachesis kann oft entweder keine Ordnung halten und lebt in einem auch äußerlich sichtbaren Chaos oder versucht, durch betonte äußere Ordnung das innere Chaos zu bändigen. Äußere Unordnung ist ihr dann unerträglich, weil sie an die innere

Unordnung rührt, indem sie nur schwer Ordnung und Ruhe in ihre Gefühle bringen kann.

Eine Patientin mit schweren Angstzuständen erlaubte sich eines Tages ein sehr »unordentliches« Leben. Das sei »zwar chaotisch, aber toll«. Sie habe nur die Wahl zwischen Chaos und Angst.

Eine andere mit schweren hysterischen Eifersuchtsszenen entwickelte ein zwanghaftes Ordnungsstreben, unterschied aber sehr klar zwischen der »Ordnung, die man aufräumen kann, und der anderen, die man nicht aufräumen kann«. – Sie meinte außerdem, das Wichtigste an ihrem Haus sei der Zaun um das Grundstück; sie könne sich und anderen nicht erlauben, ihn zu überschreiten.

2.8 Männliches und Weibliches – die Polarität der Geschlechter

Wenn wir etwas klischeehaft die aktive Seite mit dem Männlichen, die passive mit dem Weiblichen gleichsetzen, dann ist es bei der Lachesis so, dass sie zwischen dem aktiven und dem passiven bzw. zwischen dem männlichen und dem weiblichen Pol schwankt. Mit anderen Worten, es kann ein Konflikt mit der weiblichen Rolle vorliegen. Sie wird oft nach außen hin verdrängt und gering geschätzt, insgeheim aber doch ersehnt.

Die Lachesis-Psychologie kommt bei vielen sich emanzipierenden Frauen zum Vorschein, die sich vom Mann unterdrückt fühlen, aber auch mit ihm um die männliche Rolle rivalisieren. Sie neigen dazu, im Mann entweder den Unterdrücker zu sehen, gegen den es zu kämpfen gilt, oder den Schwachen, Hilfsbedürftigen und Abhängigen, der sich beherrschen und unterdrücken lässt, der aber dann oft nicht ernst genommen wird. So kommt es, dass oft nacheinander ganz gegensätzliche Partner auftauchen und dem einen seine Härte, dem anderen seine Schwäche vorgeworfen wird. Oft kommt es zu einem Kampf der Geschlechter von geradezu Strindberg'schem Ausmaß. Oder man denke auch in diesem Zusammenhang an die bereits erwähnte Dichtung Shakespeares »Der Widerspenstigen Zähmung«, wo eine Frau jeden Bewerber in die Flucht schlägt, bis der Einzige kommt, der ihr überlegen ist, weil er sie mit ihren eigenen Waffen schlägt. Als sie seine Macht erkennt und anerkennt, ordnet sie sich ihm bereitwillig unter und kann erst jetzt ihre »weiblichen« Tugenden entfalten.

Eine Patientin sagte, sie müsse jeden Mann erst prüfen, ob er sie aushalte. Da keiner diesen Härtetest bestand, blieb sie schließlich allein.

Barbancey spricht von der Ambivalenz gegenüber der weiblichen Rolle, Whitmont von der »unbewussten Männlichkeit«, also in etwa von dem, was die Psychoanalytiker die »phallisch-narzistische« Frau nennen.

Hinter der amazonenhaften maskulin-kämpferischen »Frau in Waffen« verbirgt sich oft das Gegenteil: die verdrängten weiblichen Gefühle, die allerdings nur bei einem Partner gelebt werden können, bei dem sich ein »Kampf um die Macht« erübrigt, weil Vertrauen möglich ist. Es kommen dann Phantasien von der »starken Schulter«, an die man sich anlehnen möchte, um »nicht immer kämpfen zu müssen« u. Ä. zum Vorschein. Eine Patientin beklagte sich, dass sie immer nur schwache, feminine Männer finde, bei denen sie die Starke sein müsse. Erst jetzt habe sie einen agilen, starken Mann gefunden, bei dem sie sich fallen lassen und sexuell aus sich herausgehen könne.

Die Identifikation mit dem Männlichen und die Verdrängung des Weiblichen kommt oft in einem überhöhten (»vergötterten«) Vaterbild bei gleichzeitiger Ablehnung der Mutter, die bis zum Hass gehen kann, zum Vorschein. Die Ablehnung des Weiblichen ist oft die Wurzel der sprichwörtlichen Lachesis-Eifersucht auf weibliche Rivalinnen. Diese ist besonders prägnant ausgedrückt im Märchen vom »Schneewittchen«. Die Stiefmutter ist eifersüchtig auf die jüngere Frau, in der sie eine Rivalin sieht.

> *»Es war eine schöne Frau, aber sie war stolz und übermütig und konnte nicht leiden, daß sie an Schönheit von jemand sollte übertroffen werden.« Als der Zauberspiegel ihr antwortet:*
>
> *›Frau Königin, Ihr seid die Schönste hier,*
> *aber Sneewittchen ist tausendmal schöner als Ihr.‹*
>
> *»Da erschrak die Königin und ward gelb und grün vor Neid. Von Stund an, wenn sie Sneewittchen erblickte, kehrte sich ihr das Herz im Leibe herum, so haßte sie das Mädchen. Und der Neid und Hochmut wuchsen wie ein Unkraut in ihrem Herzen immer höher, daß sie Tag und Nacht keine Ruhe mehr hatte.«*

Wenn man will, kann man die drei Mordversuche als Lachesis-Symptome interpretieren.

1. Der enge Schnürriemen entspricht dem Engegefühl im Brustbereich, das bis zum Ersticken führt. »Die Alte schnürte geschwind und schnürte so fest, daß dem Sneewittchen der Atem verging und es für tot umfiel.«

2. Der vergiftete Kamm erinnert an den bei Lachesis häufigen typischen Haarausfall.
3. Der vergiftete Apfel, der durch eine Erschütterung wieder aus dem Hals fährt, so daß es sich weniger um einen Vergiftungs- als um einen Erstickungstod handelt, erinnert an das Kloßgefühl mit Erstickungsangst.

Nachdem alle diese Mordversuche fehlgeschlagen sind, erreichen die Affekte ihren Höhepunkt:

> *»Da stieß das böse Weib einen Fluch aus, und ward ihr so angst, daß sie sich nicht zu lassen wußte. Sie wollte zuerst gar nicht auf die Hochzeit kommen: doch ließ es ihr keine Ruhe, sie mußte fort und die junge Königin sehen. Und wie sie hereintrat, erkannte sie Sneewittchen, und vor Angst und Schrecken stand sie da und konnte sich nicht regen.«*

Schließlich muss sie in rot glühenden eisernen Pantoffeln »solange tanzen, bis sie tot zur Erde fiel«. Das heißt wohl, dass die Frau an ihrem (eigenen) »glühenden« Hass selbst zugrunde geht.

Die Rivalität mit dem Mann und die Eifersucht unter Frauen – beides ist ein Kampf um die Macht. Das Weibliche wird verdrängt oder überbetont. M. Stübler fasst das Problem kurz und bündig zusammen: »Lachesis verkörpert die weibliche Macht im Guten wie im Bösen.«

Wenn unter den Lachesis-Patienten die Frauen überwiegen, so nicht deshalb, weil es nicht auch genug schwatzhafte, eifersüchtige oder hysterische Männer gäbe, sondern weil Lachesis viel mit der weiblichen Physiologie zu tun hat. Wenn wir bei dem Wort »hysterisch« von seinem manchmal kompromittierenden Beigeschmack absehen und auf den eigentlichen Wortsinn besinnen, der von »to hýsteron«, d. h. der Gebärmutter kommt, so sehen wir, dass man früher offenbar etwas geahnt hat vom Zusammenhang bestimmter seelischer Phänomene mit den weiblichen Fortpflanzungsorganen.

Es gibt charakteristische Situationen, in denen Lachesis-Symptome gehäuft auftreten:

1. In der Pubertät, während sie bis dahin eher selten sind.
2. Die Periode wird manchmal schon vom Eisprung an als Spannungszustand und ihr Eintritt als Erleichterung empfunden. »Der Ballon bläht sich auf, bis er platzt. Dann ist es gut,« sagte eine Patientin.
3. Die Schwangerschaft wird bisweilen als Benachteiligung gegenüber dem

männlichen Geschlecht empfunden, weil sie »die Bewegungsfreiheit einengt«, weil Kinder »ans Haus binden« oder weil sie »Unordnung verursachen«. – Oder es ist genau das Gegenteil der Fall: Es gibt sehr starke und selbstständige mütterliche Frauen mit meist starkem Kinderwunsch, die stolz sind auf den Uterus und ihre Gebärfähigkeit und bisweilen ihren Partner wie ein weiteres Kind behandeln. Man kann das ein Matriarchat, d. h. eine Herrschaft der Mutter nennen. Dabei besteht die Gefahr, dass die Kinder als Besitz betrachtet werden.

4. Besonders im Klimakterium gibt es zahlreiche Lachesis-Symptome. Kent schreibt: »Lachesis ist besonders nützlich in der Menopause bei Hitzewallungen, bei Uterusblutungen, Ohnmachtsanfällen, Erstickungsgefühl im warmen Zimmer, Venenentzündungen an den Beinen und bei Krampfadern, die blau oder purpurfarben und äußerst empfindlich bei der leisesten Berührung sind« (S. 502).

2.9 Die Gegensätzlichkeit

Lachesis ist ein sehr gegensätzliches Mittel, das oft von einem Extrem ins andere fällt. Dazwischen gibt es oft nur eine schmale »gesunde Mitte«. Der schwierige Kampf um das innere Gleichgewicht wird oft nur mit Mühe oder gar nicht bestanden. Oft fehlt die ruhende Mitte zwischen den Gegensätzen.

So kann die Überaktivität des Manikers umschlagen in die Antriebslosigkeit des Melancholikers, die Anspannung des Hypertonikers in die Kollapsneigung des Hypotonikers, ja sogar die sprichwörtliche Geschwätzigkeit in eine Schweigsamkeit, die alles »runterschluckt«. Schon Constantin Hering stellte fest: »Ein Übermaß an Wörtern und Affekten oder unterdrückte Worte und Affekte.« Sie neigt bisweilen dazu, sich völlig für andere zu verausgaben, um dann plötzlich wieder nur an sich selbst zu denken.

Auch Geben kann Macht, mindestens Überlegenheit und Unabhängigkeit sein. (Scheinbarer Altruismus und durchbrechender Egoismus, Herrschen durch Großzügigkeit.)

Die wichtigsten Gegensätze sind:

Freiheit – Abhängigkeit
Macht – Ohnmacht
Herrschen – Hingabe
Stärke – Schwäche
Spannung – Erschlaffung

Aktivität – Passivität
Wille – Gefühl
Eifersucht – Vertrauen
Egoismus – Altruismus
Enge – grenzenlose Weite, Maßlosigkeit
Selbstkontrolle – Chaos

Schließen wir mit zwei Träumen von Patienten, die beide erfolgreich mit Lachesis behandelt wurden. Sie zeigen beide eines der Ur-Motive der Schlangen-Symbolik, das gerade für die Homöopathie von besonders großer Bedeutung ist: die Verwandlung des Giftes in das Heilmittel, des Bösen in das Gute oder frei nach Goethe: »Ich bin ein Teil von jener Kraft, die stets das Böse will und doch das Gute schafft.«

1. »Es sieht aus wie ein dunkler Wald, unheimlich und ängstigend. Nebelschwaden ziehen empor ... Auf einmal werden aus den Ästen der Bäume Schlangen: dicke, große, kleine, giftige, schillernde. Sie schlängeln sich schon an meinen Beinen und an den Armen hoch. Da kommt eine riesige Schlange auf mich zu.

Die anderen Schlangen lassen von mir ab, und in einem Kreis, umringt von Schlangen, findet mein Kampf zwischen mir und der Schlangenkönigin statt. Es ist ein zäher Kampf, ich bekomme die Schlange aber so in den Griff, dass ich sie mit meinem Schwert töten könnte. Totenstille herrscht. Ich nehme das Schwert weg und schenke der Schlange das Leben.

Alles jubelt, und ich werde in ihren Kreis aufgenommen. Es entsteht eine große Freundschaft zwischen der besiegten Schlange und mir. Dann kämpfen die Schlangen und ich für Gerechtigkeit.«

2. Ein Mann träumt, dass er von einer großen Schlange von unten nach oben umwickelt wird. Merkwürdigerweise hat er dabei gar keine Angst, sondern empfindet das wie eine Art Stützkorsett, das ihm Halt gibt, oder wie eine Art Panzer, der ihn schützt. Er wacht auf mit dem Eindruck: Die Schlange gibt mir Kraft.

2.10 Fallbeispiele Lachesis

Fall 1 Erstickungsangst und Reiselust

Eine 49-jährige Frau (verheiratet, ein erwachsener Sohn) klagt über heftige, seit Jahren bestehende Todesängste. Sie sei deshalb in steter Unruhe, ihr Schlaf sei schwer gestört. Man sieht ihrem Gesichtsausdruck diese Angst unmittelbar an. Sie und auch ihr sehr verständnisvoller Mann versuchen mit allen möglichen »Tricks«, diese sie begleitende Todesangst zu überlisten – praktisch ohne Erfolg.

Schon als Kind habe sie Erstickungsängste gehabt; seit der Pubertät habe sie Angst vor einem plötzlichen Herztod. Jede Todesnachricht oder auch nur die Nachricht von einer Erkrankung in ihrer Umgebung aktiviere aufs Neue ihre Angst.

Besondere Angst habe sie davor, eine *Reise* zu machen. »Da wäre ich aus meiner Sicherheit.« Sie stelle sich vor, dass auf einer Reise im Notfall nicht sofort ein Arzt zur Stelle wäre. Deshalb habe sie seit vielen Jahren die Stadt nicht mehr verlassen. – Unter Tränen bricht es aus ihr heraus: »Ich möchte frei sein und eine Reise machen können! Wenn ich nur meinen Kopf abschalten könnte, der mich mit seinen Ängsten daran hindert!«

Sie bekommt am 04.03.88 drei Globuli Lachesis D200.

Am 08.03. kommt sie wieder und ist völlig verändert. Sie lacht und strahlt und gibt ihrer Dankbarkeit beredten Ausdruck. Ich muss mich sogar gegen den zweifelhaften Ruf, ein »Zauberkünstler« zu sein, verwahren. Sie sei völlig frei von Ängsten und möchte jetzt nur noch eine Reise machen.

Erst jetzt berichtet sie von ihren seit langem bestehenden rheumatischen Gelenkschmerzen.

Fall 2 Eifersucht und Wärmeempfinden

Eine 25-jährige, sehr gesund und kräftig aussehende Studentin der Psychologie ist seit längerem in regelmäßiger psychotherapeutischer Behandlung. Von daher wisse sie ja alles, aber der Körper mache nicht mit. Sie fängt sofort an zu weinen, klagt über Magenschmerzen, »wahnsinnige Unruhe« und Leistungsdruck. Sie stehe oft wie neben sich, und ihre Gedanken kreisen um ihre Selbstzweifel. Die Ehe der Eltern sei eine »Kampfehe« gewesen, bis sie schließlich geschieden wurde. Bis heute stehe die Patientin zwischen den Eltern und wisse nicht, wo sie eigentlich hin wolle. Der Vater sei eine »Intelligenzbestie«. Die Patientin sehe sich als Kind auf seinem Schoß sitzen, wobei ihr immer etwas beigebracht wurde. Die Mutter sei chaotisch und neige zum Dramatisieren. Die Patientin habe den Gegensatz zwischen der »Bildung« des Vaters und den Minderwertigkeitsgefühlen der Mutter übernommen. Frauen würden ja allgemein für dumm und chaotisch gehalten, d. h. sie würden dazu gemacht. Im Studium mache sie sich selbst Druck und kontrolliere sich, aber dann sei sie auch wieder völlig antriebslos. Nach außen wirke sie stabil, innerlich sei sie aber voller Selbstzweifel, sogar Selbsthass. Neben dem Studium treibe sie viel Sport, u. a. Judo. Dabei sei sie kämpferisch und viel selbstsicherer.

In einer Partnerbeziehung sei sie sehr abhängig gewesen, habe »geklammert wie ein Affe« und sei »wahnsinnig eifersüchtig« und ruhelos gewesen, sodass die Beziehung schließlich in die Brüche ging. Ihre jetzige Beziehung zu einem jungen Mann sei reifer.

Die Patientin bekommt Lachesis C30. Zwei Wochen später berichtet sie: sie hätte es zunächst gar nicht glauben können, denn sie habe geglaubt, ein Placebo bekommen zu haben. Zwei Stunden nach der Einnahme habe sich plötzlich ein befreiendes Weinen eingestellt. Dann habe sie sich bärenstark gefühlt und sei sehr gut gelaunt gewesen. Ihre Konzentration sei seither viel besser. Sie sei »mit dem Aufzug zwei Stationen höher« gefahren, sehe nicht mehr alles aus ihrer Kellerperspektive. Sie habe nun direkten Kontakt zu den eigenen Gefühlen bekommen, der Nebel sei weg, sie habe viel klarere Gedanken. Die Begegnung mit ihrer Mutter sei viel weniger belastend, deren Vorwürfe würden sie weniger treffen. Sie sei viel gelassener.

Schließlich noch drei sehr interessante Beobachtungen: Die Patientin sei nach der Einnahme plötzlich grundlos eifersüchtig geworden; alle Männer hätten seither kleinere Köpfe, und sie habe die verlorene Wärmeempfindlichkeit wieder bekommen. (Bisher hatte sie nichts gespürt, wenn sie einen warmen Kochtopf angefasst hatte.)

Fall 3 **Anankasmus und Phobien bei Selbstunsicherheit**

Ein 31-jähriger Elektro-Ingenieur kommt mit der Diagnose »Anankasmus und Phobien bei Selbstunsicherheit« in meine Behandlung. Er klagt über Hemmungen bei der Arbeit. Es überkämen ihn oft unerklärliche Ängste, »wie wenn ein Pferd vor einer Hürde scheut«. Diese Hürden seien allerdings unsichtbar oder lächerlich klein. Trotzdem könne er sie nicht überwinden. Er sei oft unfähig, auch nur kleine Entscheidungen zu treffen. Das versetze ihn in große Aufregung, er weiche dann aus und schiebe alles auf. Er sei dadurch in seiner Arbeit so schwer behindert, dass er als selbstständiger Unternehmer fürchten müsse, mit seiner Firma Bankrott zu gehen. Immer häufiger trete er deshalb die Flucht in den Alkohol an.

Er berichtet dann noch von seiner Angst vor dem angeblich immer nur erfolgreichen Vater, die sich nach dem Tod der Mutter vor einem halben Jahr noch verstärkt habe. Außerdem habe er Angst vor Fahrstühlen, vor Menschenmengen und vor dunklen Räumen. Er brauche eine betont helle Wohnung. Als ich ihm den Vorschlag einer medikamentösen Therapie mache, löst auch das Angst aus: die Angst, abhängig zu werden von einem Medikament und auch von dem Arzt, der es ihm gibt. – Trotzdem kann er sich dazu entschließen, drei Kügelchen Lachesis D200 zu nehmen.

Eine Woche später berichtet er, es gehe ihm besser, er habe weniger Angst, »scheue« weniger vor kleinen Hindernissen zurück, er erledige die Arbeit besser, schiebe weniger auf. Er sei gelöster, das Gehirn sei freier. Er rauche statt bisher 40 Zigaretten nun weniger als 20 pro Tag. Er flüchte nicht mehr vor Problemen zum Fernsehen.

Bisher habe er oft an den Nägeln gekaut, wenn es schwierig wurde, »anstatt etwas Produktives zu tun«. Das tue er nicht mehr. Er esse auch weniger und schlafe besser, trotz der Sommerhitze. Er könne auch lockerer mit dem strengen Vater sprechen, habe auch keine Angst mehr vor dem Zahnarzt wie früher.

Nach wieder einer Woche gab es einen ganz kurzen Rückfall. Der Patient war wieder irritiert durch Kleinigkeiten, zerfahren, rauchte wieder mehr. Trotzdem geht es noch wesentlich besser als früher. Der Patient kann sich wesentlich besser entscheiden und hat sich für eine gut dotierte Stelle am Frankfurter Flughafen beworben und wurde sofort angenommen. Er bekommt zur Sicherung Lachesis LM6, 1 x tgl. 5 Tropfen.

Fall 4 **Depression durch Unterdrückung der eigenen Aktivität**

Eine 59-jährige Patientin – Mutter zweier erwachsener Söhne – kommt in einem schwer depressiven Zustand, in dem auch wahnhafte Gedanken eine Rolle spielen, in meine Behandlung. Seit zwei bis drei Wochen grüble sie nur noch und vernachlässige darüber ihre täglichen Pflichten. Sie gehe nicht mehr aus dem Haus, sei völlig antriebslos und entschlussunfähig, während sie früher eine sehr aktive Frau und in der Ehe immer der dominierende Teil gewesen sei. Früher sei der Tag nicht lang genug gewesen. Jetzt habe sie viel Zeit und tue nichts. Früher sei sie sehr selbstständig gewesen, jetzt sei sie völlig unselbstständig. Sie sitze oft bis 16 Uhr tatenlos auf einem Stuhl, um erst kurz bevor ihr Mann nach Hause komme schnell das Allernötigste zu tun. Sie fühle sich in vielerlei Hinsicht schuldig, mache sich immer wieder Selbstvorwürfe. Ihre Gedanken drehen sich immer wieder um einen gewissen »T.«, einen Freund ihres Mannes. Dieser T. hypnotisiere sie, und sie habe große Angst vor ihm, obwohl er es eigentlich gut mit ihr meine. Er habe große Macht über sie und verkörpere als Multimillionär mit Riesengeschäften wirtschaftliche Macht. Er kenne jeden ihrer Fehler; deshalb habe sie Angst, Fehler zu machen, und sei völlig verunsichert. Unter anderem werfe sie sich vor, dass sie die Freundschaft dieses Mannes mit ihrem Mann auseinander gebracht habe. Sie sei nämlich krankhaft eifersüchtig gewesen und habe ihrem Mann nicht erlaubt, einen Freund zu haben. Als einmal das Stichwort »Homosexualität« fiel, sei sie nicht mehr von diesem Gedanken losgekommen. Sie habe oft vollkommen hysterisch reagiert. Auch ihre Schmerzen in der ganzen linken Körperseite, bei denen sich kein neurologischer Befund erheben ließ, müssten wohl hysterischen Ursprungs sein.

Zur Lebensgeschichte ist zu sagen, dass die Patientin Engländerin ist und durch ihre Heirat vor 35 Jahren nach Deutschland kam. Sie verlor mit zwei Jahren ihre Mutter. Weil ihr Vater durch seine Spielsucht die Familie wirtschaftlich ruinierte, wuchs sie bei Verwandten auf. In dieser Pflegefamilie habe sie sich sehr abhängig gefühlt und nie ihre Meinung zu sagen gewagt. Die Erziehung habe weitgehend aus strengem Drill bestanden. Andererseits habe sie sich in dem schönen viktorianischen Haus sehr wohl gefühlt. Es sei ein sehr bequemes Leben in einer reichen Mittelklasse-Familie gewesen. Gelegentlich sei sie von der Haushälterin nach Hause mitgenommen worden, in die Slums von Manchester, also in das genau entgegengesetzte Milieu der Unterschicht. Dort habe zwar die Milchflasche auf dem Tisch gestanden, was sie entsetzlich fand, aber es habe ein echtes Vater-Mutter-Kind-Verhältnis bestanden.

Auch ihre Schwester habe die strenge, dominante Familientradition fortgesetzt. Wenn sie zu ihr gesagt habe: »Spring' von der Leiter«, dann habe die Patientin das trotz großer Angst getan.

Als sie zwanzig war, lernte sie im Urlaub in Spanien ihren Mann und dessen Freund kennen. Dieser Freund habe nach einiger Zeit gesagt, sie solle seinen Freund heiraten; dass sie es dann auch getan habe, sei ein Zeichen, welche Macht er über sie gehabt habe. Sie habe überhaupt immer alles getan, was dieser sagte.

Deutschland habe sie zunächst als das Land der großen Freiheit, in dem sie alles tun und lassen konnte, was sie wollte, erlebt. Ihr Mann habe sie bisweilen als »Sergeant«, d. h. Feldwebel, tituliert, weil sie sehr aktiv ihren Haushalt organisiert habe und sehr streng zu den Kindern gewesen sei.

Verlauf

Die Patientin bekommt Lachesis LM6, täglich 5 Tropfen. Das Erste, was sie merkt, ist, dass sie konzentrierter ist. Vorübergehend hat sie ein Schweregefühl im linken Arm und ein Kloßgefühl im Hals. Ebenfalls vorübergehend trat Angst auf, dass ihr Gehirn nicht mehr funktioniere und sie nicht mehr Herr über sich selbst sei.

Nach ca. zwei Wochen ist sie frei von Schuldgefühlen und »kann besser dunkle Punkte ansprechen«. So traut sie sich zu erwähnen, dass der Sohn des bewunderten »perfekten« Freundes im Gefängnis sitzt und dass dafür sein diktatorischer Vater mitverantwortlich sei. – Plötzlich bricht es aus ihr heraus: Sie wisse jetzt, was sie der strengen Tante, die sie mit hohem moralischen Anspruch erzogen hat, sagen möchte: dass sie nämlich ein uneheliches Kind hat!

Vier Wochen nach Behandlungsbeginn meint die Patientin, dass sie jetzt alles ganz anders sehe. Die Angst sei weg. Sie sei wesentlich aktiver, könne lachen und sich freuen. Sie sei wie aus einem dunklen Tunnel herausgekommen. Sie habe sich entschlossen, noch den Führerschein zu machen.

Etwa zehn Wochen nach Behandlungsbeginn: Sie grüble nicht mehr, arbeite mit ganz anderen Gedanken, arbeite gerne, nicht mehr, weil sie »muss«. Sie habe dabei nicht mehr wie früher das Gefühl, dass andere sie ausnützen. Sie habe vor einigen Tagen allen ihren Mut zusammengenommen und zu ihrem Mann gesagt: Ich muss dir etwas Furchtbares sagen: Ich will nur noch das tun, was ich selbst will! – Dann kommt ihr spontan eine wichtige Einsicht: Sie habe immer unter der Dominanz anderer gelitten – aber eigentlich wolle sie selbst dominant sein. Ihre Angst, von anderen etwas zu fordern, sei eigentlich eine Angst, die eigene Macht durchzusetzen. Ihrer Tendenz, eigene Ansprüche zu verleugnen und stattdessen die Erwartungen anderer zu erfüllen, lag letztendlich die Angst vor der eigenen Freiheit und Selbstbestimmung zugrunde. Die positive Seite sei die, dass es ihr gut gehe, wenn sie *freiwillig* ihre Kräfte für andere einsetzen könne. Wenn das nicht gehe und der Fluss der Kraft sozusagen stagniere, fühle sie sich nutzlos, alles scheine dann sinnlos, und sie werde apathisch.

Zu einem späteren Zeitpunkt berichtet sie von Stimmungsschwankungen. Manchmal könne sie »Bäume ausreißen«, dann sei sie wieder kleinmütig. Sie wolle eigene Initiative ergreifen, traue sich aber dann wieder nicht. Immerhin meint sie: »Die Zwangsjacke ist vollkommen weg.« Sie rekapituliert noch einmal den unglaublichen Einfluss, den der Freund ihres Mannes auf sie gehabt habe. Er habe alles bestimmt und alle beeinflusst. Der Gipfel sei gewesen, als ihr damaliger Freund zu ihr gesagt habe: »T. hat gesagt, dass wir uns an Weihnachten verloben.« Tatsächlich hätte sie das dann auch getan. Nun grübelt sie, dass ihr Mann sie vielleicht nur deshalb geheiratet habe, weil T. das gesagt habe. Denn ihr Mann sei von T. ebenso beeinflussbar, wie sie selbst es bis vor kurzem war. Sie sei dann tüchtig eifersüchtig auf T. gewesen, weil dieser eine größere Rolle spielte und mehr Einfluss auf ihren Mann hatte als sie.

Wieder etwas später fällt die Patientin dem Ref. durch ihre farbigere und modischere Kleidung sowie durch ihre geschminkten Lippen auf, während sie bisher einen eher unscheinbaren Eindruck machte. – Sie berichtet, dass sie viel weniger Schuldgefühle habe als früher. Sie sei aber doch unzufrieden mit sich, weil sie ihre Arbeit nicht organisieren könne und diese deshalb wie ein erdrückender Berg vor ihr liege. Deshalb sei sie innerlich »lahm« und habe keinen Enthusiasmus mehr. – Wieder kommt das Thema zur Sprache, dass sie fortwährend von anderen gezwungen worden sei. Sie bringt das in ein treffendes Bild: Sie sei wie eine Rechtshänderin, die man zwinge, Linkshänderin zu werden. Dann folgt eine köstliche Episode: Vor kurzem habe sie versucht, einmal T. zu zwingen, und zwar mit ihr und ihrem Mann in eine Antiquitätenausstellung zu gehen. Der sei auch prompt mitgegangen, habe dann aber über ihren Kopf hinweg zu ihrem Mann gesagt: Das nehmen wir für M. (die Patientin). In diesem Moment fühlte sie sich wie vergewaltigt, weil T. ihr ein Geschenk aufgezwungen habe, ohne sie anzusprechen und sie etwa zu fragen, ob ihr das gefalle. – Doch dann ergriff sie die Initiative und küsste ihn spontan auf die Backe. In diesem Moment – so erzählt sie befriedigt bis triumphierend – sei sie endlich sie selbst gewesen. So etwas hätte sie sich bisher »unter den steifen Deutschen« nicht getraut.

Dann folgt noch einmal eine sehr klare Zusammenfassung ihrer Situation:

Sie habe sich bisher immer für alle verantwortlich gefühlt und sich schuldig gefühlt, wenn sie nicht alles für andere getan habe. Hinterher habe sie sich jedoch ausgenützt gefühlt. Sie sei die Sklavin in ihrer Familie gewesen, aber das Thema »Kinder-Küche-Kirche« müsse nun vorbei sein.

Bisher habe es geheißen: Ich *muss* dieses und jenes machen, jetzt heiße es: Ich *will.* Bisher habe sie alle Wünsche unterdrückt und sich völlig ihrem Mann angepasst. Jetzt kämen die Wünsche aus ihr heraus wie eine Lawine, und sie wolle »ich« sein. Zur Unterstreichung ihrer Selbstständigkeit wolle sie jetzt in England den Führerschein machen.

Nach einigen Wochen kommt sie aus England in einem ziemlich desolaten Zustand zurück. Sie habe über die Lachesis nachgelesen, diese sei bösartig und hinterhältig. Das habe sie in eine schwere Depression gestürzt. Sie sei wieder passiv und antriebslos. Der linke Arm sei wie Blei. Sie führe wieder Selbstgespräche, grüble den ganzen Tag, verkrieche sich, fühle sich wie im Gefängnis. Sie sei totunglücklich über sich selbst. Aus jeder Kleinigkeit mache sie ein Problem, die Arbeit stehe wie ein Berg vor ihr. Besonders auffällig sind ihre starken Schuldgefühle. – Beachtung verdient auch die Bemerkung der Patientin, dass sich ihr psychischer Zustand seit der Uterus-Exstirpation vor ca. sechs Jahren verschlechtert habe.

Da Lachesis in der letzten Zeit nicht mehr richtig gegriffen hat, gebe ich vier Globuli Aurum D200. Die Wirkung ist verblüffend: Die Patientin kommt nach einigen Tagen strahlend in einem weißen Kleid auf mich zu mit den Worten: »Was haben Sie mir da gegeben?« Die Wirkung sei sofort eingetreten, schon nach Stunden sei sie »erlöst« gewesen. Sie sei beweglicher, der Antrieb sei wieder da. Sie sei mutiger, könne ohne Angst ihre Meinung sagen und notfalls auch widersprechen. Vor allem habe sie kein schlechtes Gewissen mehr. Sie sei willensstärker geworden und könne sagen: Ich will! Und T. sei für sie plötzlich ein ganz normaler Mensch geworden.

Zusammenfassung der charakteristischen Lachesis-Symptome:

- Die Patientin fühlt sich fortwährend unterdrückt: von den Adoptiv-Eltern, von der Schwester, und besonders von dem Freund ihres Mannes.
- Sie ist an sich sehr aktiv und dominant, unterdrückt schließlich diese Aktivität selbst und versinkt in Apathie und Lethargie. Sie hat Angst vor der eigenen Aktivität.
- Eine Zeit lang kann sie Befriedigung darin finden, »für andere« zu arbeiten, dann aber rebelliert sie, fühlt sich ausgenutzt und möchte etwas »für sich« tun.
- Sie neigt zu Eifersucht, zwar nicht auf andere Frauen, aber auf den dominanten und einflussreichen »T.«.
- Sie hatte vorübergehend von ihr als »hysterisch« bezeichnete Schmerzen in der ganzen linken Körperhälfte und ein Kloßgefühl im Hals.

Fall 5 Minderwertigkeitskomplexe

Eine 32-jährige Frau hat schon mehrere Psychotherapien hinter sich, möchte eine weitere mitmachen, »um noch den Vater zu verarbeiten«. Der Vater sei besitzergreifend und distanzlos gewesen. Sie selbst leide deshalb unter Minderwertigkeitsgefühlen und Zweifeln an der eigenen Leistung.

In ihr sei eine große Traurigkeit und Leere. Sie selbst »bestehe nur aus einem Loch«. Auf ihre Schwester, die in vielerlei Hinsicht bevorzugt sei, sei sie sehr eifersüchtig.

Wenn sie an ihren Partner denke, fühle sie einen Knoten im Magen. Er habe eine starke Liebe zu ihr, sie liebe ihn weniger als er sie. Einerseits habe sie ein Bedürfnis nach einer stabilen Beziehung, andererseits wieder Angst davor. Sie habe Angst vor zu großer Nähe. Eine noch stärkere Ambivalenz zeigt sich in ihrem Verhältnis zu Kindern: Einerseits ist ein starker Kinderwunsch da, andererseits fürchtet sie, durch Kinder in ihrer beruflichen Karriere behindert zu werden. Auf diese Weise kam es zu zwei Schwangerschaften von jeweils anderen Männern, die die Patientin beide Male abtreiben ließ. – In der Beziehung zu einem Mann werde sie nie das »Oben-Unten-Gefühl« los, d. h. die Männer seien überlegen und bevorzugt, die Frauen unterlegen, abhängig und benachteiligt. Beruflich leidet sie unter einem ausgesprochenen Autoritätskonflikt und fühlt sich vor ihrem Chef minderwertig und unsicher.

Die Patientin, die eine weitere Psychotherapie sucht, hat keine Ahnung von der Homöopathie. Ich erkläre ihr die Grundprinzipien, und sie entscheidet sich schließlich zu einem Versuch und bekommt eine Dosis Lachesis C30.

Eine Woche später berichtet sie, dass sie nicht mehr ihren Wert in Frage stelle. Sie lebe in einer gleich bleibenden Zufriedenheit. (Sie bekommt dann die 6. LM-Potenz, täglich 5 Tropfen.) Einen Monat nach Behandlungsbeginn berichtet sie, dass es ihr gut gehe: »Das innere Loch ist weg.« Allerdings werde sie oft wütend.

Wieder etwas später: Das Gefühlsleben sei noch schwankend »zwischen rosa und schwarz«, trotzdem sei sie gelassener. Manchmal habe sie eine brennende Wut im Bauch, aber immer nur morgens. Machmal kommen auch Zukunftsängste, aber auch nur morgens. Manchmal stellt sich ein ausgesprochenes Morgentief ein, während sie tagsüber ausgeglichen ist.

Drei Monate nach Behandlungsbeginn: Wie soll ich mein Leben ordnen? Beruflich fühlt sie sich wesentlich sicherer, auch die Beziehung zu ihrem Partner ist ausgeglichen, aber die Frage, ob sie Kinder bekommen oder lieber sich auf ihren Beruf konzentrieren soll, ist noch ungelöst und beschäftigt sie sehr.

Fall 6 **»Die Homöopathie ist eine unbezweifelbare Tatsache«**

Eine 42-jährige Patientin kommt wegen chronischer Schlafstörungen, die seit ihrer Kindheit (!) bestehen. Es sind sowohl Einschlaf- als auch Durchschlafstörungen. Sie haben sich in letzter Zeit verschärft, da die Patientin vor einem Examen steht. 17-jährig erlitt sie eine Gehirnerschütterung und litt dann jahrelang an Kopfschmerzen. Vor 20 Jahren musste sich die Patientin einer 3-monatigen stationären Behandlung in einer psychiatrischen Klinik unterziehen, da die Schlafstörungen zu einer Medikamenten-Abhängigkeit geführt hatten. – Neben den Schlafstörungen besteht eine ausgeprägte körperliche Unruhe, sodass die Patientin nicht still sitzen und nicht still liegen kann. Immer kurz vor dem Einschlafen werde sie hellwach. Morgens sei sie dann müde und schlapp. In der prämenstruellen Phase sind die Schlafstörung sowie die körperliche Unruhe verschlimmert. Die Patientin klagt über Angst vor der Nacht, vor dem Alleinsein, vor der Ruhe und vor dem Kontrollverlust. Ihr Herz empfinde sie wie einen übermäßigen Motor, was ihr bisweilen Angst mache. Sie ist belastet durch die

Sorge um ein leukämiekrankes Kind, das (auf Grund einer Therapie-Nebenwirkung) fast blind ist, und durch ihre Ehe, die sie rundweg als »schlecht« bezeichnet. Ihr Mann sei ein allzu rational eingestellter Computerfachmann, während sie sehr emotional und spontan sei. Sie sei nicht ordentlich, fast chaotisch, und lebe nicht planmäßig. Der Mann sei von alledem das Gegenteil. – Sie wolle ihre alte Lebendigkeit wieder finden, die sie vor der Ehe gehabt habe. Das sieht so aus, als habe sich die Lebendigkeit in Unruhe verwandelt. Als Ausgleich für die unbefriedigende Ehe studiere sie jetzt Psychologie, um später Ehe- oder Familienberaterin oder etwas Ähnliches zu werden.

Wegen der Kombination von Schlaflosigkeit und körperlicher Unruhe gebe ich der Patientin zunächst Zincum C30. Zu meiner Überraschung ändern sich die Unruhe und die Schlaflosigkeit nicht, aber die Patientin ist ausgeglichener und friert weniger. Auch nach der zweiten Dosis Zincum fühlt sie sich sehr wohl und ausgeglichen. Sie »brauche« keinen Stress mehr, und auch ihr Mann sagt: »Du siehst glücklicher aus«. Nur ist der Schlaf noch unruhig, die Beine desgleichen. Nachts sei sie aktiv und wach, tagsüber müde. – Nach der Bemerkung, das linke Bein sei unruhiger als das rechte, kommen plötzlich zahlreiche Lachesis-Symptome zum Vorschein.

Die Patientin sei ein »Laufmensch« mit großem »Drang nach draußen«. Sie müsse täglich zum Laufzelt gehen, Bewegung bessere ihre Symptome. Am liebsten würde sie das Auto stehen lassen und so viel wie möglich laufen. Sie müsse stets aktiv sein. »Als Beifahrerin könnte ich verrückt werden.« – Auch die erst jetzt erwähnte Hämatom-Neigung ist als Lachesis-Symptom aufzufassen.

Nach Lachesis beginnt die Patientin gut zu schlafen und berichtet von sehr gutem Allgemeinbefinden. Auch sei ihre Ehe in auffallender Weise besser geworden. Bisher habe sie immer ihren Mann verbessern wollen. Das habe sie nun aufgegeben, da sie jetzt viel mehr seine positiven Seiten sehe. Ihr Mann halte natürlich nichts von der Homöopathie und könne es sich nicht erklären, es sei für ihn jedoch unbezweifelbar, dass seine Frau zufriedener geworden sei. Wir einigen uns auf die Formulierung: »Die Homöopathie ist eine unbezweifelbare Tatsache«, und ich bitte die Patientin, sich an die Kügelchen zu erinnern, falls sie eines Tages Ehetherapeutin sein sollte.

Fall 7 **Schizoide Verhaltensstörungen**

Es handelt sich um eine 25-jährige Studentin der Philologie, die einen deutlich »schizoiden« Eindruck macht. Sie ist abgemagert, wirkt allgemein verkrampft bis verklemmt, hat einen starren Blick, unruhige Hände mit Spinnenfingern und eigenartig verkrampften Bewegungen, eine näselnde Sprache. Es ist schwer, mit ihr in Kontakt zu kommen, da sie bei vielen Fragen daneben antwortet. Offenbar hat sie Auffassungsschwierigkeiten. Sie kann ihre Symptome nur schlecht schildern. Auf die Frage, weshalb sie komme, berichtet sie sehr allgemein von Kontaktstörungen und Verhaltensstörungen.

Ihre Mutter habe in einem Artikel gelesen, dass solche Verhaltensstörungen durch phosphathaltige Nahrung verursacht seien. Deshalb sei sie bei einer Ärztin, die ihr eine phosphatarme Diät verordnet habe. Die Patientin ist völlig auf diese Theorie fixiert und lässt sich nicht davon abbringen.

Die Kontaktstörungen nimmt man ihr ohne weiteres ab. Sie hat weder eine Freundin noch einen Freund und isoliert sich gegenüber ihren Studienkollegen. Die Verhaltensstörungen kann sie nicht näher schildern. Sie meint lediglich, sie wirke kindlich und stelle komische Fragen. Seit Jahren beiße sie sich die Finger wund.

Bei der Arbeit könne sie sich nicht konzentrieren und werde deshalb fast nie fertig. Sei eine Arbeit doch einmal abgeschlossen, dann wage sie nicht, diese abzugeben, weil sie in selbstzweiflerischer Art sich vorstelle, dass diese nur schlecht sein könne. Sie traue sich nichts zu und glaube, alles schlecht zu machen.

Spontan äußert sie lediglich, dass sie **Angst vor Krankheiten** habe. Seit ihrem 15. Lebensjahr leide sie unter Kopfschmerzen, seit etwa 4–6 Wochen unter Schwindel. Deshalb befürchte sie einen Gehirntumor oder eine Geisteskrankheit.

Wegen des Gesamthabitus verordne ich ihr Natrium muriaticum D200.

17.02. Sie äußert starke Angst: die Angst, an einer unerkannten Krankheit zu leiden und plötzlich zu sterben. Die Angst trete besonders nachts auf und lasse sie nicht schlafen. Sie wolle auch gar nicht einschlafen, aus Angst, nicht mehr aufzuwachen.

Sie klagt über Herzschmerzen, Magenschmerzen und Appetitlosigkeit.

In der Annahme, dass es sich um eine Erstverschlimmerung handeln könnte, gebe ich Sulfur C30 als Antidot.

20.02. Es geht ihr wohl besser; die Patientin ist etwas weniger gespannt, gleichwohl ist sie sehr klagsam. Seit einigen Tagen friere sie und spüre ein Kribbeln in Händen und Füßen.

Es fallen besonders ihre hypochondrischen Befürchtungen auf: Sie habe das Gefühl, das Blut fließe nicht mehr (Barthel, Synthetisches Repertorium Bd. II, S. 602), und sie erwähnt einen Aufsatz aus einer Illustrierten, in dem ihr Krankheitsbild als seltene Blutgerinnungsstörung genau beschrieben sei. Ein Hämatom am linken Bein, auf das sie mich hinweist, beachte ich zunächst leider nicht und glaube nach wie vor an Natrium muriaticum als das Mittel der Wahl.

03.03. Die Patientin ist in einem desolaten Zustand. Sie hat in der Zwischenzeit immer wieder angerufen und über spannungsvolle Angst geklagt. Erst jetzt sagt sie, dass sie fünf Nächte lang überhaupt nicht geschlafen habe und sich deswegen vom Hausarzt Fluanxol habe spritzen lassen, worauf sie mit extrapyramidalen Symptomen (besonders einer Kieferklemme) reagierte. Die Patientin ist nach wie vor gespannt. Es fällt mir auf, dass sie viel klagt, und das sehr wortreich, dabei auf genaue Fragen und Vorschläge gar nicht eingeht. Sie klagt u. a. wieder über ein Kribbeln in beiden Unterschenkeln und weist mich auf ein neues Hämatom am linken Unterschenkel hin. Erst jetzt kommt mir die Idee: Lachesis. Ich gebe ihr eine C30. Nach drei Tagen ruft sie an. Es gehe ihr deutlich besser, sie könne schlafen. Wieder vier Tage später ist sie frei von Angst und praktisch beschwerdefrei.

Etwa sechs Wochen später treffe ich sie bei der Beerdigung eines Kollegen, bei dem sie autogenes Training gemacht hatte und der beim Tennisspielen einen plötzlichen Herztod erlitten hatte. Es beeindruckt mich, dass die Patientin angstfrei zu dieser Beerdigung gehen kann, obwohl der Tote genau das Schicksal erlitten hatte, das die Patientin in ihren Angstphantasien gesehen hatte.

Fall 8 **Panische Angstzustände mit Suizidgefahr**

Eine 22-jährige Krankenschwester von pyknischem Körperbau, bei der mir unwillkürlich das enorm breite Becken auffällt. Sie wirkt sehr »stabil« bei einer Größe von 1,78 m und einem Körpergewicht von 92 kg. Sie klagt über starke Depressionen und Angstzustände, die Anfang 1987 auftraten, und zwar nach einem Suizidversuch ihres Verlobten, den dieser vor seinem Examen unternommen hatte. Sie fühle sich ihm sehr verbunden und habe sich ihm sehr angepasst. Die Depressionen seien weniger wegen des Schrecks über seinen Suizidversuch oder aus Angst, ihn zu verlieren, aufgetreten, sondern vielmehr erst, als sie merkte, dass er ihre Hilfe nicht annehmen wollte oder konnte. Intensiver wurden sie, als er aus der psychiatrischen Klinik zurückkam. Dort sei er selbstbewusster geworden und habe gelernt zu sagen, was er denke und wolle. Aber gerade das könne sie nicht.

Seit drei Wochen seien die panischen Angstzustände und die Suizidanwandlungen besonders stark. Sie kämen »wie aus heiterem Himmel«. Sie könne keinerlei Gründe dafür angeben.

Die Patientin erwartet eine Psychotherapie, da auch ihr Freund sich einer solchen unterzogen habe und sie sozusagen mit ihm Schritt halten wolle. Sehr spontan äußert sie, dass das keine Psychotherapie bei einer Frau sein dürfe, besonders nicht bei einer über 50. Sie bringt eine deutliche Abneigung gegen Frauen zum Ausdruck. Ihr Verlobter möchte sie aus Angst sicherheitshalber in einer psychiatrischen Klinik unterbringen. Sie selbst sei dem nicht abgeneigt, weil sie sich wegen ihrer zurzeit bestehenden Passivität und Antriebslosigkeit erhofft, in einer Klinik durch ein festes Tagesprogramm »geführt« zu werden.

Ein auslösendes Moment dürfte die Tatsache sein, dass ihr Verlobter, nachdem er vor dem Examen den Suizidversuch unternahm, nun das Studium nicht abschließen, sondern noch einmal ein neues Studium anfangen will. Das bedeutet für die Patientin, dass sie den Wunsch zu heiraten und vor allem den Wunsch nach Kindern für Jahre zurückstellen muss. Es fällt auf, dass sie das widerspruchslos hinnimmt. Besonders der Wunsch nach eigenen Kindern ist für die Patientin von zentraler Bedeutung. Er war schon in ihrer Kindheit sehr stark. Schon vor ihren ersten sexuellen Kontakten (mit 16 bis 17 Jahren) habe sie immer »Panik« bekommen, wenn die Periode verspätet einsetzte, weil sie dann in ganz irrationaler Weise glaubte, schwanger zu sein. Bevor sie Ovulationshemmer genommen habe, sei ihre Periode immer total unregelmäßig gewesen.

Die Patientin bekommt (am 11.06.) eine Gabe Lachesis D200. Am nächsten Tag berichtet sie, sie sei zunächst unruhiger, dann äußerlich ruhiger geworden. Die panische Angst sei schwächer, Selbstmordgedanken habe sie keine mehr. Vier Tage später berichtet sie, sie sei abwechselnd unruhig oder müde. Die Panik trete nur noch morgens auf. Sie bekommt Lachesis LM12, täglich 5 Tropfen. Eine Woche später ist sie weitgehend beschwerdefrei. Es gehe ihr von Tag zu Tag besser. Sie habe keine Angst und keine Selbstmordgedanken mehr, sie sei aktiver, dazwischen aber viel müde. Es fallen eine belastungsabhängige Tachykardie (Puls oft über 100 Schläge pro Minute) sowie blaue Lippen und blaue Fingernägel auf. Außerdem besteht starker Nachtschweiß.

Fall 9 **Trennungskonflikt**

Eine junge Frau kommt, völlig in Tränen aufgelöst, weil ihr Freund sich von ihr getrennt hat. Sie sei völlig hilflos und wisse eigentlich gar nicht, was sie bei mir soll. Ich als Arzt könne ihr sicher auch nicht helfen. Sie sei seit der Trennung völlig unausgeglichen, ruhelos und antriebslos zugleich, ungeduldig und aggressiv. Sie suche Gesellschaft und wolle dann wieder alleine sein. Früher, d. h. vor der Trennung, *konnte* sie allein sein und sich mit sich selbst beschäftigen, jetzt nicht mehr. Oft renne sie wie ein Tiger im Käfig herum. Seit der Trennung nehme sie an Gewicht ab und leide unter Schlafstörungen, besonders Einschlafstörungen. Zum Kern des Problems führt der Satz, dass sie in jeder Beziehung dazu neige, die dominante Rolle zu spielen. Sie habe sich schon von mehreren Freunden getrennt, ohne dass ihr das viel ausgemacht habe, aber da sei jedes Mal *sie* es gewesen, die sich getrennt habe, denn die Männer seien alle schwächer gewesen als sie. Nun habe sie zum ersten Mal einen Freund gehabt, der »noch etwas über ihr« stand. – Es geht ihr demnach wohl weniger um den Verlust des Freundes als um den Verlust der Dominanz, der *Macht.*

An körperlichen Symptomen sind noch zu erwähnen, dass sie früher häufige Anginen hatte, bis die Mandeln entfernt wurden, und dass sie rheumaartige Schmerzen in den Kniegelenken hat.

Die Patientin bekommt eine Dosis Lachesis C30 und berichtet vier Tage später, dass es ihr wesentlich besser gehe. Sie könne sich jetzt ohne Panik mit der gegebenen Situation auseinander setzen. Während sie bisher von den stärksten Emotionen hin- und hergerissen, geradezu überschwemmt worden sei, könne sie jetzt wieder vernünftig denken, reagiere wieder eher rational als emotional. – Sie gibt mir dann unbeabsichtigt noch einen kleinen Anschauungsunterricht über ihr Dominanzstreben und ihr egozentrisches Durchsetzungsvermögen, indem sie einen sofortigen Termin »fordert« und das auf Kosten anderer durchsetzt und sich überdies auch noch im Wartezimmer vordrängt, so dass ein bescheidener junger Mann statt ihrer warten muss.

Genau zwei Wochen später berichtet sie, es gehe ihr gut; es sei fast wie ein Wunder. Die Situation der Trennung sei zwar äußerlich unverändert, aber sie könne sich jetzt mit ihr auseinander setzen. Sie habe schon vorher rational erfasst, dass es keinen Sinn habe, an der Beziehung festzuhalten, aber die Emotionen seien eben stärker gewesen als die Einsicht. Seit der Trennung vor etwa drei Monaten habe sie immer wieder mit vielen Bekannten über ihre Situation geredet, ohne dass sie dabei weiter gekommen sei. Sie habe sich immer nur im Kreis gedreht. Erst jetzt könne sie ihrer rationalen Einsicht folgen.

Sie sei jetzt wieder wie früher: ruhig und positiv, habe wieder Spaß am Leben. Sie könne wieder Pläne machen und wieder Anteil nehmen an den Sorgen anderer, d. h. ihnen zuhören, während sie bisher geglaubt habe, zu ersticken, wenn jemand mit seinen »Problemen« zu ihr gekommen sei. Das Schlimmste sei die innere Unruhe und Rastlosigkeit gewesen, die mit Lust- und Teilnahmslosigkeit einhergingen. Bis vor kurzem habe sie Angst gehabt, abends zu Bett zu gehen, weil dann ihre Gedanken sie gejagt hätten. Jetzt freue sie sich darauf, wenn sie müde und entspannt zu Bett gehen könne. Auch könne sie erst jetzt wieder lesen.

Fall 10 **Bulimie und Logorrhoe**

Eine 38-jährige Patientin kommt wegen Ess-Sucht in Verbindung mit häufigem Erbrechen (3-4-mal pro Woche). Abgesehen von häufigen Klagen über »Stress« und einer typischen Logorrhoe fällt mir der Satz auf: »Bewältigen kann ich eigentlich alles«.

Es war sehr eindrucksvoll zu sehen, dass die Ess-Sucht immer in Situationen auftrat bzw. sich verschlimmerte, in denen dieser Stolz auf die eigene Kraft erschüttert wurde, indem er an charakteristische Grenzen stieß, die die Patientin nicht mehr »bewältigen« konnte.

Das Erste war, als ihr anderthalbjähriger Sohn plötzlich eine lebensbedrohliche Gehirnblutung erlitt, eine Situation, mit der sie sich nur schwer abfinden konnte. Damit fällt der Beginn der Ess-Sucht zusammen.

Das Zweite war, als sie kurz nach der Geburt des zweiten Kindes unbeabsichtigt wieder schwanger wurde und sich seither durch die Kinder überfordert und eingeengt fühlt. In dieser Schwangerschaft kam es zu einer Verschlimmerung der Ess-Sucht. Heute reagiert die Patientin oft wider Willen gereizt und ungeduldig auf die Kinder, »flippt aus«, wie sie sagt, was ihr aber selbst Leid tut.

Die dritte Situation, in der sie an eine Grenze stößt, die sie nicht bewältigen kann und die sie zum Essen als Ausweg drängt, ist, dass sie sexuell unbefriedigt ist und sich von ihrem Mann nicht mehr als Frau begehrt fühlt. Außerdem kann sie nicht so mit ihm reden, wie sie möchte. Sie möchte es »aus ihm herausholen«, merkt dabei aber seinen zähen Widerstand und dass sie an die Grenze ihrer Einflussmöglichkeiten stößt. Im Spaß droht sie ihm, sich woanders Befriedigung zu suchen. Wenn sie dagegen in einer Gesellschaft ist, in der sie unbefangen reden und sich aussprechen kann, denkt sie gar nicht an das Essen.

Zusammenfassend kann man sagen, dass es sich jedes Mal um eine Situation handelt, die mit dem Willen – und sei er noch so stark – nicht zu »bewältigen« ist, die nur hingenommen werden kann: eine plötzliche schicksalhafte Erkrankung, eine Schwangerschaft (sie könnte willentlich nur zerstört werden) und die Welt persönlicher Gefühle, die sich nicht erzwingen lassen.

Fall 11 **Depression und Größenphantasien**

Ein Mann, Mitte 50, klagt über Depressionen, die ihn von Jugend an immer wieder überfallen. Sie behindern ihn besonders bei der Arbeit, die dadurch immer wieder ins Stocken komme, so dass er immer wieder von vorne anfangen müsse. Es fallen mir sein gebückter Gang mit den hängenden Schultern und seine Stoßseufzer während des Gesprächs auf.

Bei der Arbeit besteht eine Diskrepanz zwischen seinen ehrgeizigen, hochfliegenden Plänen und dem Hängenbleiben in Kleinigkeiten. Eine immer wiederkehrende Phantasie sei die von einem Generalstabsoffizier, der beispielsweise einen Feldzug gegen Russland zu organisieren habe. Er würde dann vor die Wahl gestellt, könne sich aber wahrscheinlich nicht entscheiden, ob er in »Stoßeinheiten« die strategisch wichtigen Städte, Straßen etc. oder das ganze Land flächenhaft, d. h. bis zum letzten Dorf, besetzen soll.

Oft schiebt er die Arbeit vor sich her und kann dann unter dem Druck des Unerledigten an nichts anderes denken als an die Arbeit, ist aber gleichzeitig unfähig, diese zu erledigen. Sein größter Wunsch ist, etwas fertig und abgeschlossen zu sehen, was ihm jedoch nur selten gelingt. Immer wieder erwähnt er den inneren Druck durch unerledigte Aufgaben. Er leidet unter permanenten Minderwertigkeitsgefühlen, die er durch große, heroische Leistungen zu kompensieren hofft.

Das erste Mittel ist Phosphor, das zunächst gut wirkt, sogar eine gewisse Euphorie zu Tage fördert. Später bekommt er Natrium muriaticum, das seine immer wieder auftretenden Phasen von resignierender Hoffnungslosigkeit, in denen er sich »gehen lässt«, ausgleicht. Nach der Einahme von Natrium muriaticum fühlt er sich immer »disziplinierter«, es fällt ihm spontan sein strafferer, aufrechter Gang auf, und vor allem kann er besser, d. h. konzentrierter arbeiten. Nach einiger Zeit bringen aber beide Mittel nur noch mäßigen Erfolg.

Nach einer Dosis Lachesis fällt ihm als Erstes auf, dass er morgens viel leichter aufstehen, d. h. »an die Arbeit gehen« kann, dann, dass er freier und ruhiger atmet und dass die Stoßseufzer aufhören. Er hat das Bedürfnis, die Arme weit auszubreiten und »den Kopf höher zu tragen«. Die Arbeit »fließt nun ruhig dahin«, und vor allem wird er selbstbewusster, »stolzer«, wie er sagt.

Erst jetzt erkennt er, dass er nicht unter einem äußeren Druck gelitten hat, sondern sich viele Jahre lang selbst unter Druck gesetzt hat durch hochfliegende, ehrgeizige Pläne und oft unerreichbare Ideale. Dabei habe er immer »den Atem anhalten« müssen, er habe auch »den Mund zu voll genommen«, d. h. eben einen Mund voll Luft genommen, ohne diese dann »verdauen« oder »loslassen« zu können. Vielmehr habe er versucht, mit angespanntem Atem seine Ziele »krampfhaft« zu erreichen.

So wie auf Lachesis der Atem gleichmäßig und ruhiger zu fließen begann, so kam wie von alleine auch die Arbeit ins Fließen und brachte mit viel weniger verkrampfter Anspannung einen viel größeren Erfolg. Vor allem erlebte der Patient eine vorher nie gekannte Gelassenheit, während er vorher gehemmt war durch die Angst, nichts zu erreichen und damit nichts wert zu sein.

Auch seine Generalstabsphantasien wurden ihm bewusst, um dann weitgehend zu verschwinden. Der Generalstäbler, der am Schreibtisch den Krieg plant, versucht, »das Chaos« des Krieges zu ordnen und auf dem Papier zu beherrschen. Ein solcher Offizier hat aber nicht die Kraft, selbst zu kämpfen. Es wurde ihm auch klar, dass ein Truppenführer die Truppe »zusammenhalten muss«, d. h. er darf sie nicht schneller vorstürmen lassen als das Gros und der Nachschub nachkommen. Gerade so aber hatte er lange gehandelt.

Seine Depressionen rührten daher, dass seine innere Dynamik behindert war und dadurch die Arbeit nicht »zwanglos fließen« konnte. Behindert war sie aber auch durch seine Ungeduld, wenn es nicht schnell genug ging. Vor Widerständen wich er dann nur zu gerne in neue große Pläne aus, so dass er immer Neues anfing, anstatt das Begonnene abzuschließen. Er schob alles auf, wenn er unter Druck kam, wodurch der Druck natürlich nur noch größer wurde. So sehr er über das Unerledigte stöhnte und sich danach sehnte, »fertig« zu sein, so sehr fürchtete er auch diesen Zustand, der ein Zur-Ruhe-Kommen bedeutet hätte. Beides ist ihm unerträglich: wenn die Dynamik aufgehalten wird und wenn sie zur Ruhe kommt.

So kommt es oft zu einer leeren Aktivität, zu einer Aktivität, die sich selbst hemmt, zu einem Missverhältnis von großem Aufwand und geringem Nutzen, zu einer Anspannung ohne Ruhe und Besonnenheit.

Seine Arbeit ist ein dauernder Kampf um die Ordnung: sie ist oft behindert durch äußere oder innere Unordnung, die am Wesentlichen vorbeigeht und damit unproduktiv wird. Er braucht die Ordnung, um die fehlende Dynamik zu ersetzen, um seine gegenteiligen »chaotischen« Tendenzen unter Kontrolle zu halten.

Er war dann ganz überrascht, dass er nach Lachesis plötzlich Unordnung ertragen konnte und dass seine Dynamik sich auf das Wesentliche richtete. Er entdeckte, dass Kontrolle auch durch Kraft möglich ist. Das »Domino-Denken und -Handeln«, bei dem sich die Ideen überstürzen und immer eines *vor* dem andern erledigt werden sollte, wurde überwunden, und er konnte nun schön eines *nach* dem andern erledigen.

Davon abgesehen litt er an einer ausgesprochenen Bindungsangst, weil er in einer Bindung eine Einschränkung seiner Freiheit befürchtete. Er identifizierte sich mit Goethe, der immer wieder neue Frauenbekanntschaften hatte, aber aus Angst, »in den Sack gesteckt zu werden«, immer wieder die Flucht ergriff. Eine seiner Phantasien war, er werde wie ein friedlich grasendes Pferd mit einem Lasso eingefangen.

Als er sich wieder einmal von einer Frau bedrängt und »umgarnt« fühlte, träumte er, er sei Laokoon, der mit den Schlangen kämpft. Nachdem er 5 Tropfen Lachesis LM6 genommen hatte, fühlte er sich stark und frei von der Umstrickung und wusste, dass es auf seine eigenen Entscheidungen ankommt und dass er sich die Freiheit, seine eigenen Schritte zu tun, nicht nehmen lassen darf und sie unter Umständen auch gegen Widerstände erkämpfen muss.

Fall 12 **Differentialdiagnosen rechtsseitiger Beinschmerzen**

Ein 44-jähriger Elektroingenieur wird wegen Schmerzen im rechten Unterschenkel vom Hausarzt zum Orthopäden überwiesen. Dieser diagnostiziert eine Entzündung der Achillessehne und legt einen Liegegips an. Als nach ca. vier Wochen der Gips entfernt wird, sind Unterschenkel und Fuß blaurot geschwollen und schmerzhaft. (Schon das Symptom der blauroten Verfärbung im Zusammenhang mit einer Ruhigstellung lässt an das Arzneimittelbild »Lachesis« denken.) Aufgrund der Schmerzsymptomatik wird eine Gicht diagnostiziert. Es findet sich ein Harnsäurespiegel von 8,5, später von 6,9 mg%. Der Schmerz steigt hoch bis in den Oberschenkel, den rechten Hoden und die rechte Bauchseite. Nächste Diagnose: chronische Blinddarmentzündung. Man denkt auch an die Gallenblase, da man dort ein streichholzkopfgroßes Papillom findet. Die Diagnose einer Thrombose kommt der Sache wohl am nächsten, aber ein namhafter Angiologe kann keinen krankhaften Befund erheben. Er setzt die bisherige Antikoagulantien-Therapie ab und rät auch vom Kompressionsstrumpf ab. Wenn die Krankheit nicht in den Venen zu lokalisieren sei, müsse sie in den Muskeln oder den Nerven zu suchen sein. Er überweist deshalb den Patienten zu einem Neurologen, der Patient findet sich aber unversehens bei einem Homöopathen wieder und entschließt sich in sehr sachlicher, vorurteilsfreier Weise, einen Versuch zu machen.

Wie gesagt, tauchte die Verdachts-Diagnose »Lachesis« schon bei dem Symptom der blauroten Verfärbung in Ruhigstellung auf. Diese Arzneimittel-Diagnose ist nun der Mittelpunkt, von dem aus sich die ganze Peripherie überblikken und vor allem erfolgreich behandeln lässt.

In der Anamnese finden sich noch zahlreiche andere Lachesis-Charakteristiken, die sich rasch zu einem Ganzen zusammenschließen, die aber bisher niemand im Zusammenhang mit den jetzt geklagten Schmerzen gesehen hatte:

- Seit dem 14. Lebensjahr häufige Migräneanfälle mit Flimmern vor den Augen, besonders an Wochenenden (d. h. in Ruhe) auftretend.
- Lange Zeit bestehende Hypotonie

Während seiner Tätigkeit im Ausland erlitt der Patient vor ca. zehn Jahren am Roten Meer (in großer Hitze) einen Kreislaufkollaps mit beengendem Reifengefühl um die Brust und akuter Angst. Dieses Ereignis zwang ihn, seine Auslandstätigkeit aufzugeben. Zu Hause wurde er wegen fehlender Organbefunde in eine psychosomatische Klinik eingewiesen. Dort trat 1979 eine nicht ungefährliche Thrombose im rechten Bein auf, die sich 1985 wiederholte.

Abgesehen von den offensichtlichen Fehldiagnosen ist die klinische Diagnose »Thrombose« weder falsch oder bedeutungslos, aber sie umfasst nur einen Teil aus der Gesamt-Symptomatologie, nicht die »Krankheit an sich« und ist nur ein wahrnehmbares Symptom unter vielen anderen.

Die Schmerzen seien besonders stark bei Luftdruckschwankungen, vor allem beim Wechsel von Hoch- zu Tiefdruck. Bei Hochdruckwetter fühle er sich allgemein wohler. Auch am Meer gehe es ihm besser, weil auf Meereshöhe der Luftdruck naturgemäß am höchsten sei. Der Patient versucht, das rein physikalisch zu erklären und rechnet mir vor, wie viel kg pro cm^2 das ausmache, »welcher Druck auf unseren Schultern lastet«. Dabei zieht er unwillkürlich die Schultern ein.

Das hat sicher auch eine psychologische Komponente. Steht der Patient unter Druck? Braucht er den Druck, weil er den Kollaps fürchtet, wenn der Druck nachlässt (s. Hypotonie)?

Der Patient bezeichnet sich als Choleriker, der keine Unordnung und keine Ungerechtigkeit ertragen könne. Das führe oft zu gereizten Reaktionen. Er müsse immer sein Ziel klar vor Augen sehen. Wenn vielerlei auf ihn einstürme, verliere er leicht die Nerven. (Für die Lachesis-Konstitution ist es charakteristisch, dass sie entweder »chaotisch« ist, d. h. keine Ordnung halten kann und immer wieder neue Dinge anfängt, ehe sie die alten abgeschlossen hat, oder dass sie umgekehrt, weil sie dieses »Chaos« als innere Gefahr fürchtet, die Ordnung besonders betont und keine Unordnung ertragen kann, wie in diesem Fall.)

Zwei seiner Konflike sind ebenfalls Ausdruck der Lachesis-Konstitution:

Der Patient sagt, er sei ja eigentlich Ingenieur, müsse aber jetzt Bürokrat sein (als Angestellter in der städtischen Elektrizitätsversorgung). Früher sei er in die »große weite Welt« gegangen (nach Arabien, was sehr gut zu Lachesis passt, die oft den Drang »nach draußen«, in die Ferne hat), jetzt falle ihm die Unterordnung unter den Beamtenapparat schwer.

Er schlafe schlecht seit einem Umzug in das Haus seiner Schwiegereltern, wo wegen des Schwiegervaters, der »ein sturer, rechthaberischer Prozessierer« sei, verworrene Familienverhältnisse herrschten. Hier wird also deutlich der »Druck, der auf den Schultern« lastet, sichtbar. Offenbar unterdrückt er cholerische Aggressionen.

Nach 14 Tagen sind die Schmerzen im rechten Bein besser, die Bauch- und Hodenschmerzen sind verschwunden, die Kopfschmerzen nicht mehr aufgetreten. Er sei vergesslicher und unruhiger geworden, fange vieles an, führe nichts zu Ende. (Gerade das hatte der Patient ja bisher vermieden.) Nach erneuten 14 Tagen ist der Patient weitgehend beschwerdefrei.

Fall 13 **Haarausfall**

Eine Patientin, die ich seit längerer Zeit als typische Lachesis-Patientin kenne: überaktiv, hektisch, sich dauernd für andere (d. h. für Abhängige, Schwache) einsetzend und sich dabei selbst überfordernd, kommt nach längerer Pause wegen Haarausfalls, wobei sie das Gefühl habe, als sei die ganze Kopfhaut wund.

Sie entschuldigt sich dann für eine – wie sie meint – »verrückte« Aussage, die aber gerade ein Schlaglicht auf einen wichtigen psychosomatischen Zusammenhang wirft: Wenn sie etwas tun »müsse«, habe sie das Gefühl, als gingen alle Poren auf, so dass dadurch die Haare ausfallen. Bekanntlich kann Lachesis keinen Zwang ertragen und ist der Haarausfall ein typisches Lachesis-Symptom. Die Patientin steht von Jugend an im Konflikt mit ihrer Mutter, von der sie sich zu diesem und jenem gezwungen fühlt. Sonstigen »Zwängen« weicht sie aus, indem sie durch ihre Überaktivität und die Wahl schwächerer Partner der eventuellen Aktivität anderer, die sie »zwingen« könnten, einfach zuvorkommt.

Wenn sie sich aber doch gezwungen fühlt, »gehen ihr die Poren auf« wie in einer Art Kollaps-Reaktion.

Fall 14 **Ende einer Psychoanalyse**

Dieser Fall stammt noch aus meiner psychoanalytischen Zeit. Ich hatte mich 2–3 Jahre lang ohne nennenswerten Erfolg bemüht, alle Einzelheiten der Biographie und des Unbewussten aufzuschließen, bis ich bei der Patientin einen meiner ersten homöopathischen Versuche unternahm und ihr eine Tablette China D12 gab. Sie bekam darauf zwei Tage lang Fieber und hatte anschließend zum ersten Mal seit langem normalen Appetit. Ihren Freund, der bis dahin für sie Lebensmittel eingekauft und gekocht hatte und sie dauernd gedrängt hatte, doch bitte etwas zu essen, brauchte sie nicht mehr und schickte ihn weg. Die Analyse war innerhalb von 14 Tagen beendet. Dann hörte ich lange nichts mehr von ihr, bis sie nach Jahren wegen schwerer Migräne kam. Jetzt glaubte ich wegen der starken Abmagerung das Vollbild von Natrium muriaticum in ihr zu sehen. Das half auch gut gegen die Migräne, aber kaum gegen die Appetitlosigkeit. Auch China ließ mich im Stich.

Im September 1986 war ihr Körpergewicht auf 48 kg gesunken. sie berichtete ein merkwürdiges Symptom: Sie könne nur essen, wenn sie allein sei. Sie suche das Alleinsein und ziehe sich völlig zurück. Sie fror, hatte eiskalte Hände und Füße und berichtete über eine gegenstandslose Angst, die kalten Angstschweiß hervorbrechen lasse. Sie habe Angst »durchzudrehen« und denke an Suizid. Erst jetzt fiel mir ein früher berichtetes Würgegefühl auf und eine angedeutete Klaustrophobie.

Daraufhin gab ich ihr am 02.09.86 eine Dosis Lachesis D200.

Am 09.09. ging es ihr wesentlich besser. Sie habe Appetit, esse regelmäßig. Ihre Hände waren warm, ihr Kontaktbedürfnis hatte deutlich zugenommen. Sie feiere mit ihrem Freund wahre »Fressorgien«, habe z. B. an einem Abend einen ganzen Ring Fleischwurst gegessen. Sie stelle sich vor, sich den ganzen Winter über mit ihrem Freund einzuschließen und überall an der Wand – wie in einem Bauernhaus – Wurstringe aufzuhängen. Sie erzählte genüsslich, wie gerne sie in dieser Woche Marmelade gekocht und Kuchen gebacken habe. In einer Woche hatte sie 1–2 kg zugenommen. Die Angst war völlig verschwunden. Dann erzählte sie eine aufschlussreiche, typische Lachesis-Geschichte. Eine ältere Frau, die sie gerne besucht habe, habe ihr Kuchen angeboten. Sie habe den mitnehmen und erst zu Hause essen wollen, habe dann aber doch dem Drängen der Gastgeberin nachgegeben und wenigstens etwas von dem Kuchen in ihrer Gegenwart gegessen. Dann habe ihr die Gastgeberin, die es sehr gut mit ihr meinte, einen Löffel mit Marmelade in den Mund gesteckt. Dabei habe sie eine panische Angst bekommen und geglaubt, zu ersticken. Sie sei sich wie vergewaltigt vorgekommen. Erst jetzt werden die biographischen Zusammenhänge klar. Sie ist die Tochter eines Bäckers und sollte als gut genährtes Kind »vorgezeigt« werden, sozusagen als Geschäftsreklame. Sie wehrte sich früh gegen das Essen, das sie als Pflicht und Zwang empfand. Ihr größter Wunsch war, erwachsen zu werden, um das Essen selbst bestimmen zu können.

Am 09.10. berichtet sie von normalem Essverhalten und dass sie gerne koche. Während des Essens werde es ihr aber heiß im ganzen Körper »wie bei Schock und Übelkeit«. Sie habe Angst, dass jemand während des Essens zu ihr komme. Angst trete auch in Menschenmengen (z. B. im Supermarkt) und vor dem Einschlafen auf. Alles müsse schnell gehen, sie müsse immer in Aktion sein. »Wenn ich warten muss, werde ich wahnsinnig.«

Ende Oktober kommt es zu einem Rückfall. Sie kann zu Hause überhaupt nichts essen, besonders kein Frühstück, wiegt nur noch 46 kg, lebt nur von Milch und Eiern. Abends geht es etwas besser. Sie geht nicht mehr aus dem Haus, telefoniert aber viel. Sie klagt über ein Kloßgefühl im Hals.

Bei diesem nicht unbedenklichen Zustand erwähnte ich, dass ich an eine Klinikeinweisung denken müsse. Da aß die Patientin wieder, weil das Wort Klinik die für sie entsetzliche Vorstellung von »Zwangsernährung« beinhaltete. Von da an ging es kontinuierlich bergauf.

Am 12.01. berichtet sie über relativ guten Appetit, aber auch über Schwindel und Angst, ohnmächtig zu werden. Der Boden schwanke unter ihren Füßen. Sie könne nichts mehr kontrollieren(!). Sie habe Angst vor Menschen.

Am 09.12. geht es ihr deutlich besser. Sie wiegt inzwischen wieder 50 kg, sei lebensfreudiger, habe Appetit und pflege Kontakte mit der Außenwelt. Nur fühle sie etwas wie einen »Ring um den Hals«. Seit langem spüre sie zum ersten Mal wieder ihre Peristaltik. Das sei ein ganz neues und tolles Gefühl für sie. Sie ist ganz anders gekleidet, farbenfroher und freundlicher, und hat einen gelösten Gesichtsausdruck. Sie nähe jetzt leidenschaftlich gerne und habe einen sinnlichen Genuss beim Umgang mit Stoffen und deren Farben.

Ihr Freund und sie, die seit zwei Jahren zusammenleben, sexuelle Kontakte aber streng vermeiden – sie aus Angst, er, weil er (als überaktiver Lachesis-Typ) dazu »keine Zeit« hat – könnten plötzlich zärtlich miteinander sein. Dabei tauche allerdings wieder die Angst vor der Sexualität als dem »Unkontrollierbaren« auf.

Nun berichtet sie, dass sie vor einem Jahr eine »tolle« sexuelle Beziehung zu einem anderen Mann gehabt habe. Das sei allerdings eine nur-sexuelle Beziehung gewesen. Reden habe sie mit dem Mann nicht können. Sie brach dann die Beziehung ab aus Angst vor der Grenzenlosigkeit, davor, sich im Orgasmus selbst zu verlieren, vor dem »maßlosen Genießen«. Sie sei zutiefst erschrocken, dass sie auch »nur triebhaft«, »unkontrollierbar vom Trieb gesteuert«, »wie eine Dirne« sein konnte. Daraufhin habe sie aufgehört zu essen.

Wir haben hier eine wesentliche psychologische Wurzel der Anorexie, wie man sie vielleicht auch in einer Psychoanalyse hätte auffinden können. Der wesentliche Unterschied zur Psychoanalyse ist aber, dass es nicht bei einer bloßen Einsicht bleibt, die dann oft nur schwer in die Tat umzusetzen ist, sondern dass wir ein sozusagen selbst wirkendes Heilmittel haben, und ferner, dass die Einsicht, die erst mit oder nach der Heilung auftaucht, keine »intellektuelle« Heilung ist, die oft nichts bewirkt.

Fall 15 **Todesängste durch äußere Ursachen?**

Eine 21-jährige Studentin, die im Kontrast zu ihrem blühenden Aussehen an hypochondrischen Krankheitsängsten leidet und zahlreiche »Mini-Symptömchen« vorträgt. Auf ihre gesunden roten Backen will sie nicht angesprochen weden, weil sie u. a. an Errötungsfurcht leidet. Es seien nur ihre chronische Tonsillitis, ihr Haarausfall, ihre häufigen Cystitiden, ihre nervösen Durchfälle, ihre kalten Hände und ihr Herzrasen erwähnt.

Eines Tages klagt sie über Todesängste. Es gibt dafür anscheinend äußere Gründe: Eine Schulfreundin starb mit 19 Jahren an Leukämie, und der Vater hat eine kausale Erklärung parat: Sie sei als Kind einmal durch eine Glastür gefallen und habe sich dabei neben Schnittverletzungen im Gesicht einen Schock zugezogen.

Es fällt jedoch auf, dass die Todesängste nie bei Spaziergängen im Freien auftreten. (Die Patientin phantasiert von einem Leben auf dem Land als Bäuerin.) Außerdem treten die Todesängste erst auf, als sie ihren Freund kennen lernte und verschwanden, als sie alles zu sagen wagte, was sie dachte. Sie hat sich dabei »Luft verschafft« und von einem inneren Konfliktdruck befreit.

Nach Lachesis C30 verschwanden die Todesängste und die meisten anderen Symptome völlig.

Fall 16 **Hyperaktivität**

Ein 23-jähriger Patient eröffnet das Gespräch mit der Bemerkung, er wisse eigentlich nicht, was er wolle. (Schon diese erste Bemerkung ist Lachesis-verdächtig als Ausdruck einer Unentschlossenheit.) Dann kommen die Lachesis-Symptome massenweise: Die Mandeln wurden ihm frisch exstirpiert, er leidet unter häufigen Otitiden und Kreislaufstörungen. Schließlich noch ein scheinbar ganz unbedeutendes Mini-Symptom, das aber gut in das Lachesis-Bild passt. Sein linkes (!) Ohr sei immer hochrot, wie im Fieber. Er klagt über Haarausfall, den er für seine Unsicherheit vor Frauen verantwortlich macht. Er möchte doch so gerne ein »Playboy« sein. Er habe einen riesigen Freundeskreis und gelte dort als »Angeber«. Er sei ein »totaler Motorradfan« und überhaupt »total in Hektik«. Er sei ein starker Raucher. Sein Gedankengang ist äußerst sprunghaft. Er habe häufig seinen Beruf gewechselt, zurzeit ist er Testfahrer bei Mercedes-Benz. Er fährt deshalb täglich, meist mit hoher Geschwindigkeit, von Darmstadt nach Untertürckheim und zurück, um dort auf einer Teststrecke bei einer Geschwindigkeit von ca. 200 km/h Bremsversuche u. Ä. zu machen. Dabei könne er sich »austoben«. Nicht genug damit: In der Freizeit fährt er Rennrad und macht einen Drachenfliegerkurs. Später möchte er zur Lufthansa. »Das Einzige, was ich kann, ist reisen.«

Nach Lachesis C-XM geht es ihm rasch besser. Er arbeite besser, d. h. konzentrierter und ausdauernder, er begreife besser, sein Kreislauf sei »blendend«. – Wenn er jedoch sagt, er arbeite wie ein Tier und lebe nur in der Zukunft, dann sind das wohl noch Restsymptome. Vorübergehend wird er müde. Er schlafe sich in einen Traum hinein. Schlafentzug hilft ihm, »zu viel Schlaf ist Gift«. Dann wachsen nicht nur die Haare, sondern er wundert sich, dass er beim Autofahren viel ruhiger und gelassener ist, nicht mehr jeden überholen muss und sich nicht mehr über jeden ärgert, der *ihn* überholt. Auch im Stau oder wenn er an einer Ampel warten muss, entdeckt er zu seiner eigenen Überraschung, dass er viel geduldiger warten kann.

3. Natrium muriaticum

Das Salz ist von allen Edelsteinen, die uns die Erde gibt, der wertvollste.
Justus von Liebig, zit. nach Bergier

Von Kritikern der Homöopathie oder von Unwissenden kann man oft hören: Wie kann einfaches Kochsalz ein Heilmittel sein, da wir es doch täglich in ausreichender Menge zu uns nehmen, es uns also nicht »fehlen« kann? – Wir können aber gerade an diesem Beispiel besonders klar den grundsätzlichen Unterschied zwischen der materiellen und der homöopathischen Wirkung einer Substanz erkennen.

Hahnemann fragt darüber hinaus: Wie kann das Kochsalz ein Heilmittel sein, da es normalerweise kein »Gift« ist, das bestimmte Krankheitssymptome erzeugt, da wir es ja täglich zu uns nehmen. Er sagt dazu:

> »*Wenn man also annimmt, dass das Kochsalz in seiner natürlichen Beschaffenheit, beim gewöhnlichen, mässigen, täglichen Gebrauche keine schädlichen Einwirkungen auf die menschliche Gesundheit äussert, wird man auch keine Heilkräftigkeit in Krankheiten von ihm erwarten können. Und gleichwohl liegen die grössten Heilkräfte in demselben verborgen.*
>
> *Giebt es demnach irgend einen, auch dem Schwachsichtigen einleuchtenden Beweis, dass die der Homöopathik eigne Zubereitung der Arzneisubstanzen gleichsam eine neue Welt von Kräften, die in der Natur bisher verschlossen lagen, an den Tag bringt, so ist es gewiss die Umschaffung des in rohem Zustande indifferenten Kochsalzes zu einer heroischen und gewaltigen Arznei, die man nach dieser Zubereitung Kranken nur mit grosser Behutsamkeit reichen darf. Welche unglaubliche und doch thatsächliche Umwandlung! – eine anscheinend neue Schöpfung!*« (Die chronischen Krankheiten. Bd. 4, S. 348).

Es ist wie im Märchen von der Königstochter, die ihrem Vater als höchsten Liebesbeweis sagt, sie habe ihn so lieb wie Salz, dafür aber von diesem verstoßen wird, weil er sich durch diese scheinbar wertlose Gabe verhöhnt fühlt. Sie muss dann in der Fremde als niedere Magd dienen, bis der Vater das unscheinbare und verachtete Salz als das Unentbehrlichste und Kostbarste erkennt und sie wieder in ihre Würde als Königstochter einsetzt (so u. a. in dem tschechischen Märchen: »Salz ist mehr als Gold« s. Kapitel 3.11.).

Die Entdeckung der Heilkraft des Kochsalzes ist eines der ganz großen Geschenke Hahnemanns. Sie geschah sozusagen aus dem Nichts heraus. Während er sich bei anderen Arzneien z. T. auf den damals bekannten Arzneischatz stützen konnte, hat er, was das Kochsalz betrifft, meines Wissens keine Vorgänger in der Pharmaziegeschichte.

Das Salz kommt in gelöster Form im Meer oder in auskristallisierter Form in unterirdischen Salzlagern vor, die aus früheren Meeren entstanden sind. Es kristallisiert entweder aus einer wässrigen Lösung aus und gewinnt dabei seine klare Form mit ihren Ecken und Kanten, oder es löst sich im Wasser auf und verliert dabei seine Form. Es besteht eine Art Antagonismus zwischen Wasser und Salz.

Das Wasser bzw. das Meer gilt seit jeher als die Quelle des Lebens. Ohne Wasser ist kein Leben möglich, alles Leben kommt aus dem Wasser, und so ist das Wasser geradezu zum Symbol des Lebens geworden. Es ist auch das Symbol des Gefühls. Man denke etwa an den Ausdruck »nach Gefühl und Wellenschlag«.

Andererseits gilt das Salz besonders in seiner kubischen auskristallisierten Form von alters her als das Symbol des Irdischen, der materiellen Welt. Man stelle sich etwa eine Salzwüste vor, in der es kein Wasser und damit auch kein Leben gibt. Alles ist ausgetrocknet, dürr, hart, tot. Nicht umsonst heißt das Meer mit dem höchsten Salzgehalt das »Tote« Meer.

Durch seine Fähigkeit, Wasser anzuziehen, ist das Salz der Hauptregulator des osmotischen Drucks. Es trocknet den Körper aus, indem es dem Gewebe Wasser entzieht, und erzeugt Ödeme. Die Haut ist trocken *oder* wächsern und ödematös. Die Schleimhäute sezernieren zu wenig oder zu viel (z. B. Tränen und wässriger Schnupfen).

3.1 Die Trockenheit und die Strenge

In Analogie dazu hat der Natrium-muriaticum-Patient eine feste Form. Er wirkt oft wie »ausgetrocknet«: hager, hart, eckig, karg. Oft ist er mager trotz guten Appetits, wobei die Abmagerung eher in der oberen Körperhälfte (besonders am Hals) auftritt. Vielleicht ist es Zufall, vielleicht auch nicht, dass man die Supraklavikulargrube als »Salznäpfchen« bezeichnet.

Trocken sind besonders die Haut und alle Schleimhäute. Häufig findet man trockene, raue, juckende Ekzeme (Neurodermitis) besonders in den Gelenkbeugen, zwischen den Fingern und am Haarrand. Die Kopfhaut neigt oft zur

Schuppenbildung. (Eine Ausnahme bildet die Gesichtshaut, die oft fettig-pastös ist.) Die Trockenheit der Atemwege führt oft zu chronischem Schnupfen und chronischer Bronchitis. Die Trockenheit des Mastdarms führt oft zu Obstipation mit trockenem, hartem Stuhl. Die Trockenheit der Vaginalschleimhaut steht oft mit Frigidität in Zusammenhang. Die Menarche ist oft verspätet, die Periode oft spärlich, unregelmäßig oder setzt ganz aus. Zur Trockenheit gehört auch der unstillbare Durst der Diabetiker.

Eine Patientin sagte mir nach einer Gabe Natrium muriaticum, sie komme sich vor wie eine ausgetrocknete Pflanze, die nach langer Zeit zum ersten Mal wieder begossen wurde und deren Blätter nun wieder frisch und saftig würden.

Natrium muriaticum ist auch ein »kaltes« Mittel. Es fehlt ihm die »Lebenswärme«, es ist so »frostig«, dass es auch in der Sonne friert oder dass seine Symptome sich in der Sonne verschlechtern. Auch im Seelischen ist der Patient »trocken«, d. h. nüchtern, realistisch, rational und ernst. Wir finden hier eher die theoretisch begabten Menschen (etwa Mathematiker) und solche, die gut, d. h. »sachlich«, mit »realen« Dingen umgehen können (z. B. mit Geld).

Er hat eine »feste Form« von klaren Prinzipien, von hohem Pflicht- und Verantwortungsbewusstsein. Er ist oft sehr fleißig, zuverlässig, diszipliniert und ehrgeizig und neigt manchmal zu einem gewissen moralischen Rigorismus. Eine Lehrerin, die wegen eines Stockschnupfens mit Natrium muriaticum behandelt wurde, wobei dieser sich zunächst in einen Fließschnupfen verwandelte, sagte mir, der Schnupfen mache sie »sanfter«. Sie sei nun nicht mehr so eine strenge und kritische Lehrerin.

So genannte »Gerechtigkeitsfanatiker« und »Prinzipienreiter«, mindestens aber Menschen, die sehr empfindlich für Ungerechtigkeiten sind, sind oft Natrium-muriaticum-Typen. – Der Leistungsehrgeiz kommt z. B. bei vielen Sportlern zum Vorschein, die die Herausforderung lieben und viel von sich fordern, indem sie »das Letzte aus sich herausholen«. Dabei kann es leicht zu einer Selbstüberforderung kommen.

Die Anstrengung kann dann umschlagen in Erschöpfung und Schwäche. Das gilt auch für geistige Erschöpfung in Form von Unkonzentriertheit, Vergesslichkeit und Unfähigkeit, klar zu denken. Deshalb hilft Natrium muriaticum oft ausgezeichnet bei Vergesslichkeit und Konzentrationsstörungen.

Eine Patientin, die des Ladendiebstahls angeklagt war, tat das nur aus Zerstreutheit. Ich konnte sie exkulpieren, weil sie nicht nur Waren gedankenlos mitgenommen, sondern auch ebenso gedankenlos ihren Geldbeutel im Laden liegen gelassen hatte. Nachdem sie Natrium muriaticum bekommen hatte, berichtete sie, dass sie ihr Geschirr nun in 20 Minuten spülen könne, während sie bisher aus lauter Unkonzentriertheit dazu zwei Stunden gebraucht habe.

Die »feste Form« des Natrium-muriaticum-Patienten hat die Tendenz, sich schnellem Wechsel zu widersetzen. Insofern ist er »konservativ« im Sinn von »bewahrend«. (Man kann ja mit Salz Speisen konservieren, indem man ihnen das Wasser entzieht.) Die Vergangenheit soll nicht vergessen werden. Der Natrium-muriaticum-Patient ist oft nach rückwärts gewandt und hat oft ein ausgezeichnetes *Gedächtnis*. Er *kann* vieles gar nicht vergessen, selbst wenn er möchte. Besonders unangenehme und kränkende Erlebnisse prägen sich ihm tief ein. Er ist nachtragend und hat ein so genanntes »Elefanten-Gedächtnis«: Das will heißen, der Elefant mit seiner scheinbar so dicken Haut vergisst auch kleine Kränkungen nicht und rächt sich noch nach Jahren dafür.

Ein besonders eindrucksvoller Fall von Eichelberger wurde schon früher erwähnt (s. o. S. 80). Kent beschreibt: »Kommt auf unliebsame Vorkommnisse zurück, bloß um sich im Gram zu verzehren«. Ich selbst erinnere mich an einen schwer depressiven suizidalen Patienten, der sich im Alter von 41 Jahren fast nur noch mit seiner Autobiographie, d. h. mit seinem Rückblick, beschäftigte. Natrium muriaticum half ihm ganz ausgezeichnet (s. u. Fall 2). Zum »konservativen« Kleben an der Vergangenheit gehört auch das Heimweh als Natrium-muriaticum-Symptom.

Die Rationalität des Natrium-muriaticum-Typus kann sich u. a. in einer *kritisch-nörglerischen* Grundhaltung äußern, die überall das Negative sieht, die »in jeder Suppe ein Haar findet« oder die in einem Buch vor allem nach Druckfehlern sucht. Diese Kritik kann aggressive Züge annehmen, die u. U. als »ätzende« Kritik sozusagen »Salz in die Wunde streut« (in die fremde wie in die eigene).

Der Natrium-muriaticum-Patient kann hart und aggressiv sein, fast mehr noch gegen sich selbst als nach außen gegen andere. Besonders charakteristisch ist die Neigung zur Unzufriedenheit mit sich selbst, zur Selbstkritik, die bis zur Selbstquälerei und zum Selbsthass gehen kann. Diese kritische Unzufriedenheit, die überall das Negative sieht, kann in eine pessimistische bis depressive Grundstimmung übergehen.

3.2 Die Verschlossenheit und die soziale Isolation

Wer in dieser Weise sozusagen »auskristallisiert«, d. h. sich eine feste Form schafft, grenzt sich damit gleichzeitig gegen seine Umgebung ab. »Er ist verschlossen im Gegensatz zum ›offenen‹ Phosphor, der seinen Gefühlen Ausdruck verleiht und den persönlichen Kontakt zum Arzt sucht« (Vithoulkas).

Der Natrium-muriaticum-Patient zieht sich oft in sich selbst zurück, isoliert sich von anderen, ist schweigsam, ernst und verschlossen, er fürchtet und vermeidet den emotionalen und sozialen Kontakt. Er leidet unter Kontaktstörungen – oder leidet auch gar nicht darunter, weil er gut allein sein kann. Er neigt zum Einzelgängertum, das die Einsamkeit geradezu sucht. Hierher gehören Symptome wie der Autismus bzw. Mutismus und die Schizoidie.

> *»Sie können sich in ihrer Isolation ganz wohl fühlen. Sie neigen zu Verschlossenheit und wollen ihre Probleme selbst lösen, ohne auf die Hilfe anderer angewiesen zu sein. Allmählich gelangen sie an einen Punkt, an dem sie keinen Kontakt mehr mit der Welt draußen brauchen«* (Vithoulkas).

Eine allein stehende Patientin berichtet, dass ihre ebenfalls allein stehenden Kolleginnen sich regelmäßig ab Freitagnachmittag vor dem Wochenende fürchten, während sie sich ausrechne, dass sie nun ca. 60 Stunden lang allein sein »dürfe«. – Eine andere, ebenfalls allein stehende Frau, bezeichnet die Wochenenden, an denen sie ganz allein ist, als »Bad der Ruhe«. – Eine andere klagt in einer depressiven Krise, dass »alle etwas von ihr wollen« und sie in Ruhe gelassen werden möchte.

> *»Stets ist er auf seine eigenen Mittel angewiesen, entweder absichtlich, da er jeden Versuch der Sympathiebezeugung und Kameradschaft abwehrt, oder unfreiwillig, durch den Verlust eines geliebten Menschen, von dem er emotional abhängig war. Dieser Zustand der Isolation und der Einsamkeit wird durch die Tatsache verstärkt, daß Liebe, Sympathie und Gemeinschaft mit anderen zwar ersehnt werden, es jedoch so ist, als ob ein innerer Befehl ihre Annahme verbietet ... und ihn vorantreibt, die Quelle der Kraft in sich zu finden. Dieser Drang zu Abtrennung ist stärker als sein emotionales Verlangen nach Verbundenheit. So ist er durch inneren Konflikt zerrissen. Tiefste melancholische Depression und Verzweiflung können die Folge sein. ... Obwohl er nicht direkt zur Selbstzerstörung neigt, ... verabscheut er das Leben genug, um dessen Ende zu wünschen; er ist müde von der Last, die er tragen muß, ohne Hoffnung einer Erlösung von seinem inneren Widerspruch. Die ›Tragödie des Menschen‹ scheint sich vor unseren Augen abzuspielen. Auf der Suche nach seinem Ich trennt er sich von Gott und der Welt ab, liefert sich dadurch Tränen und Qualen aus und weiß doch, daß er weiter muß«* (Whitmont S. 110).

3.3 Die Gefühlsarmut

Kontakt hat viel mit Gefühl zu tun. Wenn der Natrium-muriaticum-Patient den Kontakt ablehnt, muss er auch viele Gefühle ablehnen, denn Kontaktstörungen hängen oft mit emotionaler Unsicherheit zusammen. Er geht emotional nicht aus sich heraus und gibt sich nach außen reserviert und abweisend. Niemand soll in seine Privatsphäre eindringen. Die rationale Sachlichkeit des Natrium-muriaticum-Patienten neigt an sich schon zur Gefühlsarmut, die bis zur Gefühlskälte gehen kann. Dabei mag es zunächst offen bleiben, ob er keine Gefühle *hat* oder ob er persönliche Gefühle nur zurückhält und unterdrückt.

Nach Vithoulkas ist es eine emotionale Unsicherheit und Verletzlichkeit, die ihn seine Gefühle hinter einer Schutzmauer von Objektivität, Sachlichkeit und Selbstbeherrschung verbergen lassen, etwa nach dem Motto: »Ein Mann weint nicht.« Oft ist er schweigsam und verschlossen. Er kann weder lachen noch weinen oder weint nur, wenn er allein ist, oder er lacht bei ernsten Angelegenheiten, um seine wahren Gefühle zu verbergen. Er verbirgt oder verleugnet den Schmerz. »Haben Sie schon mal einen Panzer weinen sehen?« sagte mir eine Patientin.

Eine andere kam nur mit der Klage, dass sie nicht lachen könne und in Gesellschaft immer so einen starren Gesichtsausdruck habe und sich nicht mit anderen unterhalten könne, während ihr Mann als guter Unterhalter bei anderen viel besser ankomme. Ihre Stärke liege dagegen im Dialog, im »ernsten« Gespräch. – Später erzählte sie mir mit lächelndem Gesicht von ihren schweren Depressionen und ihren Selbstmordabsichten.

In einem Poesiealbum fand ich die Verse:

> Das sind die Starken im Lande,
> die unter Tränen lachen,
> ihr eignes Leid verbergen
> und andern Freude machen.

Ähnliches nur sentimentaler ausgedrückt – findet sich in der Operette »Das Land des Lächelns«:

> Immer nur lächeln
> und immer vergnügt,
> immer zufrieden, wie's immer sich fügt.
> Lächeln trotz Weh und tausend Schmerzen.
> Doch wie's da drinnen aussieht,
> geht keinen was an.

So wie der Natrium-muriaticum-Patient zurückhaltend ist und keine Gefühle zeigt, so lehnt er auch die Gefühle anderer ab. Er will keinen Trost, kein Mitleid, keine Hilfe. Er will mit seinem Kummer allein fertig werden. »Weisen oft schon als Kinder Zärtlichkeiten zurück« (Kent; Nash).

Doch hinter dieser harten Oberfläche verbirgt sich oft eine große Empfindlichkeit und Verletzlichkeit. Besonders empfindlich ist der Natrium-muriaticum-Patient gegen jede Form der Zurückweisung, d. h. gegen Kritik, Spott, Kränkung, Ungerechtigkeit und Demütigung. Auch die dadurch ausgelösten negativen Gefühle zeigt er oft nicht. Ein ihm angetanes Unrecht kann er nicht vergessen, sondern bewahrt es sorgfältig in seinem Gedächtnis auf. Er ist ausgesprochen nachtragend und sinnt auf Rache, was wir schon beim »Elefantengedächtnis« gesehen haben. »Haß auf Personen, die ihn beleidigt haben« (Nash).

Eine Patientin identifizierte sich in einer schweren Ehekrise mit der Gestalt der Medea aus der griechischen Argonauten-Sage, die – um sich an ihrem Mann zu rächen – ihre (und seine) eigenen Kinder tötete.

3.4 Der Verzicht und die Opferbereitschaft

Der Natrium-muriaticum-Patient, der große Leistungen von sich verlangt, muss dafür auf manches *verzichten*. Er stellt überhöhte Forderungen an sich, verleugnet dabei aber eigene Bedürfnisse. Er verlangt viel von sich, gönnt sich aber nichts. Mit anderen Worten, er kann nicht genießen, ist anspruchslos, sparsam, genügsam und neigt zu einer asketischen Lebenshaltung.

Wenn Freud Recht hat mit seiner Gegenüberstellung von »Realitätsprinzip« und »Lustprinzip«, dann liegt bei Natrium muriaticum der Schwerpunkt eindeutig auf dem Realitätsprinzip, während das Lustprinzip zu kurz kommt.

Das Wort »Askese« hat im Laufe der Zeit einen Bedeutungswandel erfahren. Der ursprüngliche Sinn ist »Übung«, und zwar religiöse Übung, wozu auch bestimmte Formen der Selbstbeherrschung und des Verzichts gehören, wie Fasten, Schweigen und geschlechtliche Enthaltsamkeit. Heute hat das Wort den Beigeschmack selbstquälerischer Kasteiung bekommen, und Nietzsche formuliert: »Askese ist Triebverzicht«. Wie dem auch sei: Der Natrium-muriaticum-Patient kann gut fasten und schweigen, und seine libidinösen Bedürfnisse sind eher schwach ausgeprägt. Er verzichtet auf Genuss, Kontakt und Zuwendung. Besonders die »oralen« und die erotischen Bedürfnisse sind bei ihm häufig gestört. So sprechen viele Fälle von Anorexie wie von Frigidität oft gut auf Natrium muriaticum an.

Wenn jemand so viel verzichtet, heißt das auch, dass er nichts von anderen annehmen kann und dass er lieber an andere abgibt. So weist er die Zuwendung und Hilfe anderer zurück, ist aber stets bereit, Opfer zu bringen, nach dem Motto: Geben ist seliger denn nehmen. Er fühlt sich für alles und alle verantwortlich und ist sogar bereit, an allem Schuld zu sein.

Oft kann er nur durch Geben und Helfen mit andern in Kontakt kommen. Das Geben ist seine Form des Kontakts, seine Art, Liebe zu suchen. »Sie mögen mich nur – oder ich mag mich nur, wenn ich diene,« sagte eine Patientin. Man kann diese Haltung des sozialen Dienens und Opferns als eine Art Gegenbewegung gegen die soziale Isolierung ansehen. Wir finden diese Einstellung bei vielen »dienenden« Berufen (z. B. Krankenschwestern und Sozialarbeitern) und beim sog. »Helfersyndrom«. Ein depressiver Patient, dem Natrium muriaticum sehr gut half, war ganz begeistert von einer Inschrift, die er auf einem Dorfbrunnen gefunden hatte: »Einfach doch schön ist mein Leben: Geben, immer nur Geben.«

Diese Selbstlosigkeit und Opferbereitschaft ist die Stärke von Natrium muriaticum und hat einen hohen sozialen Wert, aber sie hat auch ihre Gefahren. Der Altruismus kann Ausdruck einer Selbstverleugnung sein. Dabei wird das eigene Ich hinter das Du zurückgestellt, oft sogar vernachlässigt. Aus lauter Furcht, egoistisch zu sein, wird auch ein gewisser »gesunder Egoismus« verdrängt, was allerdings bei bestimmten Gelegenheiten ins Gegenteil umschlagen kann. Der Ablehnung aller »egoistischer« Regungen kann eine nicht unbedenkliche Aggressionshemmung, eine Autoaggression, d. h. eine Aggression nach innen sein. Schließlich kann sie die Grundlage für eine Depression abgeben, denn der Depressive gibt mehr, als er bekommt, wie mein Lehrer Benedetti sagte.

Hermann Hesse schrieb einmal (sinngemäß): Das Wort: »Du sollst deinen Nächsten lieben wie dich selbst« sei oft so ausgelegt worden, als ob es heißen würde: Du sollst deinen Nächsten lieben, dich selbst aber vernachlässigen oder verachten.

Wer nur geben und leisten will, überfordert schließlich sich selbst und muss irgendwann dafür bezahlen. Deshalb finden wir bei Natrium-muriaticum-Patienten oft Zustände von körperlicher und geistiger Erschöpfung und Schwäche.

3.5 Die Kränkungen und die Rachegefühle

Wer nichts annehmen kann, glaubt leicht, er bekomme nichts. Wer sich selbst kritisiert und demütigt, ist umso empfindlicher für die (oft nur vermeintliche) Kritik und für Demütigungen durch andere. Wer sich zurückzieht, glaubt leicht, er werde verlassen. Der Verzicht erscheint dann leicht als Kränkung von außen und nährt dann *aggressive* Gefühle wie Hass und Rache. Oft schlummert unter der Decke der Vorwurf: Ihr habt mir nichts gegeben, ihr habt mich verlassen, ihr habt mich gekränkt und gedemütigt. Niemand liebt mich. Mir gibt keiner etwas.

So zieht der Natrium-muriaticum-Patient, der so empfindlich für die Kränkungen und die Demütigungen ist, die Demütigungen oft erst auf sich. Er demütigt sich im Grunde selbst, oft ohne es zu merken. Er hungert sich selbst aus, quält sich selbst, isoliert sich selbst. Er kritisiert und demütigt sich selbst, ist aber gleichzeitig überempfindlich für Kritik und Demütigungen. Es ist, als ob die alten Wunden nicht heilen dürften.

Es gibt aber auch Fälle, in denen ein Patient auf eine *tatsächliche* Kränkung oder einen *tatsächlichen* Verlust mit Rückzug und Ablehnung der Außenwelt reagiert. Ein typisches Beispiel dafür ist der Hospitalismus, d. h. ein Zustand, der sich bei Kindern, die ohne direkte Mutter-Beziehung aufwachsen, entwickeln kann. Sie sind emotional unterernährt, ziehen sich emotional zurück, verweigern die Nahrung. Nach Barbancey reagiert Natrium muriaticum in einer charakteristischen Weise auf den Konflikt: Es verinnerlicht ihn, weist Zärtlichkeit und Nahrung zurück, bestraft sich selbst, sinnt aber auf Rache, während andere Kinder wieder ganz anders auf solch eine Hospitalismus-Situation reagieren.

Das Verhältnis des Natrium-muriaticum-Patienten zu anderen ist charakterisiert durch Verlust oder Verzicht. Er hat entweder den Kontakt verloren und ist verlassen worden und kann ihn nicht wiederfinden, oder er weist den Kontakt von sich aus zurück und projiziert nun diese Haltung nach außen auf die vermeintlich ablehnende Umwelt.

Es gibt beides, und es ist in manchen Fällen schwer zu sagen, »was Ei und was Henne ist«. Das Erste kann zu einer Aggression nach außen in Form von Hass- und Rachegefühlen führen, wie umgekehrt hinter der dienenden, opferbereiten Haltung eine Autoaggression in Form einer Selbstdemütigung stecken kann oder auch eine Abwehr von nach außen gerichteten Aggressionen.

3.6 Die Trostlosigkeit

Wer so viel verzichtet, so viel verloren hat und so viel Negatives sieht, um es zu kritisieren, kommt schließlich in eine traurige, pessimistische Stimmung. Alles erscheint hoffnungslos und trostlos, nicht zuletzt auch deshalb, weil der Patient gar keinen Trost annehmen kann. Er fühlt sich bisweilen »innerlich tot wie eine Salzwüste«.

Jahr spricht von einer »großen melancholischen Traurigkeit und Schwermut, auch in kurzen Anfällen, mit stetem Zudrange unangenehmer Gedanken an alte Beleidigungen und Unannehmlichkeiten. Unglaublicher Hang zum Weinen, schon beim bloßen Ansehen«. – Barbancey sagt: »*Tout est tristement negatif*« (»Alles ist auf traurige Weise negativ«).

Nach Freud entspringt die Melancholie der Trauer über einen früh erlittenen Liebesverlust, sowie der Resignation und Hoffnungslosigkeit in Bezug auf die Unerreichbarkeit der Liebe.

Das Gedicht »Der Atlas« von Heinrich Heine, das Schubert in der »Winterreise« so ergreifend vertont hat, erinnert in manchem an die Depression des Natrium-muriaticum-Patienten:

Ich unglücksel'ger Atlas! eine Welt,
Die ganze Welt der Schmerzen, muß ich tragen,
Ich trage Unerträgliches, und brechen
Will mir das Herz im Leibe.

Du stolzes Herz! Du hast es ja gewollt!
Du wolltest glücklich sein, unendlich glücklich
Oder unendlich elend, stolzes Herz
Und jetzo bist du elend.

3.7 Der Umschlag ins Gegenteil

Wie das Salz in einer festen Form erstarren oder aber sich auflösen kann, indem es gierig das Wasser anzieht, so kann – wenn das Verdrängte durchbricht – hinter dem Verzicht der Hunger, hinter der Leistung die Erschöpfung, hinter dem Geben und Opfern das Nehmen, hinter dem Altruismus der Egoismus, hinter der Autoaggression der Hass und die Aggression nach außen sichtbar werden. Mit anderen Worten, es ist eine depressive oder eine aggressive Reaktion möglich.

In dem berühmten Gedicht »An den Mond« von Goethe, in dem viel von Wasser und von Gefühl die Rede ist, findet sich die inhaltsreiche Zeile:

»Lösest endlich auch einmal meine Seele ganz.«

Dazu ist zu bemerken, dass Goethe zu diesem Gedicht durch den Selbstmord einer Frau, die sich in der Nähe seines Gartenhauses in der Ilm ertränkte, angeregt wurde. Suchte sie im Wasser und im Tod die »Er-lösung«, die »Selbstauflösung«? Und warum konnte sich Goethe so gut in sie einfühlen? Welche Seite hat sie in ihm angesprochen? Dieses Sich-Lösen aus der Erstarrung – ohne sich deshalb in nichts aufzulösen – ist ein Hauptproblem des Natrium-muriaticum-Patienten.

Der Patient ist entweder so traurig und »ausgetrocknet«, daß er gar nicht mehr weinen kann und froh wäre, wenn er es könnte, oder er muss ohne allen Grund weinen, wobei ihn die Tränen fast überschwemmen (C. F. Meyer).

Wir sagten oben, der Natrium-muriaticum-Patient könne gut fasten und lege wenig Wert auf orale Genüsse. Das kann bis zur Anorexie gehen, in der wir eine extreme Form der »Austrocknung« sehen können. Doch diese Anorexie kann umschlagen in die Bulimie, d. h. die Fress-Sucht, in der der lange unterdrückte Hunger plötzlich durchbricht als ungebremster Riesenhunger. Besonders charakteristisch ist der Hunger auf Süßigkeiten und andere Kohlenhydrate.

In der Bulimie kann das Essen als Trost und Liebesersatz gelten. Es gibt aber auch Fälle, in denen die Liebe nicht nur nicht ersehnt, sondern abgewehrt wird, indem manche Patientinnen (es sind ja meistens Frauen) sich unattraktiv und hässlich machen wollen. Sie essen also nicht, weil sie keine Liebe bekommen, sondern weil sie sie fürchten.

Einen anderen »Umschlag ins Gegenteil« finden wir bei dem bereits erwähnten Verhältnis zum materiellen Besitz: auf der einen Seite der Verzicht, bisweilen die Verachtung materieller Güter, auf der anderen Seite die Gier danach, die bis zum Stehlen gehen kann.

Eine Patientin (ihr Name klang ähnlich wie »Stehlen«) wurde wegen verschiedener Symptome mit Natrium muriaticum behandelt. Sie erklärte eines Tages nicht ohne Stolz, sie wisse, wie man im Warenhaus etwas wegnehme, ohne dabei erwischt zu werden. Später brachte sie mir freiwillig zwei Handtücher zurück, die sie mir aus der Praxis-Toilette entwendet hatte, weil sie ihr nun einmal von den Farben her so gut gefallen hätten. Zunächst glaubte ich, diese »Beichte« der Wirkung von Natrium muriaticum zuschreiben zu dürfen. Doch dann kam sie mit einem Aufsatz über die Gewinnung des Salzes aus Bergwerken und aus dem Meer, den sie mir schenken wolle. Sie habe ihn im Wartezimmer ihres Zahnarztes entdeckt und ihn aus dem Heft herausgerissen, weil sie angenommen habe, dass er mich interessieren würde. – Natrium muriaticum hat in diesem Fall also nur beschränkt geholfen.

3.8 Die Quintessenz

Ich möchte schließen mit einem Text aus dem Alten Testament, der – unabhängig vom theologischen Gehalt – in eindrucksvollen Bildern sozusagen die Quintessenz des hier Besprochenen wiedergibt:

»Verflucht sei der Mann, der auf Menschen vertraut und das schwache Fleisch zu seinem Arm macht, während sein Herz von dem Herrn weicht! Er wird sein wie der kahle Strauch in der Steppe, er wird nicht erleben, daß Gutes kommt; im Glutland der Wüste wird er wohnen, im unwirtlichen Salzland.

Gesegnet ist der Mann, der auf den Herrn vertraut und dessen Hoffnung der Herr ist! Er wird sein wie ein Baum, der am Wasser gepflanzt ist, der nach dem Bach seine Wurzeln ausstreckt. Er hat nichts zu fürchten, wenn die Hitze kommt, seine Blätter bleiben grün; auch im Jahr der Dürre bangt ihm nicht, er hört nicht auf, Früchte zu bringen.«

Jeremias 17, 5–14

3.9 Fallbeispiele Natrium muriaticum

Fall 1 Kleptomanie aus neurotischem Strafbedürfnis

Eines Tages ruft ein Mann an wegen eines Termins für seine Frau, die »Probleme« habe. Auf die Frage, was er damit meine, sagt er nur knapp: »Ladendiebstahl, schon viermal«. Jetzt habe der Staatsanwalt seiner Frau eine psychotherapeutische Behandlung empfohlen.

Als die kleine, schmächtige, hagere Frau mit ihrem strengen Gesichtsausdruck in ihrem etwas armselig wirkenden schwarzen Mantel zum ersten Mal erscheint, erweckt sie in mir sofort den Eindruck »Natrium muriaticum«. Und es wird sich zeigen, dass sie sozusagen die »reinrassige« Verkörperung dieses Arzneimittelbildes ist. Sie wirkt wie frierend, verängstigt, schutzlos und löst Gefühle aus, wie man sie etwa einem verlassenen Kind gegenüber hat.

Ihre erste Bemerkung: Alles habe erst begonnen, seit sie hier in dieser Stadt sei, weist sofort auf das *Heimweh* als eines der zentralen Motive hin.

Ihre Eltern kenne sie nicht. Ihre Mutter wurde – als Mutter von sieben Kindern – 1945 auf der Flucht von einem Russen vergewaltigt, der somit der unbekannte Vater der Patientin ist. Wegen dieser »Schande«, ein »Russenkind« zu haben, gab die Mutter das Kind in ein Heim, von wo es von einem kinderlosen Ehepaar adoptiert wurde. Sie hatte es in dieser Familie recht gut und zeigt noch heute eine große Anhänglichkeit an ihre inzwischen verstorbenen Adoptiveltern.

Aber auch diese günstigen Familienverhältnisse konnten nicht die Sehnsucht nach der leiblichen Mutter auslöschen. Sie habe mehrmals einen Anlauf genommen, ihre Mutter kennen zu lernen, letztlich aber doch nicht den Mut dazu gehabt. Sie könne ihre Mutter nicht verstehen, dass sie ein Kind weggegeben habe. »Wo sieben satt werden, werden auch acht satt,« sagt sie.

Dieses Urerlebnis hat tiefe Spuren in diesem Leben hinterlassen. Nie habe sie das elementare Gefühl des Verlassenseins und Verstoßenwerdens überwunden. Die Mutter habe sie nicht haben wollen, weil sie »vom Russen abstamme«. Das habe in ihr die Vorstellung ausgelöst: Niemand will dich. Sie habe sich deshalb abgekapselt.

Später habe sie sich am Arbeitsplatz und von der Kirche verstoßen gefühlt. Am Arbeitsplatz sei sie verstoßen worden, als sie einer »Rationalisierungsmaßnahme« zum Opfer fiel. Das habe gerade sie getroffen, weil sie nicht wie die anderen bei Betriebsfesten lustig mitgefeiert und die Anzüglichkeiten des Chefs nicht mitgemacht habe. Von der Kirche sei sie verstoßen worden, weil sie als die Frau eines geschiedenen Mannes nach dem katholischen Kirchenrecht exkommuniziert sei. Andererseits kann sie anerkennen, dass sie auch einen Pfarrer kenne, der anders denke, der sie eben *nicht* verstoße, sondern sie annehme.

Erst jetzt werde ihr bewusst, dass sie immer ein Mauerblümchen und eine Außenseiterin gewesen sei und immer geglaubt habe, »den untersten Weg« gehen zu müssen, weil sie eben ein Adoptivkind sei. Sie ordne sich unter, bediene andere nach dem Motto: »geben statt nehmen«. So habe sich die Haltung entwickelt, sie dürfe nichts beanspruchen, müsse verzichten, sparen, sogar hungern und frieren. Sie sei immer bescheiden und sparsam gewesen, fleißig und pflichtbewusst. Vor allem habe sie auf Kontakte, von denen sie etwas hätte bekommen können, verzichtet. Sie sei nie weggegangen, habe vor lauter Pflichtbewusstsein »keine Zeit gehabt«, Kontakte zu pflegen. Sie habe fast nur ihrer »Pflicht« im Beruf und den Eltern gegenüber gelebt. Sie sei fast immer allein gewesen, ohne sehr darunter zu leiden.

Parallel zum Verzicht auf Kontakte geht der Verzicht auf Essen, ja auf jeden Genuss. Sie ist appetitlos, abgemagert, wiegt 48 kg bei einer Größe von 1,58 m.

Etwas anzunehmen und sich zu öffnen fiel ihr immer schwer. Sie ist schweigsam und verschlossen und kennt wenig emotionale Wärme, kann sie weder annehmen noch geben. Hierher gehört auch die mangelnde Körperwärme: Die Patientin friert viel. Auch im Bereich des sexuellen Lebens sei sie »ein enthaltsamer Mensch«. Ob sie »weiblich« sei, das wisse sie nicht. Die Sexualität sei nicht das Wichtigste, darauf könne sie weitgehend verzichten. Wichtiger sei, dass man in Gut und Böse zusammenstehe. Zuverlässigkeit und Treue passen sehr gut zu dem Gesamtbild, und offenbar hat sie in ihrem Mann einen ebenbürtigen Partner gefunden, mit dem eine positive Beziehung gerade auf dieser Ebene möglich ist.

Die sexuelle Bedürfnislosigkeit oder »Unterkühltheit« ist keineswegs nur als psychologische, angelernte Haltung zu verstehen, sondern spielt sich auch auf der körperlichen Ebene ab. Die Periode begann spät (mit 16–17 Jahren), ist schwach, setzt bisweilen aus, ist aber sonst regelmäßig und schmerzfrei. Die

Patientin sagt, sie wisse darüber nichts, das habe sie nie interessiert, aber manchmal habe sie das Gefühl, »keine richtige Frau« zu sein, weil sie keine Kinder habe.

Überhaupt zeigt sie gewisse maskuline Züge. Zugespitzt könnte man sagen: Statt Liebe zu suchen und anzunehmen, sucht sie Anerkennung durch Leistung. Sie ist ausgesprochen fleißig und ehrgeizig, z. B. im Sport, liebt körperliche Arbeit (»Männerarbeit«), nicht aber das Essen. Sie hackt mit Begeisterung alleine 9 m^3 Holz, während sie das Kochen lieber ihrem Mann überlässt. Sie freut sich schon darauf, bald wieder im Wald Holz sammeln und dann selbst sägen und hacken zu dürfen. Sie habe einen »maskulinen Autofimmel« und mache viele Autoreparaturen selbst.

Sie fühle sich für alles und alle verantwortlich, möchte sich nur auf sich selbst verlassen.

Es liegt eine typische Aggressionshemmung vor. Wir sagten schon, die Patientin könne nicht »nehmen«, auch nicht mit den Zähnen nehmen, d. h. essen. Sie kann sich nicht gegen die Aggressionen anderer wehren, kann sich nicht verbal auseinander setzen. Bei Ärger werde sie ruhig. Sie habe immer viel in sich »reingefressen«. Erst unter der Therapie habe sie gelernt, zu reden und sich mit anderen auseinander zu setzen.

Andererseits zieht sie aber die Aggressionen anderer geradezu auf sich. Sie sei sehr empfänglich für Vorwürfe und komme immer wieder in Situationen, in denen sie beschuldigt, ja gedemütigt werde und sich rechtfertigen müsse.

Die Aggressionen richten sich nach innen, gegen sie selbst. Das kommt in den Schuldgefühlen und einer gewissen unbarmherzigen Selbstverurteilung zum Ausdruck, aber auch in der fast selbstquälerischen Überanstrengung und Selbstüberforderung.

Man kann diese Charakterstruktur als Reaktion oder Kompensation für das, was die Patientin erlebt hat, auffassen, indem man sagt: Sie kompensiere die Aussichtslosigkeit, Liebe zu bekommen, durch Leistung, Fleiß, Ehrgeiz oder dadurch, dass sie andere bedient, sich für andere verantwortlich oder sich vor ihnen schuldig fühlt. Nur dadurch könne sie hoffen, wenn nicht Liebe, so wenigstens Anerkennung zu bekommen. – Es könnte aber auch so sein, dass die Patientin durch ihre »harte«, rigorose Haltung sich davor schützt, Liebe zu bekommen und Liebe zu geben, weil sie sich zu sehr abkapselt und sich nicht öffnen kann für ein freies Geben und Nehmen. Das heißt, dass sie sich letzten Endes vor der Liebe schützt.

Alles zusammen ergibt das Bild eines streng moralischen, asketischen Menschen, hart und streng gegen sich selbst, wobei mir unwillkürlich das Bild eines Puritaners einfällt.

Eine gewisse Strenge der Erziehung bei den Adoptiveltern akzeptierte und verinnerlichte sie ohne weiteres, so wenn z. B. der Vater sagte: »Wenn du stiehlst, haue ich dir die Finger ab!« Sie habe – wie der Vater – einen ausgesprochenen Gerechtigkeitssinn und könne Ungerechtigkeiten überhaupt nicht ertragen. Deshalb stehe sie immer gerade für das, was sie getan habe, und übernehme die Verantwortung dafür. Am Grab der Eltern habe sie versprochen, nie wieder etwas Unrechtes zu tun. Das nehme sie sehr ernst.

Psychoanalytisch würde man hier von einem strengen, rigiden Über-Ich sprechen. Die Adoptiveltern repräsentieren das Über-Ich, und es könnte zunächst so aussehen, als ob die Patientin ihre Lebenseinstellung von ihnen übernommen hätte, indem es ihr von diesen anerzogen worden sei. Aber die Homöopathie geht weiter. Die Androhung mittelalterlicher Strafen durch den Vater mag gefallen sein, aber sicher ist, dass dieses Wort auf allzu fruchtbaren Boden fiel, sonst hätte es nicht diese Wirkung gehabt, wäre vielleicht überhaupt nicht beachtet worden. Der »Boden«, auf den es fiel, ist die Gesamtkonstitution, zu der eben auch der moralische Rigorismus, die Aggressionshemmung und die Autoaggression gehören.

Die Patientin lebte bis zum Alter von 35 Jahren bei den Adoptiveltern und arbeitete im Fernmeldeamt. Dort lernte sie ihren zukünftigen Mann kennen, der gerade in Scheidung lebte. Nach der Heirat zog sie mit ihm in seine Heimat nach Württemberg, wo sie mit den Schwiegereltern im selben Haus lebte.

Diese späte Trennung von den Eltern und von ihrer gewohnten Umgebung und nicht zuletzt das Aufgeben des Alleinlebens leiteten eine Krise ein.

Zunächst hoffte sie auf »neue Eltern« und auf eine »neue Heimat«, sah sich darin aber bald enttäuscht. Es kam zu Konflikten, besonders mit der Schwiegermutter, die sehr besitzergreifend war und der Patientin das Gefühl vermittelte, sie habe ihr ihren Sohn weggenommen. Die Schwiegermutter holte auch immer wieder die erste Frau ihres Mannes ins Haus, wodurch die Patientin sich als nicht akzeptiert und gedemütigt fühlen musste.

Sie fühlte sich dem Vorwurf ausgesetzt, sie habe etwas »genommen«, wofür sie sich schon wieder rechtfertigen müsse, nämlich ihren Mann. Dabei spielt es nur eine untergeordnete Rolle, wieweit diese Vorwürfe »objektiv« waren, d. h. von außen kamen. Wichtiger ist, dass sie wieder auf fruchtbaren Boden fielen und wahrscheinlich der Ausdruck eigener Unsicherheit waren. Es kamen ihr Zweifel, ob es richtig war, die Adoptiveltern aufzugeben und eine Zweisamkeit einzugehen. Möglicherweise spielte auch eine latente Rivalitätssituation mit der ersten Frau des Mannes mit, eine Situation, der sich die Patientin von vornherein nicht gewachsen fühlte. Der Schwiegermutter gegenüber reagierte sie in der für sie charakteristischen Weise, indem sie sich unterordnete. (»Ich wusste, dass ich sie würde pflegen müssen.«)

Bald nachdem die Patientin von ihren Adoptiveltern weggezogen war, starb die Adoptivmutter. Die Patientin reagierte darauf nicht nur mit Trauer, sondern vor allem wieder mit Selbstvorwürfen, indem sie sich für deren Tod mitverantwortlich fühlte. Sie hätte die Mutter nicht verlassen dürfen und vielleicht überhaupt nicht heiraten sollen. (Die Mutter wurde nämlich im diabetischen Koma zu Hause aufgefunden, was nicht passiert wäre, wenn die Patientin zu Hause gewesen wäre.)

Etwa 1½ Jahre nach der Heirat zog das Ehepaar in eine andere Stadt, wo die Patientin nie richtig heimisch wurde. Sie hatte Heimweh nach der Mutter und nach ihrer Heimatstadt. Der Konflikt mit der Schwiegermutter wurde zwar durch deren Tod beendet, aber es blieb die Belastung durch die Unterhaltsprozesse der ersten Frau und der Söhne aus der ersten Ehe des Mannes, die nur noch über Rechtsanwälte mit ihrem Vater verkehrten und diesen mit »Sie« anredeten.

In dieser Phase beging die Patientin ihren ersten Ladendiebstahl, dem in kurzer Zeit drei weitere folgten, trotz immer größerer Strafandrohungen und eindringlicher Ermahnungen. Die Patientin kann sich die Diebstähle selbst nicht erklären. Sie grübelt endlos darüber nach und macht sich grenzenlose Selbstvorwürfe. Sie hat ein volles, fast übertriebenes Schuldbewusstsein.

Es sei einfach »über sie gekommen«. Sie habe das nicht mehr steuern können. Sie habe sinnlos und wahllos Dinge genommen, die ihr keineswegs besonders wichtig waren und die auch nur einen geringen Betrag von wenigen Mark ausmachten. Sie kann also nicht aus besonderer Habgier gehandelt haben. Sie müsse dabei ein anderer Mensch gewesen sein. Als Auslöser kann sie allenfalls angeben, dass am Tag vorher wieder einmal ein böser Brief des Sohnes ihres Mannes gekommen sei. Etwa eine Stunde nach der Tat sei ihr zu Bewusstsein gekommen, was sie getan habe. Es müsse wohl so gewesen sein, dass sie »es den anderen habe zeigen wollen«, dass sie sich habe rächen wollen dafür, dass sie bei der Schwiegermutter nie den Mund aufgemacht habe und dass sie sich nicht habe wehren können.

Auffällig ist, dass sie genau das getan hat, was ihren Grundsätzen von Gerechtigkeit, Verantwortungsbewusstsein und Anspruchslosigkeit diametral entgegengesetzt ist. Ihr Leben lang hatte sie Angst, eine Diebin zu sein, und nun tat sie genau das, was sie immer am meisten fürchtete. Im Grund ist sie die Ehrlichkeit in Person.

Als sie als Kind einmal eine Geldbörse fand – sie weiß noch heute auf den Pfennig genau den Betrag, den diese enthielt – ging sie 3 km weit zur Polizei, kam dafür zu spät zum Essen, erhielt aber eine öffentliche Belobigung »für ehrliche Kinder«.

Diese einseitige Entwicklung schlug, als sie ihren Höhepunkt erreicht hatte und nicht mehr zu ertragen war, wie in einer Art Notfallreaktion ins Gegenteil um, etwa so, wie bei einem Natrium-muriaticum-Typ die Appetitlosigkeit in einen Riesenhunger umschlagen kann. »Es hatte sich alles aufgestaut«, sagt die Patientin. Sie wollte eine Sperre durchbrechen in einer Art Trotzreaktion. Plötzlich wollte sie nehmen, statt immer zu verzichten, wollte sich rächen, statt immer zu dulden, wollte sich wehren, statt immer zu schweigen und zu schlucken, tat etwas Verantwortungloses, statt immer nur für alles verantwortlich zu sein. Natürlich tat sie das an der falschen Stelle, aber es war ein Ort geringeren Widerstandes.

Sie tat es auch so, dass sie es im gleichen Schritt wieder rückgängig machte, indem sie nach der ersten Tat, die man noch als Affekthandlung verstehen konnte, die Diebstähle so lange fortsetzte, bis die alte Struktur wiederhergestellt war, d. h. sie sich in der Rolle der Schuldigen wiederfand (sog. neurotisches Strafbedürfnis). Homöopathisch gesehen ist aber zu beachten, dass auch der Gegensatz des Bisherigen, nämlich das Stehlen und Gefühle der Rache, in das Arzneimittelbild Natrium muriaticum gehören, etwa so wie die Anorexie und die Bulimie abwechselnd darin vorkommen können.

Verlauf

Bei der ersten Konsultation am 03.12.1985 bekommt sie Natrium muriaticum LM6, 1 x tägl. 5 Tropfen. Zwei Wochen später berichtet sie, sie könne klarer denken, sei ruhiger geworden, sehe alles »mit Abstand«. Während sie sich bisher jeden Abend den Kopf zerbrochen habe, grüble sie jetzt viel weniger, lasse es jetzt auf sich zukommen. Während sie bisher aus Angst vor einem Rückfall Geschäfte möglichst gemieden habe, könne sie jetzt freier in Geschäfte gehen. Vor allem könne sie lachen, schaue nicht mehr so verbissen drein, sei gelöster und fühle sich in ihrer Haut wohl. Überhaupt möchte sie wieder von Herzen lachen können. Sie könne jetzt sogar von sich aus zu ihrem Mann zärtlich sein. Sie wundere sich selbst, dass sie so frei über alles reden könne. Früher habe sie sich die Beleidigungen und Gemeinheiten ihrer Schwiegermutter aufgeschrieben, habe alles »gespeichert«, aber mit niemand darüber gesprochen. Heute frage sie sich erstaunt, warum sie sich nicht gewehrt habe. Sie trage sich mit dem Gedanken, in die Geschäfte zu gehen, in denen sie die Sachen entwendet hatte, um sich zu entschuldigen. Sie möchte dafür Gutes tun, etwa in einem Kinderheim arbeiten oder alte Leute besuchen. Sie ist also zu einer freiwilligen Sühne bereit, was eine erzwungene Strafe erübrigen würde.

Wieder zwei Wochen später fällt außer ihren viel wärmeren Händen ihr Äußeres auf, das in starkem Kontrast steht zu ihrer bisherigen eher anspruchslosen Kleidung. Sie trägt helle Kleidung mit hohen schwarzen Stiefeln, wirkt viel selbstbewusster und vornehmer, keineswegs mehr wie ein Waisenkind oder wie ein »Mauerblümchen«. Sie hat aber durch die Stiefel und eine kecke »Fliege« einen gewissen »maskulinen« Zug. Sie berichtet, dass, nachdem sie das Mittel abgesetzt habe, es zu einem totalen Leistungsabfall und großer Lustlosigkeit gekommen sei. Davon abgesehen, rede sie jetzt ihren Mann in Grund und Boden, was sonst nie der Fall gewesen sei. Sie könne plötzlich diskutieren und viel klarer argumentieren. Sie könne jetzt auch über ein Thema reden, das immer tabu gewesen sei: über die Fragen einer eventuellen Mutterschaft. Sie sei selbst erstaunt, dass sie jetzt ihren Mann in den Arm nehmen könne. Sie könne von Herzen lachen und habe viel mehr Humor. »Wir *können* lachen, *müssen* nicht mehr lachen.« Das heißt, selbst das Lachen war für sie eine »Pflicht« – welch ein Widerspruch!

Eines habe ihr Mann ihr allerdings angetan: Er habe ihr zu Weihnachten ein elektronisches Klavier geschenkt. Nun »müsse« sie Klavier spielen lernen und könne es nicht. Seit drei Tagen schon übe sie »Ännchen von Tharau«. Sie müsse ihm und sich beweisen, dass sie es kann, denn ihr Mann könne ja »alles«. Aus einem Geschenk, das sie weder als solches annehmen noch zurückweisen konnte, macht sie also wieder eine Leistungsforderung.

Ich hatte ihr »ihr« Heilmittel, d. h. einen Kochsalz-Kristall gezeigt: Der Eindruck hat nachhaltig auf sie gewirkt, und nun berichtet sie von dem »hellen Stein«, der sei wie sie. Er öffne sich ein klein wenig nach außen, sonst aber kapsle er sich ab.

20.01.: Es gehe ihr sehr gut. Ihr Mann sage, sie sei »renitent« geworden, weil sie den Mund auftue. Sie rege sich viel weniger auf, amüsiere sich viel mehr über die Widrigkeiten des Alltags. Sie habe zu allem eine ganz andere Einstellung gewonnen. Sie könne seit langem wieder singen und flöten. Nur, dass sie nicht Klavier spielen könne, ärgere sie.

03.02.: Sie sei immer extrem sparsam gewesen, mit der Begründung, sie könne doch nicht »die ganze Stadt leer kaufen«, und das Geld verdiene doch nicht sie, sondern ihr Mann. Jetzt bekomme sie plötzlich ein monatliches Taschengeld von ihm.

Sie sei immer ein Duckmäuser gewesen, der keine Ansprüche stellen und auch nicht Nein sagen konnte. Jetzt sei sie nahe daran, es zu können. So habe sie das »Keyboard« zurückgebracht, da sie »Sklavin von diesem Ding« geworden sei. Als sie den Mut hatte, das »verpflichtende« Geschenk ihres Mannes, das ihr nicht gefiel, zurückzuweisen, habe sie ein inneres Triumphgefühl erlebt. »Jetzt bist du wer! Ich möchte etwas, das *mir* gefällt!«

Sie habe sich auch die Haare kurz schneiden lassen, während sie diese früher dem Mann zuliebe habe lang wachsen lassen. Sie kann also Nein sagen und bringt gleichzeitig ihre »maskuline« Note zum Ausdruck.

Sie sei jetzt in der Lage, sich mehr zu gönnen und kaufe sich schicke Sachen. Sie sei auch sexuell aktiver und genussfähiger. Bisher sei das sexuelle Leben für sie nur »Pflicht« gewesen, die »eben so dazu gehöre«. Außerdem habe sie besseren Appetit und wärmere Hände.

17.02.: Als die Nachricht kam, dass die erste Frau ihres Mannes wieder verheiratet sei und dieser somit keinen Unterhalt mehr zahlen müsse, habe sie sich riesig gefreut. Da sei sie aus sich herausgegangen wie noch nie.

Doch dann gab es einen vorübergehenden Rückfall:

Sie verlangt ein Attest, dass sie keine Alkoholikerin sei und will einen Verleumdungsprozess gegen eine Nachbarin anstrengen, die behaupte, dass die leeren Weinflaschen, die sie im Garten fand, von der Patientin stammten. Die Reaktion wirkt fast paranoid, mindestens überempfindlich. Wieder sieht sie sich in der Rolle der Beschuldigten, diesmal der ungerecht Beschuldigten, da es sich objektivieren lässt, dass die besagte Nachbarin tatsächlich derartige Bemerkungen gemacht hat. Die Patientin ist zutiefst betroffen. Sie glaubt sich auch diskriminiert, weil sie in psychiatrischer Behandlung sei, oder glaubt, man gönne ihr die Freude über die erleichternde Nachricht nicht. »Was habe ich verbrochen, dass wir nie zur Ruhe kommen? Immer bin ich irgendwie die Schuldige, weil meine Mutter mich nicht haben wollte.« Es geht dabei nicht nur darum, dass die Patientin sich wieder bereitwillig in die Rolle der Schuldigen begibt, sondern mehr noch um ihren höchst empfindlichen Gerechtigkeitssinn.

Zum ersten Mal gibt es Spannungen mit ihrem Mann und auch mit ihrem Arzt, weil sie den Eindruck hat, beide könnten misstrauisch sein und Ersterer ihr nicht glaubt, dass sie keine Alkoholikerin ist.

Gerechtigkeit könne sie ertragen, aber keine Ungerechtigkeit. Deshalb möchte sie gerichtlich gegen die Nachbarin vorgehen, »um auch den leisesten Verdacht eines Makels loszuwerden«.

Am 25.02. geht es der Patientin so gut, dass ich die Therapie bis auf weiteres für beendet halte. Ich setze das Mittel probeweise ab. Sie verabschiedet sich mit den Worten, dass sie noch nie mit jemand so offen und vertrauensvoll geredet habe.

Am 12.03. stellt sich heraus, dass das Mittel zu früh abgesetzt wurde. Sie klagt über Kopfschmerzen, Schlaflosigkeit und Pickel im Gesicht. Außerdem wirkt sie wieder viel »härter« gegen sich selbst, lange nicht mehr so gelöst und zuversichtlich wie noch vor drei Wochen.

Sie ist wieder voller unbarmherziger Selbstanklagen: »Wenn das mein Eltern wüssten! Sie würden mir das nie verzeihen!« – »Wenn ich ins Gefängnis muss, biete ich meinem Mann die Scheidung an. Er hat es nicht verdient, mit einer

Verbrecherin verheiratet zu sein. Anstatt mich an Unschuldigen zu rächen, hätte ich Manns genug sein sollen, mich lieber umzubringen!«

Als ich ihr von den mittelalterlichen Bußprozessionen, den Flagellanten erzähle, die sich bei jedem Schritt mit der Peitsche auf den Rücken schlugen, gibt sie zur Antwort: »Das finde ich gut!«

Sie berichtet dann noch von ihrem Nägelkauen, in dem sie einen Akt der »Selbstzerfleischung« sehe.

Am 13.03., einem Tag vor ihrem 40. Geburtstag, findet die Gerichtsverhandlung statt. In diesem Prozess erreichte eine lange Lebensentwicklung ihren Höhepunkt und wohl auch ihren Wendepunkt.

Psychologisch gesehen ist das Gericht wie ein nach außen verlagerter Prozess, der sich bisher *in* ihr abgespielt hat.

Die Patientin ist faktisch in der Rolle der Angeklagten, die sich schämt, sich rechtfertigen muss und einer Strafe entgegensieht. In der Phantasie sieht sie sich ja schon lange in dieser Rolle. Man denke an Kafkas »Prozess«. Das Gericht ist sozusagen nur ein exteriorisiertes inneres Strafgericht.

Ist die Sache eine Frage des Strafrechts oder der Medizin? Juristisch geht es um die Frage der Zurechnungsfähigkeit und der angemessenen Strafe.

Ärztlich geht es um die Frage von Krankheit und Heilung. Uns interessiert vor allem die Frage, ob eine Straftat Ausdruck einer Krankheit sein kann, die ärztlich behandelt werden kann.

Eine Krankheit im engeren schulmedizinischen Sinn liegt nicht vor, und doch können wir in der Homöopathie den konstitutionellen Hintergrund erfassen, von dem aus es fließende Übergänge zu manifest krankhaften Zuständen gibt. Das geht nicht zuletzt aus der Tatsache hervor, dass eine arzneiliche Therapie möglich war. Etwas, das geheilt werden kann, muss doch wohl vorher krank gewesen sein.

Dabei handelt es sich nicht um eine »Arznei gegen das Stehlen«, sondern um das Ungleichgewicht der Gesamtpersönlichkeit, von dem das Stehlen nur eine Ausdrucksform unter anderen ist. Dieses Ungleichgewicht der Gesamtpersönlichkeit kann unter Umständen, wie in diesem Fall, mit der passenden Arznei ausgeglichen werden.

Wenn in der homöopathischen Symptomatologie »Stehlen« als Symptom u. a. auch von Natrium muriaticum aufgeführt wird, dann heißt das, dass die Neigung dazu Ausdruck eines sonst schwer fassbaren, nur im Arzneimittelbild ausdrückbaren Krankheitsprozesses ist.

Es scheint zunächst ungewohnt, eine Tat als eine Krankheit bzw. als ein Krankheitssymptom zu sehen, aber in der Homöopathie gehören die Reaktionsweisen eines Menschen mit zu seiner Gesamtkonstitution.

Es gibt »pathologische« Reaktionsweisen, wobei uns weniger die juristische Verantwortlichkeit als der konstitutionelle Hintergrund und vor allem die Heilbarkeit interessieren.

Es ist weitgehend Geschmackssache, ob wir bei einem sparsamen oder einem eifersüchtigen Menschen von »krankhafter« Sparsamkeit oder »krankhafter« Eifersucht sprechen, und wir können auch einen Menschen, der nicht lachen kann und schweigsam und verschlossen ist, nicht bloß deshalb für »krank« halten. Und trotzdem: Wenn, wie im vorliegenden Fall, ein Mensch, der immer ernst war, plötzlich lachen kann und Humor hat, ein Mensch, der immer verschlossen war, sich nun aussprechen kann, der alles hinuntergeschluckt und geduldet hat, sich wehren und Nein sagen kann, der immer sparsam war, sich etwas gönnen kann, der fast frigide war, plötzlich zärtlich wird und die Freuden der Erotik entdeckt, der sich meistens schwarz gekleidet hat, nun plötzlich in heller Kleidung kommt, dann können wir von einer tief greifenden Entwicklung der Gesamtpersönlichkeit sprechen, die man als Heilung bezeichnen kann.

Eine schwerere psychiatrische Störung, die zwingend zur Annahme einer Schuldunfähigkeit führen müsste, liegt nicht vor, auch keine somatische Krankheit im engeren Sinn, aber in der Homöopathie wird der Krankheitsbegriff weiter gefasst, weil er die Gesamtkonstitution mit umfasst. Allerdings erhebt sich dann die sehr schwierige Frage, ob jemand, der in diesem erweiterten Sinne »krank« ist, deshalb nicht oder nur eingeschänkt für sein Tun verantwortlich ist. Er müsste dann entweder freigesprochen – aber auch in gewissem Sinn entmündigt – oder bestraft werden.

Neben der Frage der Zurechnungs- bzw. Schuldfähigkeit ist vor Gericht die Frage der Strafe relevant. Diese Frage stellt sich jetzt, nach erfolgreich verlaufener Behandlung, grundsätzlich anders als vorher. Der Grundsatz »Heilen statt Strafen« mag oft nur eine leere Phrase oder ein frommer Wunsch sein, aber in diesem günstig verlaufenen Fall darf von einer Heilung gesprochen werden. Ich kann es mit Sicherheit vertreten, dass die Patientin durch die kurze, aber sehr positiv verlaufene Therapie eine bedeutende Persönlichkeitsentwicklung und -reifung durchgemacht hat. Sie sei ein ganz anderer Mensch geworden, sagt sie selbst. Ihr Mann und sie seien sich in der Ehe viel näher gekommen, könnten erst jetzt richtig miteinander reden. Die Prognose beurteile ich deshalb grundsätzlich als günstig, einen Rückfall halte ich für sehr unwahrscheinlich.

Eine Strafe halte ich deshalb heute nicht mehr für sinnvoll. Sie hätte wahrscheinlich sehr üble Folgen, keineswegs eine erzieherische oder therapeutische Wirkung, eher das Gegenteil. Besonders eine Freiheitsstrafe würde die Patientin in ihrem unbarmherzigen Selbstbestrafungsstreben, in ihrer Tendenz, sich selbst zu demütigen oder sich demütigen zu lassen, bestärken. Sie hat den strengsten Richter in sich selbst, einen viel zu strengen Richter. Wichtiger ist für sie, dass sie die Erfahrung der Hilfe und Vergebung macht und dass es auch weniger unbarmherzige Richter gibt, als sie einen in sich hat. Niemand kann ein Interesse daran haben, die Patientin zu demütigen.

Das Gericht fand eine fast »salomonische« Lösung. Es nahm einen Zustand verminderter Zurechnungsfähigkeit für den Zeitpunkt der Tat an, da sich die Patientin in einem schwer nachvollziehbaren persönlichkeitsfremden Zustand befand und unter einem affektiven Druck stand, der die bewusste Kontrolle ihrer Handlungen vorübergehend einschränkte.

Statt einer Strafe (die ins Strafregister hätte eingetragen werden müssen), wurde der Patientin bzw. der Angeklagten eine »Sühne« auferlegt, indem sie 2000.– DM zugunsten der Allgemeinheit zu entrichten hatte. Spontan bat sie darum, das Geld einem Waisenhaus zugute kommen lassen zu dürfen, was ihr gewährt wurde.

Fall 2 Chronische Depression mit Suizidversuch

Ein 41-jähriger Patient, der ursprünglich katholischer Priester werden sollte, dann aber eine kaufmännische Lehre absolvierte und schließlich Bibliothekar wurde. Er heiratete mit 26 und bekam ein Jahr später einen Sohn. Im selben Jahr erlitt er einen »Nervenzusammenbruch«, der sich über fünf Jahre hinzog.

Es handelte sich um eine Depression mit starken Selbstmordtendenzen. Während einer stationären psychiatrischen Behandlung unternahm er einen Selbstmordversuch, wurde aber auf einer Intensivstation gerettet.

Der Patient berichtet:

»Meine jetzigen Depressionen begannen 1979/80, als ich mehr und mehr den Eindruck gewann, dass ich nichts kann in meiner Familie, in meinem Beruf und in meiner in der Freizeit betriebenen Schriftstellerei (u. a. eine umfangreiche Selbstbiographie). Seit Ende 81 stehe ich unter starken inneren Spannungen, empfinde mich als krank, jede Tätigkeit ist mir zu viel, ich bin sehr nervös und deprimiert. Meine Leistungsfähigkeit ist deutlich gesunken. Selbstmordtendenzen haben mich in den letzten Monaten innerlich erschüttert. Manchmal meine ich, meine Probleme in den letzten 20 Jahren drehen sich nur um ein Hauptproblem: Vor 20 Jahren hat meine Jugendliebe einen Anderen geheiratet, ich habe innerlich an meiner Liebe zu ihr festgehalten (persönlich haben wir uns nicht mehr getroffen), und versucht, durch schriftstellerische Beschäfti-

gung mit der ungeheueren inneren Leere fertig zu werden, die sie in mir hinterließ. Vielleicht habe ich wirklich Ende 81 mein schriftstellerisches Werk nach Jahren des Zweifels als adäquate Lösung akzeptiert und zum ersten Mal meine Trauer über den Verlust dieser Jugendliebe innerlich erlebt, vielleicht die Jugendliebe verlassen.«

Hierbei fällt auf, dass er sich nicht von der Vergangenheit lösen kann und dass seine Gedanken immer und immer wieder um ein schmerzliches Erlebnis kreisen, ferner, dass er dieses durch Schreiben seiner Selbstbiographie in einer Art Monolog zu lösen sucht, und schließlich, dass die Depression nach der Geburt seines Sohnes ausbrach. Könnte es nicht so sein, dass der Sohn ihn aufgefordert hat, sich der Zukunft zuzuwenden und nicht bei den Schmerzen der Vergangenheit stehen zu bleiben? Die spätere Sterilisation könnte ebenfalls in diese Richtung weisen.

Auch seine schriftstellerischen Arbeiten sind wohl im Zusammenhang mit seiner Depression zu sehen. Erstens, weil sie sehr *rückwärts* gerichtet sind, indem er sich schon mit 40 Jahren ausgiebig mit seiner Selbstbiographie beschäftigt. Er tut das in monologisierender Weise und vernachlässigt darüber seine Familie. Zweitens kultiviert er dabei bewusst die Sinnlosigkeit und Absurdität. Teils sei das Schreiben ein Kampf gegen die innere Leere, teils möchte er damit »sinnlose Wirklichkeit produzieren«. Er verstehe die Wirklichkeit nicht und suche zerstückelte Sprache für dieses Nichtverstehen. Die bewusst sinnlose Welt passe zu ihm. Er fürchte eine sinnvolle Welt. Er müsse nicht verstehbare Texte schreiben. Er sei ein Familienzerstörer, er zerstöre die Leser. – Das liest sich dann so:

»Herbert nachtete das Schild. Die Finger wichen, zur Brücke geriegelt. Die Krämerin Irene des Spaniels. Der Postillion brückte die Suche, begegnete bitter. Irene stellte geirrt. Ich ovale die Tat. – Doch schon drehen« usw.

Verlauf

Er bekommt eine Dosis Natrium muriaticum XM und hat am Abend ein angenehmes Gefühl von ansteigender Hitze, vom Herzen zum Kopf. Am nächsten Tag Zunahme der Herztätigkeit, die sich auf das ganze Herz bezieht und nicht als isoliertes Klopfgefühl empfunden wird. Es ist, als befinde sich ein pulsierender Mantel um das Herz. Das Befinden ist am Tag angeregter, am Abend entspannter. Am dritten Tag breitet sich dieses angenehme Gefühl auf den ganzen Körper aus: »Als ob mein ganzer Körper an seiner Außenhaut von einem fließenden Wärmemantel umgeben ist.« Am 4. Tag: *»vormittags aufgehört, mich umbringen zu wollen.* Seitdem für ca. zwei Wochen sehr aggressiv, wütend auf jene, die mich kleingekriegt haben und wütend auf mich, dass ich mich habe kleinkriegen lassen. Abends tief depressiv wie bei den früheren schweren Depressionen. Gefühlsbewegungen sanft, gemüthaft, auch sinnlich gestimmt, aber mit einer Stimmung von Trauer durchzogen.«

Am nächsten Tag wird ihm seine Beziehung zum Arzt bewusst.

> *»Vor der Gesamtbehandlung einerseits die ernste Bereitschaft, auf den Arzt einzugehen und sich helfen zu lassen, andererseits Misstrauen gegenüber seinen Methoden, wobei ich vor allem Angst hatte, er könne mich von meinem inneren Weg abbringen. Nun dankbar für die Hilfe des Arztes, denn er hat den Block durchbrochen, der mich in der Depression gefangen hielt. Sicherlich war in der seelischen Langzeitentwicklung die Situation entsprechend günstig dafür, aber ich glaube, alleine hätte ich den Durchbruch (»durch den Block im Hirn«) nicht geschafft. – Ich kann nach langer Zeit zum ersten Mal wieder von innen her lachen und weinen.«*

Es sei wohl eine Medizin gegen das Gefühl der Leere.

Einige Tage später:

> *»Die ganze Zeit seit Behandlungsbeginn als seelisch turbulente Tage erlebt, als eine Zeit des Umbruchs. Die Gedanken jagen sich. Alle seelischen Vorgänge sind wesentlich beschleunigt, wie ich das früher nur selten erlebt habe.*

Gute Leistungsfähigkeit, seelisch sehr stark, geistige Konzentration sehr gut, aber vor allem auf das Innenleben gerichtet. Arbeitskonzentration und Leistung in Betrieb und Familie gut, aber nervöses und hektisches Verhalten. Langsam innere Distanz gewinnend. Mich nach langer Zeit innerer Zerrissenheit nun als innere Einheit empfunden (Ich-Findung). Rückblickend betrachtet: am 3.10. (am 4. Tag nach Einnahme) wurde der innere Block durchbrochen, in dem ich gefangen war. Das hat meinen Lebenswillen, aber auch meine große Verzweiflung freigesetzt, und ich habe erst nach und nach eine Lösung gefunden, mit den Selbstmordabsichten zurechtzukommen.«

Erst drei Jahre später kam es zu einem mittelschweren Rückfall in die depressiven Suizidgedanken, der wegen anderer Schwerpunkte in der Symptomatik erfolgreich mit Aurum behandelt wurde.

Fall 3 Bulimie in Folge von Anorexie

Eine 30-jährige Psychologin, die wider Willen etwa die doppelte Menge isst wie ein normaler Mensch, um nachher absichtlich alles wieder zu erbrechen, indem sie sich den Finger in den Hals steckt. Sie hat dann regelmäßig ein schlechtes Gewissen wegen dieser Verschwendung. Obwohl sie nicht viel Geld hat, gibt sie unverhältnismäßig viel davon für Essen aus. In der Pubertät litt sie an Magersucht und hat seither Angst, zu dick zu werden. Vorübergehend hatte sie eine Amenorrhoe (ein halbes Jahr lang). Sie friert leicht. Sie litt lange an Akne. Ihre Gesichtshaut ist sehr fettig, an der Nase ließ sie sich übergroße Talgdrüsen wegoperieren (eine Art Rhinophym?). Sie isst kaum Fleisch und hat eine starke Abneigung gegen Schweinefleisch, besonders gegen Speck und Schweinefett.

Sie kommt aus der Schweiz, war einige Zeit in Indien, wo sie durch den Anblick von Hunger und Elend stark beeindruckt war und sich noch stärker schuldig fühlte, wegen ihrer Vergeudung von Nahrungsmitteln.

Als Psychologin kann sie ihr Verhalten teilweise selbst deuten: es stehe dahinter eine Ablehnung von Bedürfnissen, ein Kontrollieren von Körperbedürfnissen, ein Sich-selbst-nicht-Mögen, ein Sich-selbst-Aufgeben, das Gefühl, nicht akzeptiert zu werden. Aber auch wenn sie alles klar erkenne, so frage sie sich doch: »Was kann ich tun?«

Sie bekommt eine Dosis Natrium muriaticum D200. Den weiteren Verlauf bezeichnet sie als ein »Abenteuer« und gibt darüber einen anschaulichen Bericht:

»Am 11.11.86 nahm ich also ein Medikament ein, von dem ich absolut nicht wusste, was es war. Ich versuchte einfach, dessen Wirkung auf mich zu beobachten, so gut das überhaupt geht.

Kurz nachdem ich das Medikament eingenommen hatte, spürte ich bereits eine Wirkung. Ich hatte das Gefühl, ein bisschen ›beduselt‹ zu sein. Jedenfalls, nach ca. einer Stunde zitterte ich und fing an zu frieren, so als ob mein manchmal ohnehin niederer Blutdruck gesunken wäre. Ein nur sehr schwer zu beschreibendes Gefühl begann: tief in meiner Kehle und auch am Zungenende hinten war etwas, was ich zuvor noch nie erfahren hatte, nämlich eine Art heftiges Verlangen, eine Art Hungergefühl, das aber gar keines war. Ich fühlte mich ein bisschen geschwächt, vielleicht weil es ein völlig neues und sehr starkes Gefühl war, bei dem ich nicht wusste, was ich damit anfangen sollte. Auch vom Magen her fühlte ich eine Art Hunger, Verlangen, aber ich fühlte mich gleichzeitig so voll, ich wollte gar nicht essen. Das starke Empfinden im Bereich der Kehle bis zum Magen lenkte mich oft auch bei meiner Arbeit ab.

Beim Einkaufen von Lebensmitteln fiel mir auf, dass ich gar nicht mehr wusste, was ich denn essen wollte, meine Lust auf Essen war rapide gesunken, was ich natürlich mit Freuden zur Kenntnis nahm.

Am zweiten Tag war dieses starke Gefühl immer noch da, ich hatte nur ganz mäßig Appetit. Ich war glücklich.

Am dritten Tag vor dem Mittagessen überfiel mich in kleinem Ausmaß ein Heißhunger, obwohl ich nicht viel aß, übergab ich mich. Sonst ging es mir sehr gut, latent war immer noch diese neue Empfindung in mir, und mein Eindruck, aufgrund dessen mein problematisches Essverhalten ändern zu können. Vor allem glücklich machte mich die Erfahrung, dass es ein Mittel geben muss, das meinen Körper in einer Art und Weise beeinflussen kann, wie es mir rational nicht gelingt. So fühlte ich mich ein bisschen der Verantwortung entledigt, alle Schuld an meinem Fehlverhalten auf mich zu laden. Der ständige Kampf mit meinen klar zu erkennenden Widersprüchen nagte an meinem Selbstvertrauen ...

Am fünften Tag überfiel mich ein starker Heißhunger, dem ich nachgab, weil es mir die Situation erlaubte, und erbrach mich anschließend absichtlich, aber natürlich notwendigerweise. Danach war mir sehr elend, und das »neue Gefühl« war wieder da, was eine totale Unlust zu essen für den restlichen Tag bewirkte. Abends aß ich trotzdem ein wenig, ich hatte starken Brechreiz, wollte aber nicht erbrechen. Das war schwierig. Ich legte mich hin und musste weinen, weil ich damit irgendwie nicht zurechtkam. Mein Freund versuchte mich zu trösten, aber ich konnte ihm leider nicht erklären, was in mir vorging, denn ich redete mit niemandem über dieses Problem.

So entstand langsam am fünften und sechsten Tag nach dem Essen wieder ein Brechreizgefühl, dem ich manchmal nachgab. Mit der Zeit hatte ich den Eindruck, dass diese ›neue‹ Empfindung weg war. Zu meiner großen Zufriedenheit gab es sehr gute Tage, also wo ich weder erbrechen musste, noch Lust hatte, mich in eine solche Situation zu bringen. Auf der anderen Seite gibt es wieder klare Momente, wo ich mich wie vor der Medikamenteneinnahme verhalte.

Während dieser ersten drei Wochen fühlte ich mich sehr leicht verletzlich, was z. B. zu einem kleinen Konflikt in meiner Freundschaft mit F. führte. Ich wollte mehr als sonst bei ihm in seiner Wohnung wohnen, mehr als sonst wünschte ich von ihm Zärtlichkeiten und Aufmerksamkeit.

Am 1. Dezember nahm ich also ein zweites Mal ein Medikament ein. Sie sagten mir, dass es sich beim ersten Mal um Kochsalz gehandelt hatte, was ich kaum glauben konnte. Meine Erfahrungen nach der ersten Einnahme würde ich weder als Einbildung noch als Placebo-Effekt bezeichnen wollen. Sicher hatten die ganzen Umstände, besonders Ihre Worte, wie (sinngemäß) ›sich auf eine neue Erfahrung einlassen‹ usw., stark auf mich gewirkt.

Das zweite Mal erging es mir anders: Kurze Zeit nach der Einnahme stellte sich ›die seltsame Empfindung‹ im Kehle-Speiseröhre-Magen-Bereich wieder ein, aber nicht mehr so stark und vor allem nicht mehr so anhaltend wie beim ersten Mal. Ja, am anderen Tag spürte ich nichts mehr davon. Meine Symptome waren wieder da, wenn auch weniger als sonst. Ich vergaß die Medikamenteneinnahme sogar. Beim ersten Mal hatte mich die ›widersprüchliche‹ Empfindung immer wieder daran erinnert, die Auseinandersetzung drängte sich dadurch auf. Da ich ja jetzt wusste, dass Salz auf meinen Körper eventuell wieder diese Empfindung auslösen könnte, versuchte ich, sie durch Einnahme von Kochsalz wiederherzustellen, was mir aber nicht gelang. Aber ich wünschte mir, meine mich überkommende Esslust wieder dämpfen zu können. Schwierig finde ich es, Kontrolle darüber zu haben, ob sich tatsächlich eine Besserung eingestellt hat oder nicht. Eine Besserung sicher, aber Rückfälle zu haben ist sehr einfach, und die Übersicht klar zu haben eben schwierig.«

Sie habe starke neue Gefühle erlebt wie noch nie, ein Gefühl des Verlangens und der Begierde in Rachen und Speiseröhre. Sie wollte und wollte auch wieder nicht essen. Sie war sofort satt, hatte keinen Brechreiz, hatte auch keinen Appetit mehr und keine Lust, einzukaufen. Insgesamt war sie glücklich und euphorisch.

Am dritten Tag aß sie zu viel und hatte dann wieder leichten Brechreiz. Neu war für sie, dass sie weinen konnte und viel anhänglicher an ihren Freund war. Beunruhigt habe sie allerdings der »magische« Eindruck, den sie von der Therapie habe: dass diese etwas vollbracht habe, was sie selbst nicht konnte. Stark habe sie der Satz beeindruckt, dass nur die Natur ihr helfen könne. Nun habe sie erlebt, dass sie nicht – wie bisher – immer nur kämpfen und alle Verantwortung, ja Schuld auf sich nehmen müsse. Sie habe sich immer selbst überfordert, weil sie ein zu großes Ideal von sich gehabt und Angst gehabt habe, abgelehnt und verlassen zu werden. Gerade wegen dieser Selbstüberforderung habe sie sich schuldig gefühlt, weil sie ihre Verschwendung nicht habe steuern können. – Sie spricht dann von einem zerstörerischen Element in ihrer Familie. Auch sie sei selbstzerstörerisch, müsse sich selbst wehtun und sich selbst hassen. Sie bringt das mit ihrem Bruder in Verbindung, der sich aus einer lebensverneinenden Haltung heraus umgebracht habe.

Am 15.12. klagt sie über ihre Einsamkeit, über ihre zermürbenden inneren Kämpfe, da sie als Frau, um anerkannt zu werden, viel mehr leisten müsse als die Männer. Sie habe sehr anspruchsvolle Ziele. In ihrer Doktorarbeit, mit der sie nur mühsam vorankomme, vertrete sie einen »radikalen Konstruktivismus«. – Davon abgesehen haben sie und ihr Freund jetzt den Entschluss gefasst zu heiraten.

Sie bekommt Natrium muriaticum LM12, tgl. 5 Tropfen.

15.01.87. Es gehe ihr erstaunlich gut, sie sei allerdings noch nicht symptomfrei. Das Essen schmecke ihr besser, sie sei schneller satt. Das »grenzenlose Essen« sei verschwunden, allerdings gebe es regelmäßig vor der Periode noch leichtere Rückfälle. Als sie einen Tag das Mittel vergessen habe, habe sie sofort mehr gegessen. Auch ihre Haut sei deutlich unreiner und trockener geworden.

13.02.87. Es gehe ihr erstaunlich gut. Sie könne jetzt wirklich satt sein und genug haben. Sie könne das Essen jetzt besser genießen und fragt dann: »Warum kann oder konnte ich nicht zufrieden sein?« Sie vergleicht sich mit ihrem Vater, der auch immer verbittert gewesen sei und sich zurückgesetzt gefühlt habe. Die Periode sei schmerzhafter als früher. Die Haut sei eindeutig reiner, mit weniger Talgabsonderung. Neu sind die Rückenschmerzen im Lendenbereich und Verspannungen der Nackenmuskulatur.

26.03.87. Es gehe ihr sehr viel besser trotz einzelner Rückfälle, besonders abends. Sie könne dann aber das Überessen nicht mehr richtig genießen, wohl aber das normale Essen. Sie friere nur noch, wenn sie müde sei oder Hunger habe.

Ihre Heiratspläne hat sie vorerst aufgegeben, weil sie mit ihrem Freund in die Schweiz ziehen will und das schweizerische Eherecht ihr zu konservativ sei. Dafür habe sie jetzt aber den starken Wunsch, ein Kind zu bekommen, auch wenn sie das in den Konflikt bringe: Kind oder Beruf. Bisher habe die berufliche Karriere eindeutig den Vorrang gehabt.

Wenig später schreibt sie mir aus der Schweiz: Es gehe ihr gut, sie stehe mitten in den Herausforderungen des Lebens. Sie habe geheiratet und endlich die Dissertation abgeschlossen, habe eine gute Arbeit gefunden, bei der sie endlich Geld verdiene. Nun bemüht sie sich um eine Lehranalyse, muss aber mindestens noch ein halbes Jahr warten, bis sie damit beginnen kann.

Fassen wir die charakteristischsten Natrium-muriaticum-Symptome zusammen:

- Wechsel von Ablehnung der Nahrungsaufnahme und Unersättlichkeit, von »Askese« und »Maßlosigkeit«
- Gefühlsarmut und die Unfähigkeit zu weinen
- Genussunfähigkeit
- strenge Selbstüberforderung
- Unzufriedenheit mit sich selbst
- Selbstzerstörung
- Selbsthass
- Leistungsehrgeiz im Gegensatz zum Wunsch nach Schwangerschaft

- fettige Haut
- Abneigung gegen Speck und Schweinefleisch
- Frieren, Kälte

Fall 4 Familienprobleme

Eine 36-jährige kleine und zierliche Patientin kommt »wegen familiärer Probleme«. Der 17-jährige Sohn mache ihr Sorgen, er sei nicht, wie er sein sollte. Er arbeite nicht, gehe nur lustlos und gleichgültig in seine bereits zweite Lehre, so dass er Gefahr laufe, auch diese Lehrstelle zu verlieren. Er stehe auf dem Standpunkt, sein Stiefvater verdiene doch genug, wozu solle er arbeiten? Er nehme keinerlei Verantwortung auf sich und nütze die Eltern aus. Er rauche Haschisch und mache sich bewusst kaputt. Die Mutter hat Angst, dass er eines Tages kriminell werden könnte.

Er stammt aus der ersten Ehe der Patientin. Diese Ehe war eine frühe Mussehe und wurde bald geschieden, weil der Mann ebenfalls verantwortungslos und arbeitsscheu war und alles Unbequeme seiner Frau überließ. Die zweite Ehe, der zwei Kinder entstammen, ist sehr gut. Der Stiefvater, der ebenfalls geschieden ist und einen Sohn gleichen Namens durch den Tod verlor, akzeptierte den Stiefsohn voll, aber auch als »Ersatz« für den verlorenen eigenen Sohn.

Über den familienpsychologischen Einzelheiten sollte die Art, wie die Patientin auf diese Situation reagiert, sowie deren charakterliche Grundstruktur nicht übersehen werden:

Bei Aufregungen könne sie nichts essen und nehme an Gewicht ab. Wegen ihres Untergewichts nimmt sie Tabletten, die den Appetit anregen sollen. Auch in den Schwangerschaften nahm sie paradoxerweise an Gewicht ab anstatt zu. Früher sei sie sehr optimistisch, tatkräftig und belastbar gewesen, jeder sei mit seinen Problemen zu ihr gekommen, aber jetzt sei sie erschöpft, leide an Konzentrationsstörungen und könne keinen klaren Gedanken mehr fassen. In der Jugend trieb sie Leistungssport, jetzt neige sie zu Schwäche- und Ohnmachtsanfällen. Früher sei sie ein »Stehaufmännchen« gewesen. (»Je mehr man mich tritt, umso mehr schmeiße ich mich hinein.«)

Neben diesen aktiven, kämpferischen Zügen fallen ihre Genügsamkeit, ihre Anspruchslosigkeit und Zufriedenheit auf, die sie in tapferem Optimismus das Leben bestehen lassen. Ihre Jugend war schwer. Der Vater war der Mutter oft untreu; die Mutter war »dauernd schwanger«, und die Patientin musste sehr früh Mitverantwortung für die fünf jüngeren Geschwister übernehmen. Die sozialen Verhältnisse waren derart, dass die Kinder oft von Nachbarn und Verwandten zum Essen eingeladen wurden und sogar adoptiert werden sollten. Die Patientin lehnte diese Adoption aber ab, weil sie trotz allem zufrieden war. Sie war immer genügsam und anspruchslos, verteilte z. B. die wenigen Weihnachtsplätzchen an ihre Geschwister.

Fassen wir die wichtigsten und charakteristischsten Natrium-muriaticum-Symptome zusammen:

- die Anspruchslosigkeit und Genügsamkeit, die sie trotz schwieriger Umstände zufrieden sein lassen
- die Willensstärke und Zähigkeit, z. B. im Leistungssport
- ihr kraftvoller Optimismus
- ihre Selbstständigkeit; sie habe sich nie an jemand angeklammert; »Jeder muss sich für sich durchkämpfen«
- die große Verantwortungsbereitschaft
- die Patientin will keinen Trost und weint nur, wenn sie allein ist. Tränen habe man ihr schon in der Kindheit abgewöhnt. Sie tröstet dafür andere, dient anderen und verzichtet für andere
- sie verzeiht alles, vergisst aber nichts

Die Patientin leidet nun darunter, dass ihr Sohn das Gegenstück ihrer eigenen Lebenshaltung verkörpert. Unter dieser besonderen Belastung werden nun die negativen, ansatzweise »krankhaften« Symptome sichtbar.

Die Patientin kann ihren Sohn nicht mehr akzeptieren. Ihre Verständnis- und Opferbereitschaft kommen an eine kritische Grenze. Sie wird kritisch und aggressiv. Sie sei das schlechte Gewissen für ihren Sohn, sie sei zwar noch teilweise für ihn verantwortlich, empfinde aber nicht mehr nur Liebe für ihn, sondern auch Hass. Sie hat keinen Appetit mehr (vermutlich weil ihr Optimismus und ihre Tatkraft sie nicht mehr tragen). Sie wird unkonzentriert und vergesslich, kann keinen klaren Gedanken mehr fassen, während sie früher ein besonders gutes Gedächtnis hatte. Sie ist nicht mehr so belastbar wie früher, sondern leichter erschöpfbar. Früher sei sie verschmust gewesen, jetzt igle sie sich ein. »Da fehlt irgendwie das Leben.« Auch Kontaktstörungen und Ablehnung zärtlicher Gefühle sind Natrium-muriaticum-Symptome.

Verlauf

Die Patientin, die meint, sie habe noch nie so viel von sich preisgegeben und über sich selbst erzählt, bekommt statt Verhaltensmaßregeln für den Umgang mit ihrem Sohn oder mit sich selbst nur drei Kügelchen Natrium muriaticum D200. Eine Woche später meint sie, alle Patienten kämen wohl strahlend aus dem Sprechzimmer heraus. Jedenfalls sei es ihr so gegangen. Sie habe geglaubt, sie sei »gedopt« worden, so »pudelwohl« habe sie sich gefühlt. Sie sei weniger nervös, »gelöster«, habe ihren Körper kaum noch gespürt. Sie habe das Gefühl gehabt, »es kann mir nichts mehr passieren«, und ihren früheren Optimismus und ihr Selbstvertrauen zurückgewonnen. Sie konnte ihre Gedanken zusammenhalten und blieb in ernsten Auseinandersetzungen ganz ruhig. Sie sei wieder so, wie sie früher war: optimistisch, zuversichtlich, tatkräftig. In der Beziehung zu ihrem Sohn hat sie sich klar entschieden, sich nicht mehr alle Verantwortung aufzubürden und sich nicht mehr ausnutzen zu lassen. »Ich möchte nicht mehr nur benutzt werden.« Auch ihrer Mutter gegenüber konnte sie zum ersten Mal Kritik üben (m. E. eine harmlose und adäquate Kritik).

Diese Wandlung ist der Patientin selbst rätselhaft. Sie meint erstaunt: »Das darf doch nicht wahr sein!« Einerseits hat sie die Wirkung am eigenen Leib erlebt, andererseits kämpft sie um eine rationale Erklärung und möchte skeptisch bleiben (wie das für Natrium-muriaticum-Patienten oft charakteristisch ist). Sie sei entsetzt gewesen über das an sich sehr angenehme Gefühl, als ob der Körper nicht mehr da wäre. Weil das »vom Verstand her nicht zu fassen sei,« beriet sie sich in ihrem unbefriedigten Erklärungsbedürfnis mit zwei befreundeten Ärzten. Der eine hielt das schlicht für Suggestion und meinte nur: »Du bist doch sonst so realistisch, wie kann gerade dir das passieren!?« Der andere meinte: »Wenn du wirklich daran glaubst, dass dir das hilft, dann nimm es doch meinetwegen jeden Tag.« Beiden konnte sie nur sagen: »Aber ich habe das doch wirklich erlebt und gespürt!«

Fall 5 **Allergisches Asthma und Depression**

Eine 59-jährige, adipöse Patientin (87 kg) mit blond gefärbten Haaren, die auf die Frage, wie es ihr gehe, kurz und bündig antwortet: »Beschissen!« Dann legt sie ein Paket Papier-Taschentücher vor sich hin, weil sie bestimmt gleich weinen müsse. Das geschieht jedoch nicht, sie lacht sogar immer wieder herzhaft über sich selbst.

Sie berichtet von seit langem bestehenden Depressionen, in denen ihr das ganze Leben sinnlos erscheine. Sie leidet seit Jahren unter Asthma und bezieht deshalb eine Rente. Das Asthma ging aus einer Allergie gegen Tierhaare hervor. (Die Patientin hatte früher eine Zucht von Rasse-Katzen.) Wegen des Asthmas wurde ihr sehr viel Cortison verabreicht, was die typischen Nebenwirkungen zur Folge hatte.

Nach dem Absetzen hatte sie Entzugserscheinungen, vor allem Gelenkschmerzen. Sie verträgt seither kein Eiweiß, bekommt darauf regelmäßig Asthma und Gelenkschwellungen. Sie hat seither auch kein normales Sättigungsgefühl mehr, so dass gelegentlich Anfälle von Ess-Sucht vorkommen, die den Zustand regelmäßig verschlechtern, während ihr eine Kur in einer Fastenklinik sehr gut tat. Es liegt ein Myxödem-artiger Zustand (verminderter Grundumsatz) vor. Thyroxin mache sie »high«.

Zu ihrer biographischen Situation berichtet sie noch, dass sie jahrzehntelang einen Konflikt mit der Mutter ausgetragen habe. »Der Gott der Mutter war ein strafender Gott, und ich lebte nur über Verbote.« Nach dem Tod der Mutter (1983) habe sie eine Drehung um 180° gemacht.

Sie habe immer viel gearbeitet und sei eine perfekte Hausfrau. Sie plane alles sehr genau, ihr Mann dagegen sei ihr zu spontan, zu schnell. Was ihr fehle, sei ein Gesprächspartner. Dafür schreibe sie ihre Gedanken in umfangreichen Tagebüchern nieder. Zu ihrem Mann sei sie sehr abweisend. Alles an ihm gehe ihr auf die Nerven. »Wenn er nur den Mund aufmacht, schreie ich ihn schon an.«

Aber – obwohl sie ihn »wie ein Vieh« behandle – liebe sie ihn trotzdem. Sie erwähnt das Buch »Wenn Frauen zu sehr lieben«, in dem sie sich wiedererkennt. Sie habe ihn verwöhnt und alles für ihn getan – aus Angst, ihn zu verlieren. Vor Jahren, als er alle vier Wochen Nachtdienst hatte, hatte sie »wahnsinnige« Angst vor dem Alleinsein. Das sei eine richtige Lebensangst.

Sie habe gehungert, um dem Mann zu gefallen, habe sich aus demselben Grund sexuell sehr aktiv gegeben, obwohl sie es nicht war. Jetzt aber, seit sie merke, dass sie notfalls auch ohne ihn leben könnte, sei es ihr egal, wenn sie dick werde, und sie verweigere sich ihm sexuell. Seither habe sie Fett angesetzt. Sie fühle sich wie in einer Eisenröhre sitzend. Diese Röhre spüre sie besonders in der Zwerchfellgegend, wo oft objektiv sichtbare, rasch wieder verschwindende Schwellungen aufträten. Beide gingen jetzt miteinander um »wie trotzige Kinder«.

Sie bekommt Natrium muriaticum D200. Zehn Tage später berichtet sie: An die Kügelchen habe sie gar nicht mehr gedacht, als plötzlich ein Gefühl über sie kam, als sei ein Motor in ihr angesprungen: zuerst rau und klappernd wie der eines alten Autos, dann aber immer besser. Diesen »Motor« habe sie in der Schilddrüse gespürt! Der Hals wurde viel dünner, und der Krampf in der Lunge war vorbei. Sie konnte durchatmen und brauchte kein Euphyllin mehr. Der Druck in der Zwerchfellgegend (die »Eisenröhre«) war plötzlich weg, kam aber wieder, als sie in einem »Fressanfall« das Doppelte aß. Andererseits sind die Knie angeschwollen, und sie klagt über Rückenschmerzen.

Die Lebensangst war plötzlich weg. Zu Hause habe sie nur noch einmal ihren Mann angeschrien und dabei gemerkt, dass sie Luft kriegt. Seither schreie sie nicht mehr, und wenn sie das nicht tue, sei es eine wunderbare Ehe.

Es sei unwahrscheinlich viel in ihr hochgekommen, eine ganz neue Denkrichtung. Bisher habe sie sich sehr für »Esoterik« interessiert, jetzt begreife sie, dass sie nur aus dem Kopf leben möchte, dass sie ihren Körper nicht mag. Schon als Kind habe sie hinter einer »Mauer« gelebt.

Eine Psychotherapeutin habe ihr den Schutzschild, den sie brauchte, weggenommen und habe ihr die Nabelschnur zur Mutter abgeschnitten (in einem symbolischen Spiel).

Als sie mich fragt, was ich ihr eigentlich gegeben hätte, und ich ihr antworte: »Einfaches Salz«, hat sie ein Aha-Erlebnis und berichtet von einem Salzsee in Spanien, in dessen unmittelbarer Nähe sie einen Urlaub verbracht habe und dass sie dort völlig beschwerdefrei gewesen sei.

Es habe ihr wohl »das Salz der Erde« gefehlt. Sie habe nicht leben wollen, habe jetzt das Leben aber doch angenommen. Zum ersten Mal höre der Körper auf, innerlich gegen alles zu kämpfen.

Fall 6 **Arbeitshemmungen**

Einer hageren, weinenden, 33-jährigen Frau mit etwas strengen Gesichtszügen sieht man das Natrium muriaticum sozusagen auf den ersten Blick an. Sie steckt offenbar in einer depressiven Krise, in der ihr alles aussichtslos scheint.

Sie könne ihre Diplomarbeit als Sozialarbeiterin nicht schreiben, weil sie in ihrem Denken schwer gehemmt sei und deshalb die Arbeit nur noch vor sich herschiebe. Sie habe vor dieser Aufgabe »versagt«. An sich habe sie bisher gute Leistungen erbracht, aber trotzdem traue sie sich nichts zu, sei ungeduldig mit sich selbst. Sie überfordere sich oft selbst, könne dann ihre eigenen Grenzen nicht akzeptieren. Sie ziehe sich zunehmend zurück, habe kaum noch Lust auf Außenkontakte, verbringe die meiste Zeit im Bett oder vor der »Glotz-Kiste«. Sie hat keinen Freund, hat auch keinen Appetit, isst nur, um nicht abzunehmen. Ihr Fitness-Training, dessen Grundsatz ist: »Muskelkräftigung bei gleichzeitigem Fettabbau«, strengt sie immer mehr an.

Die Patientin bekommt eine Dosis Natrium muriaticum D200 und berichtet eine Woche später, sie sei zunächst ganz »leer« und kraftlos gewesen, dann aber weniger erschöpft beim Training. Der Appetit sei deutlich besser und sie weine auch weniger. Ich verordne ihr Natrium muriaticum LM6, 1 x tgl. 5 Tropfen.

Nach 14 Tagen überrascht sie mich, indem sie mit einem jungen Mann im Wartezimmer sitzt und die Bemerkung macht: »Wir gehören zusammen.«

Sie ist sichtlich gut gelaunt, weint nicht mehr und sagt, dass es ihr sehr gut gehe. Sie habe mehr Kontakte. Während ihr früher die Leute meistens lästig gewesen seien, versuche sie jetzt, mit ihnen zu kommunizieren. Vor allem erlebe sie die Sexualität ganz neu, »ganz toll«. Das sei bisher ein Tabu für sie gewesen, sie habe noch nicht einmal Selbstbefriedigung getrieben.

Außerdem habe sie einen tollen Appetit, gönne sich viel eher etwas Gutes als früher. Nachdem sie früher regelmäßig »gejoggt« habe, habe sie das nun seit einem halben Jahr zum ersten Mal wieder getan. Sie sei »fit«, und das, obwohl sie wegen zahlreicher und ausgedehnter Disco-Besuche unter akutem Schlafmangel leide. Schließlich sei ihre Periode stärker und länger andauernd als früher.

Fall 7 Alkoholismus

Ein 28-jähriger Mann gibt sich sofort als Alkoholiker zu erkennen, bei dem es Zeit sei für eine Entziehungskur. Man möchte ihm das bei seinem gepflegten Äußeren und bei seinem gesunden frischen Aussehen gar nicht ohne weiteres ansehen. – Sein ganzes Leben sei verkorkst. Er sei ein Adoptivkind gewesen. Nach der Scheidung der Eltern habe er einen Stiefvater bekommen, mit dem er sich nicht verstanden habe, bis dieser schließlich seine Mutter vor die Wahl gestellt habe: »Entweder dein Sohn oder ich.« Die Mutter habe in dieser Situation dem Mann nachgegeben und den 17-jährigen Sohn zu Pflegeeltern gegeben. Von da an sei alles schief gegangen. Er habe keinen Beruf erlernt und sei schließlich im Obdachlosen-Asyl gelandet.

Nun habe er sich völlig zurückgezogen und habe keinerlei soziale Kontakte; genau genommen breche er soziale Kontakte immer wieder ab. Der Grund für sein Schicksal sei die fehlende Liebe. Einmal habe er sich in eine Frau verliebt, sei aber enttäuscht und verlassen worden. Nur zu seiner Mutter habe er eine enge Bindung, ansonsten sei er verschlossen und habe zu niemand Vertrauen.

Jeden Abend trinke er bis zu Bewusstlosigkeit. Morgens ekle ihn Alkohol an. Außerdem raucht er und trinkt viel Kaffee.

Was ihn wirklich interessiere, sei sein Schachspiel und der Sport. Früher sei er ein Hochleistungssportler gewesen (Fußball u. a.). Dabei »blühe er auf«. Außerdem lese er viel und habe ursprünglich Kunst studieren wollen.

Ich gebe ihm zunächst Nux vomica, was aber praktisch ohne Erfolg bleibt. – Nach drei Wochen fallen mir zwei Bemerkungen auf: dass er sehr gerne Salzbrezeln esse und dass ich ihm »ja kein Aphrodisiakum« verschreiben solle, damit er nicht draußen auf der Straße gleich der erstbesten Frau um den Hals falle. – Er muss also Angst vor Kontakten bzw. vor der Liebe haben, über deren Fehlen er sich so sehr beschwert. Das wird bestätigt, indem er erzählt, beim Waldlauf habe ihn eine junge Frau angesprochen und er habe alle Mühe gehabt, ein so verschlossenes und abweisendes Gesicht zu machen, dass sie endlich wieder gegangen sei. Das sei ja wieder ganz typisch: Alle würden ihn verlassen und niemand würde ihn jemals lieben.

Wegen dieser ausgeprägten Kontaktangst (und wegen des Salzhungers) gebe ich ihm eine Dosis Natrium muriaticum D200. Zwei Wochen später meint er, es gehe ihm schon etwas besser, er sei etwas in Bewegung gekommen. Er habe weniger Scheu vor Kontakten mit Frauen. Bisher habe er sich in der Straßenbahn nie neben eine Frau gesetzt, jetzt tue er das ganz gezielt. »Es passiert ja doch nichts.« – Nachdem er eine Gruppentherapie zunächst misstrauisch abgelehnt hat, geht er dann doch hin und sagt vier Sitzungen lang kein Wort. Als er provoziert wird, bricht das Eis, und er ist dann sehr begeistert und schreibt dem Leiter einen Dankesbrief. Er habe seit langem zum ersten Mal weinen können. Er habe seine Wohnung aufgeräumt und geputzt und ernähre sich jetzt besser. Er freue sich über die saubere Wohnung, fühle sich aber sehr allein. Seine »tiefe Depression, sein tiefer Hass und seine tiefe Frustration« seien aber noch geblieben. Sein Hass richte sich vor allem gegen Frauen und diene wohl nur dazu, seine uneingestandene Sehnsucht zu verbergen.

Fall 8 **Haarausfall und Depression**

Eine 37-jährige Patientin leidet seit neun Monaten an starkem Haarausfall. Sie hat mehrere Hautärzte konsultiert, die keine organische Ursache finden konnten. Der letzte glaubt an psychische Hintergründe und empfiehlt deshalb eine Psychotherapie. Tatsächlich werden dabei rasch eine depressive Komponente und charakteristische Natrium-muriaticum-Symptome sichtbar.

Die Patientin ist Perserin, lebt sei 18 Jahren in Deutschland, ist mit einem Landsmann verheiratet, hat zwei Söhne, 14 und 9 Jahre alt. – Sie klagt über Nervosität und über Angst. Sie habe immer viel gearbeitet und gekämpft. Sie habe auf viel verzichtet, z. B. hätte sie lieber Medizin studiert, habe aber auf Wunsch des Mannes zusammen mit ihm Chemie studiert. Damals, als sie so viel arbeiten und kämpfen musste, habe sie keine Angst gehabt. Nun könne sie nicht mehr kämpfen. Sie ist nun arbeitslos, ihr Mann hat wenigstens eine relativ einfache Laborarbeit. Sie sei immer für andere da gewesen, aber niemand sei für sie da. Der Mann habe ihr alles überlassen, sie sei für alle wie eine Mutter gewesen. Aber niemand sei für sie da. Das wolle sie nun nicht mehr.

Nun könne sie aber nicht mehr zu Hause bleiben. Sie wolle unbedingt arbeiten, um unabhängig zu sein. Den Neid auf andere, die arbeiten können, könne sie nicht verleugnen, schlucke ihn aber im Allgemeinen runter. Sehr spontan formuliert sie: »Ich würde meine Seele verkaufen für eine Arbeit und würde jede Arbeit machen!«

Es wird auch deutlich, dass sie sich als Arbeitslose abgewertet, ja gedemütigt fühlt. So war es für sie eine empfindliche Kränkung, als jemand sie in einem

Labor als »Praktikantin« bezeichnete, obwohl sie doch Diplom-Chemikerin sei.

Sie sei leicht beleidigt und empfindlich gegen Ungerechtigkeiten. Sie müsse dann an die Kränkungen und Ungerechtigkeiten immer denken, sogar im Schlaf.

Zu ihren Haaren meint sie: »Meine Haare sind das Einzige, was ich habe. Wenn ich auch sie verlieren würde, müsste ich mich umbringen.«

Die Patientin bekommt eine Dosis Natrium muriaticum D200. Elf Tage später berichtet sie, sie sei zunächst sehr müde gewesen, habe aber weniger über ihre Situation nachgegrübelt. Während sie früher keinen Krach vergessen konnte, rege sie sich jetzt viel weniger auf. Die Stimmung ist deutlich besser, und auch die Haare fallen weniger aus, merkwürdigerweise auf der linken Kopfhälfte weniger als auf der rechten. Der Kopf sei leichter, der Druck auf die Augen habe nachgelassen.

Etwa drei Wochen nach Behandlungsbeginn wird sie plötzlich wieder depressiv. Sie denke wieder zu viel nach und klagt: Gott ist ungerecht. Vor allem ist sie wieder neidisch auf den Erfolg anderer. Gleichzeitig fallen wieder vermehrt Haare aus, brennen wieder die Augen und hat sie wieder ein Schweregefühl im Kopf. Dann zitiert sie ein viel sagendes persisches Sprichwort: »Der Pfau hat schöne Federn, aber hässliche Füße. Wenn er diese anschaut, fallen ihm die Federn aus.«

Sie bekommt wieder Natrium muriaticum LM6, tgl. 5 Tropfen.

Erst nach vier Monaten meldet sie sich wieder: Es sei ihr in der Zwischenzeit gut gegangen. Sie sei weniger müde gewesen und habe mehr Antrieb gehabt und die Haare seien weniger ausgefallen. Sie habe aktiv Arbeit gesucht, erst als sie immer wieder eine Absage bekam, sei es zu einem Rückfall gekommen. Jetzt kommt auch eine selbstquälerische Komponente zum Vorschein: Sie wisse, was sie nicht vertrage – nämlich Süßigkeiten – und esse gerade diese. Sie fühle sich wohl, wenn es ihr schlecht gehe.

Fall 9 **Erschöpfungsdepression**

Eine 32-jährige Patientin kommt mit ihrem Säugling und beginnt schon nach wenigen Worten zu weinen. Sie sei überanstrengt, innerlich leer und wolle nur etwas »auftanken«. (Sonst fehle ihr nichts.) Alle seien krank: die Mutter, die Schwiegermutter und ihr Mann, und sie müsse alle pflegen. Sie war ursprünglich Krankenschwester. Mitten in dieser Krankheitsphase habe sie vor sechs Monaten ihr drittes Kind geboren. Nur beim Stillen habe sie etwas Ruhe. Da habe sie eine Hand frei und könne den älteren Kindern etwas vorlesen. An (homöopathischen somatischen) Symptomen schildert sie: Allergie, Kopfschmerzen, Anämie, Verlangen nach Nudeln und nach Süßigkeiten (besonders Schokolade).

Neun Tage nach einer Gabe Natrium muriaticum D200 berichtet sie: Sie sei sehr müde gewesen, habe aber die ganze Zeit über nie mehr den Gedanken gehabt: Das schaffst du nicht. Die Stimmung sei deutlich besser, wenn auch noch wechselnd. Geweint habe sie auch nicht, aber nicht, weil sie die Tränen unterdrückt hätte, sondern weil sie nicht das Bedürfnis dazu gehabt habe.

Fall 10 **Allergisches Asthma und Hautausschläge**

Eine 34-jährige Architektin leidet, seit sie anderthalb Jahre alt ist, an Asthma. Außerdem klagt sie über Hautallergien.

Sie kommt sofort und immer wieder auf ihre Mutter zu sprechen. Das Asthma sei immer am schlimmsten, wenn sie zu ihrer Mutter fahre.

Sie ist als Tochter einer französischen Mutter und eines deutschen Vaters in Südfrankreich geboren. Sie wurde hauptsächlich von der Großmutter erzogen, die die Hauptperson einer Großfamilie war. Die Mutter habe als Bäckersfrau nie Zeit für sie gehabt, habe ihr sogar den unausgesprochenen Vorwurf gemacht, dass sie ausgerechnet am Heiligabend, wo sowieso so viel zu tun sei, zur Welt gekommen sei. Als Kind sei sie immer geschont worden als die Kranke, der man nichts zumuten dürfe.

Ein einschneidendes Erlebnis war, als sich in ihrem 15. Lebensjahr der Vater entschloss, mit seiner Familie von Bordeaux nach Hamburg überzusiedeln, weil er es satt hatte, bei der Großmutter immer »der böse Schwiegersohn« zu sein. Die Umstellung sei ihr sehr schwer gefallen. Die Mutter, die in Frankreich nie Zeit für die Tochter hatte, verlangte jetzt, dass diese für sie Zeit haben solle, und arrangierte es, dass sich alles um die Mutter drehen musste.

Mit 20 heiratete die Patientin einen Jugendfreund, weil sie von zu Hause weg wollte, »um Luft zu holen«. Danach wurde das Asthma besser.

24-jährig bekam sie eine Tochter. In der Schwangerschaft war das Asthma besser. Die Geburt der Tochter bezeichnet sie als »ihre erste Leistung«. Seither sei sie selbstbewusster geworden.

29-jährig ließ sie sich scheiden. Ihr Mann sei ein ewiger Student gewesen, und sie habe die Ernährerin der Familie sein müssen. Er durfte studieren, sie musste als Sekretärin Geld verdienen. Sie habe ihn verwöhnt, habe es ihm bequem gemacht, er habe sein Studium nie abgeschlossen, dann noch ein zweites angefangen. Schließlich habe sie Architektur studiert und das Studium mit Erfolg abgeschlossen. In ihrem Beruf könne sie ihre Fähigkeit zu planen und zu organisieren unter Beweis stellen.

Nach der Scheidung habe sie sehr unter der Einsamkeit gelitten. Das Asthma wurde in dieser Zeit wieder stärker.

Seit drei Jahren hat sie einen Freund, mit dem sie seit Herbst 1986 zusammenlebt. Es kam zu einer schweren Krise, als sie bald nach dem Einzug in die gemeinsame Wohnung erfuhr, dass dieser seit 1–2 Jahren eine Beziehung zu einem jungen Mädchen unterhielt.

Das Schlimmste daran war für die Patientin der Vertrauensbruch, die mangelnde Offenheit. Sie reagierte weniger mit Eifersucht als mit eiserner Konsequenz, indem sie die Trennung ankündigte und sofort wieder eine neue Wohnung suchte. Sie sei eine »Prinzipienreiterin« und könne sehr nachtragend sein. Ihr Stolz sei verletzt gewesen. – In dieser Zeit nahmen die Asthma-Anfälle an Stärke und Häufigkeit deutlich zu.

Sie berichtet noch von einem Todesfall (einer Freundin des Vaters), nach dem das Asthma stärker wurde.

Mit der jetzt allein stehenden Mutter verbinde sie eine Hassliebe. Sie fühle sich für die Mutter verantwortlich, lehne sie aber ab. Die Mutter wolle zu ihr ziehen, was eine schreckliche Vorstellung sei. Teils fürchte sie die Verantwortung und würde sie gerne abgeben. Andererseits lade sie sich immer viel Verantwortung auf, sei auch sehr ehrgeizig. Dann wieder suche sie ein Heim, einen Rückhalt.

Sie sei sehr kritisch, könne aber Kritik nur schwer verkraften. Sie sei verletzlich, könne aber selbst sehr verletzend sein. Sie sei misstrauisch, deshalb sei das Schlimmste, betrogen und belogen zu werden. Zu ihrem gekrümmten Rücken sagt sie noch, die Mutter habe immer gesagt, sie sei hässlich. Das habe sie sich zu Eigen gemacht, deshalb lehne sie eine stolze (aufrechte) Haltung für sich ab. Sie habe immer Erwartungen anderer erfüllen und auf eigene Ansprüche verzichten müssen. Sie sei schweigsam und verschlossen, selbst gute Freunde würden sie nicht wirklich kennen. Sie könne nicht aus sich herausgehen, könne vor allem keine negativen Gefühle zeigen, »aus Pflicht«. Hinter einer netten Fassade halte sie unausgesprochene Gedanken zurück.

An sonstigen Symptomen berichtet sie: schon als Kind Kopfschmerzen, bis 20 Jahre Magersucht, Fehlhaltung der Wirbelsäule, geht gebückt, was für sie bequemer sei und eine Art Geborgenheit bedeute, friert viel, schwitzt nie, häufige Erkältungen. Das Asthma verschlechtert sich bei Wind und in der Kälte. Seit langem Migräne, besonders während der Periode und an Wochenenden, links stärker als rechts, mit Sehstörungen, Licht- und Lärmempfindlichkeit. Blähungen nach Weißbrot, Abneigung gegen Milch. Wurde 17 Monate gestillt, konnte selbst ihr Kind nicht stillen.

Die Patientin bekommt am 04.06.87 eine Dosis Natrium muriaticum C10.000. Am 10.06. berichtet sie, sie sei ausgesprochen ruhig und gelassen, es gebe viel weniger Streit. Sie habe mehr Asthma-Anfälle, habe dabei aber im Unterschied zu früher keine Angst mehr. Sie sei nachsichtiger ihrem Freund gegenüber und wisse selbst nicht, warum sie sich plötzlich von ihrer Mutter besser distanzieren könne. Sie könne ihr gegenüber erst jetzt »nein« sagen. Bisher hatte sie sich von der Mutter in ihre Privatsphäre hineinreden lassen und geglaubt, dieser sogar Auskunft über neugierige Fragen nach ihrem Intimleben schuldig zu sein. Aber jetzt könne sie sich von der Mutter abgrenzen. Sie könne sich mehr freuen, mehr lachen, mehr genießen. Ihre Stimmung sei gelöster, fröhlicher. Sie sei nicht mehr hektisch aus Überpünktlichkeit. Nachdem sie seit der Krise mit ihrem Freund viel mehr gegessen habe, esse sie jetzt wieder weniger.

Am 24.06. berichtet sie, das Asthma sei noch relativ stark. Sie wirft sich vor, dass sie plötzlich zum Selbstmitleid neige, was ganz neu für sie sei. Sie habe lange im Bett ohne Anlass geweint, das Fass sei übergelaufen. Danach sei es ihr besser gegangen. Ihre Tochter und ihr Freund seien darüber ganz fassungslos gewesen. Das sei eine ganz ungewohnte Hilflosigkeit. Wenn sie weint, kriegt sie Wut auf sich. Sie sei gewohnt, alles selbst zu machen, wolle niemand bitten. Gleichzeitig fühle sie sich von anderen ausgenutzt. Sie habe wenig Vertrauen zu anderen. Sie sei auch mit sich selbst unzufrieden, möge sich nicht, stelle hohe Anforderungen an sich. Sie habe immer für andere das Vorbild sein sollen, habe sich damit immer unter Druck gesetzt.

Mit ihrem Freund habe sie sich versöhnt, sie glaube nicht, dass sie den Schlussstrich ziehen könne. Die emotionale Beziehung sei viel zärtlicher, viel tiefer geworden. Trotzdem habe sie Angst, wieder verletzt zu werden.

Das Asthma sei stärker geworden, seit sie sich mit ihrem Freund versöhnt habe, desgleichen die allergischen Hautreaktionen im Gesicht. Ihr Rücken sei starr, hart und verspannt (deshalb gebe ich ihr zusätzlich Calcium phosphoricum D200).

Fall 11 **Bulimie und Selbsthass**

Eine 20-jährige Krankenpflegeschülerin, die wegen einer Ess-Sucht zehn Monate lang in einer psychosomatischen Klinik mit wöchentlich vier Psychotherapie-Stunden behandelt wurde, bekam bei der Entlassung die Empfehlung, sich zu Hause um einen weiteren »Psychotherapie-Platz« zu bemühen.

Die Ess-Sucht begann im 14. Lebensjahr. Die Patientin isst hauptsächlich Süßigkeiten und andere Kohlenhydrate. Weil sie sich zu dick fühlt, erbricht sie die Speisen fast alle wieder, indem sie sich den Finger in den Hals steckt.

Dicke Menschen sähen entstellt, alt und hässlich aus und würden abgewertet. Dicke Menschen könnten sich nicht beherrschen. Fett zu sein heiße: hässlich und unattraktiv sein. – Schlank zu sein heiße: »Ich brauche nichts, ich will sauber bleiben.«

Im Hintergrund leide sie an einer massiven Traurigkeit. Sie könnte stundenlang heulen, könne aber die Tränen nicht loslassen, wenn jemand dabei sei. Sie fühle sich sehr allein und verlassen (jetzt von ihrer Ärztin). Niemand könne ihr etwas geben. Sie habe noch nie einen Freund gehabt, genauer: sie habe Freunde, soweit ihr das möglich sei. Wenn sie mit jungen Männern zusammen sei, mache sie jedoch nur Faxen, spiele den Clown. Einem echten Kontakt stehe jedoch der Ekel vor der Sexualität im Wege: »Sexualität wäre totales Loslassen.«

Ihre Periode kam ziemlich spät, mit 15 Jahren. Seit sie abnimmt, hat sie eine Amenorrhoe, sie sei aber froh darüber. »Der Unterleib ist mir nicht geheuer.«

Wenn die Traurigkeit über sie komme, sei sie schwach, weich und warm. Aber mit warmen Gefühlen könne sie nicht fertig werden. Es kotze sie alles an, so wie sie alles auskotze. Sie habe einen großen Hass auf sich und die Welt. Zum Stichwort »Selbsthass« passt u. a., dass sie sich die Augenbrauen abrasierte und »Löcher« in die Frisur schnitt, um unattraktiv auszusehen. Sie hoffe auf die »Erlösung, auf den großen Retter«.

Ich erkläre ihr die Möglichkeit einer homöopathischen Therapie, wobei es vor allem auf die *Erfahrungen* ankomme, die sie dabei mache. Darauf reagiert sie zunächst ängstlich: Sie habe Angst vor der Erfahrung, vor dem wirklichen Leben. Außerdem sei sie »durch einen Denkfehler krank geworden«. Das Denken beeinflusse die Gefühle und diese den Körper. Es käme deshalb darauf an, diesen »Denkfehler« aufzufinden und zu korrigieren, wie ihre Therapeutin gesagt habe. – Schließlich willigt sie doch ein, einen Versuch zu machen, und bekommt drei Globuli Natrium muriaticum C10.000.

Zehn Tage später berichtet sie: Sie habe zunächst das Gefühl einer totalen Verlassenheit gespürt. Sie sei ja von ihrer Therapeutin verlassen worden und nun einem Mann ausgeliefert. Die Ess-Sucht habe zwar eher noch zugenommen, aber sie konnte »gut und verständnisvoll zu sich sein«, konnte sich das Essen eher verzeihen, denke von sich nicht mehr als von einer »blöden Kuh«. Zwischendurch sei sie einmal »ganz toll abgeklärt« gewesen. Manchmal könne sie das Essen sogar genießen, während sie bisher »hässlich gegessen und hässlich gekotzt« habe. Sie habe ein Bedürfnis nach Fett, damit ihr warm werde.

Das Essen müsse mit der Einsamkeit zusammenhängen. Wenn sie einsam sei, falle ihr nur das Essen ein. Wenn sie in einer Gruppe sei, brauche sie weniger zu essen, habe es sogar mit leerem Magen ausgehalten. Essen sei eben ein Liebesersatz. Sie habe jetzt weniger Hemmungen, sich in einer Gruppe zu zeigen, und habe in der Gruppe die positive Erfahrung gemacht, dass sie angenommen werde. Andererseits sei sie sehr misstrauisch, wenn sie sich »gehen lassen« solle, und frage sich, ob das alles aufgefangen werde. Früher habe sie immer Panik bekommen, wenn sie mit einem Mann allein war. Jeder Mann sei für sie eine sexuelle Gefahr gewesen. Jetzt könne sie einen Mann auch einfach als Mensch sehen, könne unbefangener mit Männern »blödeln«. »Flirten wäre jedoch gefährlich.« Wenn sie nichts dringender brauche als einen Freund, so frage sie sich: »wozu eigentlich?« Um sich anzuklammern und sich an ihn zu hängen. Dieser Wunsch sei sehr stark in ihr.

Sie sei »nicht mehr ganz so schwer traurig«, sei toleranter, denke nicht mehr so verkrampft, sondern »weiter«, »großzügiger«, »besänftigter«. »So was muss aus dem Bauch kommen, nicht aus dem Kopf« (nachdem sie noch vor kurzem von einem »Denkfehler« gesprochen hatte!).

Das Gefühl müsse ein eigenständiges Gefühl sein, das sich dann in Gedanken umwandelt. Immer wieder habe sie hören müssen: »Nimm dich doch zusammen«, was ihr in keiner Weise möglich gewesen sei. Jetzt komme ihr plötzlich der Gedanke, dass das Erbrechen eines Tages nicht mehr nötig sein könnte. Das sei ihr bisher unvorstellbar gewesen. Trotzdem fühle sie dann wieder etwas wie ein Ungeheuer in sich, das schreit: Essen! Zerstörung!

Es sei noch viel Trauer in ihr, sie weine mehr als früher, habe aber weniger Selbstmordgedanken. Es gebe so viel Schönes im Leben, es wäre doch schade, das nicht zu erleben.

Einmal habe sie ein ganz normales Gefühl gehabt, nicht mehr das Gefühl, »zwischen den Welten zu hängen«. Es sei eine tiefe, unbeschreibliche Zufriedenheit über sie gekommen. Kein Gedanke mehr daran, hässlich und blöd zu sein. Die Freude habe ihr fast wehgetan, sei fast unannehmbar für sie gewesen.

Vor wenigen Tagen suchte sie in Frankfurt einen vertrauten Freund auf. Das sei immerhin besser, als »in Frankfurt im Bahnhofsviertel sich voll zu fressen«. Früher hätte sie sich geschämt, vor ihm zu weinen, jetzt sagte sie sich: Das ist das Beste, was du tun kannst. Sie richtete es so ein, dass sie nicht mehr mit dem letzten Zug nach Hause fahren konnte und bei ihm übernachten musste. Das sei ihr jedoch nur möglich gewesen, weil es sich um einen gehemmten jungen Mann handelte, »von dem nichts ausging,« d. h. der erotisch nicht ansprechend war.

Auf den Hinweis, dass das Frankfurter Bahnhofsviertel weniger ein Ort des Essens als der sexuellen Gier sei, meint sie, sie fürchte, monsterhafte, zerstörerische Triebe in sich zu haben. »Du hast ein Biest in dir, ein sexuelles Monster, einen Triebverbrecher, der sexuell entartet ist.« Sie lebe gefährlich, habe aber irgendwie auch wieder keine Angst davor. (Diese Schreckensphantasie dürfte eher eine verzerrte Angstprojektion als Ausdruck einer realen Gefahr sein.)

Da sie ihr ganzes Geld »verfresse«, könne sie sich keine anderen Freuden leisten. Aber sie entdecke jetzt Wünsche, sich eine Existenz aufzubauen, ein Auto zu kaufen, Reisen zu machen usw.

Das viele Geld, das sie für Essen ausgebe, tue ihr Leid. Manchmal habe sie eine richtige Kaufwut. Sie habe auch schon gestohlen. Auch in dieser Hinsicht lebe sie gefährlich. Es stecke dahinter viel Hass auf die anderen. »Wenn ich nehme, bin ich asozial. Ich habe kein Recht auf Wünsche und Ansprüche.« Trotzdem möchte sie diese ausprobieren, sie traue sich nur noch nicht.

Zu dem ursprünglichen Selbsthass (und Hass gegen andere) bringt sie noch zwei charakteristische Details: Sie sei oft wegen ihres Namens (den ich nicht befugt bin, preiszugeben, der aber – nomen est omen – so ähnlich klingt wie »aussichtslos«, »vergeblich«) gehänselt worden und habe das stets als Demütigung empfunden, die in Hass umgeschlagen sei. Außerdem sei sie oft auf ihre dicken Wangen angesprochen worden. Sie habe besonders ihr aufgeschwollenes Gesicht als hässlich empfunden. Dabei stellt sich heraus, dass sie im Alter von 10 Jahren eine Glomerulonephritis mit Gesichtsödemen hatte, was homöopathisch insofern höchst aufschlussreich ist, als es sich dabei sehr wohl um ein Natrium-muriaticum-Symptom gehandelt haben könnte.

14 Tage nach Behandlungsbeginn berichtet sie, dass sie in ihrer Depression zu ihrer Mutter und zu einem Freund geflohen sei, um zu weinen, was ihr früher unmöglich gewesen wäre. Auch hätte sie früher nie jemanden fragen oder um etwas bitten können. Sie bedauert, dass sie (wegen ihrer Esserei) kein Geld hat, und meint, dass sie eigentlich reich sein möchte.

Sie hat jetzt bessere Kontaktmöglichkeiten und hat sich mit einem jungen Mann, der ihr gefällt, verabredet. Bis vor kurzem hätte sie das weit weggesteckt. Sie könne sich jetzt zeigen, anstatt sich zu verstecken. Sie spiele nicht mehr den »einsamen Wolf«. Sie möchte jemand mögen und von jemand gemocht werden. Verliebt zu sein sei schön. Der Sex »drohe und locke«.

(Sie habe einen »schreienden Hunger«. Vor kurzem warf sie das Essen an die Wand. Die Zerstörung richte sich nicht mehr nur gegen sich selbst.)

In der Klinik habe sie den Sonnenschein gespielt, hier möchte sie sich zeigen können, wie sie ist, möchte »das Elend mitbringen«. Bisher habe sie immer geglaubt, sich nicht zeigen zu dürfen. »Man wird verlassen, wenn man sich zeigt.« Sie habe Angst, »wie eine Vase zu zerbrechen, ins Nichts zu fallen«. Trotzdem habe sie Hoffnung, »die unsichtbare Mauer zu durchbrechen«. Somatisch ist bemerkenswert, dass nach jahrelanger schwerer Obstipation jetzt der Stuhlgang besser funktioniere und der Stuhl Schleimauflagerungen zeige.

Durch verschiedene äußere oder innere Umstände tritt eine Pause von ca. fünf Wochen ein. Danach kommt die Patientin in einem deutlich verschlechterten Zustand wieder. Sie berichtet, dass sie sich wegen ihres Körpergewichts von 60 kg »wie ein fettes Schwein« fühle und sich beinahe umgebracht hätte. Sie sei total verzweifelt und habe das Gefühl eigener Wertlosigkeit. Sie sei total unglücklich, alles sei in einem grauen Schleier von Verzweiflung und Bodenlosigkeit.

Vorher sei sie gefühllos gewesen, aber jetzt sei sie entsetzt über ihre Gefühle. Allerdings sei sie dabei wenigstens entspannt und werde immer mehr »ich«.

Die Traurigkeit und Verzweiflung sei auch körperlich spürbar: wie eine Leere und Schwäche. Sie fresse ja, um sich zu füllen. Ohne Essen fühle sie sich »wie im Nichts stehend«, als hätte sie keine Hände, um zu handeln. Sie spüre eine Spange um ihr Herz.

Sie leidet wieder an Verstopfung, und es findet sich ein zäher Schleim auf dem Stuhl.

Trotz innerer Suizidgedanken sei sie zu anderen nett und lache. So sei sie für die anderen immer die Liebe und Nette. Sie habe Angst, schizophren zu sein. Sie sei auch asozial und stehle anderen das Essen. Sie sei ja sowieso schlecht, dann solle es sich auch lohnen, schlecht zu sein. Ein schlechtes Gewissen habe sie dabei nicht.

Von ihrer Mutter fühle sie sich total schlecht behandelt und verachtet. Diese habe auf ihren Hilferuf, dass sie sich umbringen müsse, überhaupt nicht reagiert. Aber sie könne der Mutter nicht sagen, dass sie sie für eine »herzlose Kuh« halte. Dann halte sie sich lieber selbst für doof.

In diesem bedrohlichen Zustand bekommt die Patientin eine zweite Dosis Natrium muriaticum C-XM.

24 Stunden später ist sie wie verwandelt: Zunächst fällt auf, dass sie ungeniert ein Brötchen kauend im Wartezimmer sitzt. Es gehe ihr so gut wie schon lange nicht mehr. Sie sei total locker, aufgeschlossen und gesellig. Sie fühle sich sorglos, entspannt und leicht. »Alles Graue in mir ist weg, dank Ihrer Mini-Pille.« »So sollte es sein.« Dabei sei sie keineswegs »high«.

Sie habe einen gesunden Hunger ohne Esszwang. Bisher habe sie immer nur heimlich gegessen, heute sei es das erste Mal, dass es jemand sehen dürfe. Bisher habe sie immer gelacht, auch wenn es ihr schlecht ging. Aber das sei ein gespanntes Lachen gewesen, jetzt könne sie ganz frei lachen.

Gestern Abend seien zwei junge Männer zu ihr aufs Zimmer gekommen. Das hätte sonst Panik in ihr ausgelöst, aber diesmal habe sie sie einfach freundlich hinauskomplimentiert. Andererseits könne sie sich jetzt eher sexuelle Wünsche gestatten. Das Essen sei ja ein totaler Ersatz für Zuwendung, Wärme, Nähe, Glücksgefühl. Immer wenn sie sich verliebt hätte, sei das so aufregend gewesen und habe sie so in Anspruch genommen, dass das Essen gleichgültig und langweilig wurde.

Sie habe eine Hassliebe gegenüber dem Essen. Es solle alle anderen Wünsche ersetzen (und verdecken), es verhindere aber auch alle anderen Wünsche. Stundenlang schaue sie sich Schaufenster an und überlege sich, was sie alles kaufen könnte, wenn sie nicht alles Geld für das Essen ausgeben würde. Aber sie verbiete sich alle anderen Wünsche, weil das Essen das Allerwichtigste sei.

Sie denkt über einen Berufswechsel nach. Sie müsse als Krankenschwester zu viele »Opfer bringen«. »Dienen und Dreck wegmachen«. Der Beruf verlange zu viel Nähe zu Menschen, zu viel körperlichen Kontakt. Manchmal hasse sie die Patienten und sei böse und mächtig, dann sei sie wieder »das liebe Schwesterlein«. Fazit: Sie möchte lieben lernen. Bald kommt etwas für sie völlig Neues: Sie findet die Leute nett, möchte Kontakt zu ihnen haben, sich mit ihnen austauschen. Sie sei nicht mehr so in ihrem Gefängnis, nicht mehr totaler Sklave des Essens.

So ging es über längere Zeit weiter mit teils erfreulichen Fortschritten, die aber von gelegentlichen Rückfällen unterbrochen waren.

Dann stellte sich heraus, dass Natrium muriaticum nur eine gewisse Schicht erreichte und dass dahinter mindestens zwei andere sichtbar wurden. Es folgte zunächst eine Lachesis-Phase, in der eine sehr aggressive Auseinandersetzung mit allem Männlichen stattfand, wobei aber doch – sicher nur mit Hilfe von Lachesis – das starke Misstrauen sich in Vertrauen wandelte und sich eine weibliche Identifikation entwickelte, während sie sich früher als »Mannweib« empfand. Plötzlich wurde ihr ihr Freund »vertraut«, als ob sie sich schon lange kennen würden. Die Angst vor der Sexualität ließ nach, »als ob sie die Macht verlieren würde über das Triebhafte«. Nach der Defloration (»Es war gar nicht so schlimm. Er war unheimlich lieb.«) fühlte sie sich wie schwanger und ließ Gefühle zu. »Es haut mich um, dass ich ihn lieb habe.« Sie fühlte sich als Frau, obwohl sie lieber Mann sein wollte. »Es ist aber zu tragen.« Als Mann könnte sie aggressiver sein und sich leichter gehen lassen. Eine Frau sei »breit und weich«, ein Mann »hart und imponierend«.

Zur Lachesisphase gehört auch das äußere und innere Chaos, das sie nun aufzuräumen beginnt. Wochenlang kann sie kaum etwas anderes tun, als aufzuräumen und aufgeschobene Arbeiten zu erledigen.

Es ist interessant zu beobachten, wie das Natrium-muriaticum-Bild und das Lachesis-Bild sich überschneiden. Der »Hunger nach Erfüllung«, der sich früher in maßlosem Essen zeigte, zeigt sich nun in exzessiven sexuellen Wünschen. Während der Freund ihr vorwirft, sie sei »unersättlich«, wirft sie ihm vor, er sei zu »lasch und salzlos« (!) und spielt mit dem Gedanken, ihn zu betrügen, möglichst gleich mit mehreren Männern.

Das überschneidet sich nun wieder mit einer Nux-vomica-Phase mit Magensymptomen und einer Ösophagitis (durch häufiges Erbrechen). Gleichzeitig zeigt sich ein starkes Verlangen nach Tabak, Alkohol und Fleisch (»Bierdurst und Fleischhunger«). Es sei jetzt »mehr Kotzdrang als Fressdrang!« Sie deutet nun das frühere Erbrechen als »Trieb, das Schöne auszukotzen« und meint jetzt: »Schade, dass ich es nicht drin lassen kann. Das Essen beruhigt und gibt Wärme«. Nota bene: Nux vomica heißt ja »Brechnuss«.

Immer morgens (!) sei sie »aggressiv wie eine Furie« und möchte ihrem Freund »ein Messer in den Rücken stechen oder einen Hammer auf den Kopf hauen«. Sie wirft aber in ihrem Jähzorn »nur« mit Gegenständen, was der Freund sich »leider« gefallen lasse. Ihre Tobsucht sei »das pure Böse«.

Nach Nux vomica wird sie wesentlich ruhiger und geduldiger (»Ich kann warten« – Nux vomica ist ja oft sehr ungeduldig), was sie als sehr angenehm empfindet. Sie brauche nun nicht mehr »die Macht über den Magen«. »Er kann sich nicht mehr zusammenkrampfen.« Sie kann mehr essen und drin lassen, ohne zuzunehmen.

Schließlich brach die Patientin die Therapie ab, so dass mir ihre weitere Entwicklung unbekannt ist. Es wurde viel erreicht, wenn auch vermutlich keine Dauerheilung.

Fassen wir die wichtigsten Natrium-muriaticum-Symptome zusammen:

- Bulimie, Unersättlichkeit
- Depression, lacht bei ernsten Angelegenheiten
- Selbsthass, Selbstzerstörung
- Kontaktangst (Menschen, die ich gerne habe, müssen weit weg bleiben), sozialer Rückzug
- Abwehr der Sexualität, späte Menarche, Amenorrhoe
- Essen als Ersatz für Kontakte und als Abwehr »asozialer Triebe«
- Aggression, Hass, Verlangen zu stehlen

Fall 12 **Bulimie und Haarausfall**

Eine junge Psychiatrie-Schwester bekommt wegen Haarausfalls Natrium muriaticum LM6. Nach zwei Monaten berichtet sie von einem befriedigenden Erfolg. Sie müsse mir aber noch etwas gestehen, das sie mir bisher verschwiegen habe, weil sie sich dessen geschämt habe: Sie leide auch an Bulimie. Diese habe allerdings in den letzten zwei Monaten nachgelassen. Sie bekommt deshalb weiterhin Natrium muriaticum. Wieder drei Monate später berichtet sie, die Bulimie, die wesentlich besser gewesen sei, stelle sich nun wieder ein. Gleichzeitig fielen ihr auch die Haare wieder aus.

Wir sehen daraus,

1) dass es in der Homöopathie möglich ist, Haarausfall zu behandeln, was sonst in der Dermatologie nur schwer möglich sein dürfte,

2) dass es möglich ist, die Bulimie zu behandeln, was sonst ebenfalls ein großes Problem ist,
3) dass es zwischen der Bulimie und dem Haarausfall einen inneren Zusammenhang gibt, da sie zusammen auftreten und mit demselben Mittel therapeutisch zu erfassen sind,
4) dass es aufgrund dieses inneren Zusammenhanges im Laufe der Behandlung zur Besserung von Symptomen kommen kann, die uns der Patient gar nicht berichtet hat.

Fall 13 **Pollenallergie**

Eine 34-jährige Musikerin, verheiratet, Mutter von zwei Kindern, kommt wegen ihrer Pollenallergie, an der sie seit 16 Jahren leidet. Nur während der beiden Schwangerschaften sei diese nicht aufgetreten. Sie fühlt sich schwach, ist überanstrengt und kann nicht entspannen. Sie ziehe sich zurück, es sei ihr alles zu viel. Sie wolle allein sein. Manchmal sei sie wie innerlich tot. Ihre Ehe sei schlecht, sie fühle sich von ihrem Mann unverstanden. Sie fühle sich nicht als vollwertige Frau, weil sie sexuell verklemmt sei. Beide seien absolut lustlos. Sie führt das auf ihre katholische Erziehung, auf die »verbietende Mutter Kirche« zurück.

Die Patientin bekommt eine Dosis Natrium muriaticum XM und berichtet zwei Wochen später von einem sehr guten Erfolg hinsichtlich der Pollenallergie. Seit Monaten habe sie zum ersten Mal geweint, sie habe Nähe gesucht und die körperliche Wärme genossen. Ihr Mann sei total begeistert gewesen ...

Fall 14 **Depression mit Cephalgie und Obstipation**

Eine 51-jährige, verheiratete, kinderlose Patientin, ehemalige Flugbegleiterin, klagt über Depressionen und Kopfschmerzen. Die Depressionen seien wohl genetisch bedingt, da ihr Vater ebenfalls darunter gelitten habe. Sie nimmt seit 14 Jahren verschiedene Antidepressiva. Sie klagt über innere Leere und Blockaden. Sie sei verschwiegen, könne sich nicht äußern, möchte aber malen und möchte »grenzenlos« sein.

An typischen Symptomen fallen auf: dass sie bei ernsten Gesprächen fortwährend lacht, einen ausgeprägten Salzhunger und viel Durst hat. Der Appetit ist wechselhaft. Außerdem klagt sie über ihre fortwährend verstopfte Nase, über häufige Bronchitis, über Allergien und über Obstipation, die so weit geht, dass sie beim Stuhlgang fast ohnmächtig wird.

Sie bekommt 5 Globuli Natrium muriaticum D200 und berichtet einige Tage später: Nach einer halben Stunde habe sie nicht mehr gewusst, wie ihr geschehe. Sie hätte plötzlich einen klaren Kopf gehabt und hätte vor Freude weinen können. Sie hätte das Gefühl gehabt, als sei ihr das Leben neu geschenkt worden. Die Kopfschmerzen sind verschwunden, aber der Rücken ist noch verspannt und die Konzentrationsfähigkeit noch nicht optimal. Sie hat wenig Durst und auch keinen Salzhunger mehr. Auch die seit Jahren bestehende Obstipation ist verschwunden. Außerdem sei ihre Ehe »kommunikativer«.

Fall 15 Reaktive Depression

Eine 53-jährige Patientin aus dem Iran kommt in verzweifelt-depressiver Stimmung. Sie weint fortwährend und klagt, dass sie immer erniedrigt, beleidigt und seelisch vergewaltigt worden sei. Niemand beachte sie, niemand höre ihr zu, immer werde sie übergangen, niemand verstehe sie. Immer sei sie das ungerecht behandelte Opfer. Sie leide unter emotionaler Armut, sei »gefühlstot«, wisse nicht, ob sie noch lieben könne, vor allem könne sie keine Freude mehr empfinden. Auch die sexuellen Gefühle seien seit langem tot. Immer habe sie sich nach dem Leben gesehnt, jetzt wolle sie nicht mehr leben und sehne sich nach dem Tod. Als Ausgangspunkt dieser Entwicklung sieht sie ein Erlebnis, das lange zurückliegt: Als sie 22 war, habe ihre eigene Schwägerin ihr ihren Freund »ausgespannt«. Das sei die erste schwere Enttäuschung und Demütigung gewesen, der immer wieder neue gefolgt seien. Wenn man ihr einen Arm abgeschnitten hätte, wäre das ja schlimm genug gewesen, bei ihr sei es jedoch gewesen, als habe man ihr einen Arm in einen Fleischwolf gesteckt, so dass er immer weiter zermahlen worden sei.

In der Liebe habe sie immer ganz selbstlos sein wollen und habe immer alles geopfert – jetzt sei sie das Opfer von allen. Sie bettle oft um Liebe, bloß um beachtet zu werden, andererseits halte sie sich aber wieder auf Distanz, aus Angst vor neuen Verletzungen. Sie sei wie eine Rose ohne Dornen, d. h. wehrlos und schutzlos. Glücklich sei sie immer nur gewesen, wenn sie verliebt gewesen sei. Seit langem sei sie so gefühllos, dass sie weder Freude noch Trauer empfinden könne.

Inzwischen quäle und demütige sie sich oft selbst und mache sich selbst klein, damit andere es nicht tun. Oft sei sie voller Rachegefühle und Zerstörungswut. »Wenn man mir ein Gewehr geben und sagen würde, ich solle den oder jenen erschießen, könnte ich es ohne jedes Mitgefühl tun.« An besseren Tagen melden sich dann wieder entsprechende Schuldgefühle.

Körperlich klagt sie über Kopf- und Rückenschmerzen (die wohl auf einen Unfall vor sieben Jahren zurückzuführen sind), sowie über Blähungen, chronische Sinusitis und Allergien. Außerdem könne sie ständig essen, besonders Süßigkeiten.

Verlauf
Nach der ersten Dosis Natrium muriaticum XM wurde sie ruhiger, »fitter«, weinte nicht mehr, hatte weniger Esszwang, dafür aber große »Rauchgier«. Vor allem konnte sie sich wieder freuen, was aber leider nur kurz anhielt. Sie sah ein, dass sie sich oft selbst unscheinbar machte, was ihr dann schien, als werde sie von den bösen andern nicht beachtet. Sie sah ein, dass sie sich oft selbst demütigte, damit andere es nicht taten; doch auch das schien ihr lange als eine Demütigung von außen. Sie fühlte sich auch schuldig wegen ihrer Hass- und Rachegefühle.

Der weitere Verlauf, der hier nicht in allen Einzelheiten wiedergegeben werden kann, war insgesamt – trotz einiger Schwankungen – sehr positiv. Bald weinte sie nicht mehr, klagte sogar über trockene Augen, aber auch über schwere, geschwollene Augenlider.

Sie konnte plötzlich Nein sagen und ihre »Grenzen schützen«, so dass sie sich nicht mehr als das hilflose Opfer anderer sah. Ziemlich hartnäckig war das »Gefühl der Gefühllosigkeit«. Als sie eine neue Stelle fand und sie sich danach anerkannt fühlte, meinte sie, sie »müsse« sich jetzt freuen. Sie »wisse« wohl, was Freude sei, sie könne sie aber nicht in der Brust empfinden, sonst würde sie nur noch lachen und hüpfen. Doch dann war sie auch wieder »zu Tränen gerührt« durch einen schönen Film.

Fall 16 **Mangelhafte Konfliktbewältigung**

Ein 50-jähriger Architekt und Hochschullehrer wird mir von einem Psychotherapeuten überwiesen, weil dieser den Eindruck hat, dass der schweren Depression nicht mehr nur auf psychotherapeutischem Weg beizukommen, sondern dass eine medikamentöse Zusatztherapie notwendig sei, wobei er allerdings an chemische Antidepressiva denkt.

Es handelt sich um eine schwere endogene Depression, auch wenn sie durch ein äußeres Ereignis ausgelöst scheint. Der Patient war früher im Berufsleben sehr erfolgreich. Alles schien ihm zu glücken. Nun hatte er zum ersten Mal einen Misserfolg, da er zusammen mit zwei Partnern eine Architekturgemeinschaft gegründet hatte, die wegen spekulativer Geschäfte seiner Partner Konkurs machte. Er äußert heftige Selbstvorwürfe, dass er – obwohl sonst sehr vorsichtig – in diesem Fall so sorglos gewesen sei. Nun stehe er vor dem Ruin und sei an seiner Familie schuldig geworden. Diese Gedanken besetzen völlig sein Gehirn, und er sei seit Monaten wie gelähmt und arbeitsunfähig.

Früher sei er sehr aktiv, ja offensiv gewesen, habe viel Sport getrieben, jetzt sei er völlig antriebslos. Seine Lage sei hoffnungslos, er fürchte, zu verarmen und seine Familie in den Ruin zu stürzen.

Ich gebe ihm zunächst Aurum D200, was einen Teilerfolg bringt. Er schläft gut, macht sich weniger Selbstvorwürfe und kann sich etwas besser konzentrieren. Dann lässt aber die Wirkung wieder nach. Auf Sepia weicht seine Gefühllosigkeit. Jetzt sei er oft sehr gerührt und weine, aber fast nur, wenn er allein ist.

Dieses typische Symptom bringt mich auf Natrium muriaticum, das den Durchbruch bringt. Er bekommt Weinkrämpfe und weint eine ganze Nacht hindurch, als ob sich seine tiefe Traurigkeit, seine Enttäuschungen und seine Verbitterung gelöst hätten. Seither geht es ihm kontinuierlich besser.

3.10 »Drachenblut« – eine Novelle von Christoph Hein

Eine Patientin, die durch die eigene homöopathische Therapie einen guten Blick für das Wesen von Natrium muriaticum entwickelt hat, hat in der Literatur den folgenden »Fall« entdeckt und mir dankenswerterweise zur Verfügung gestellt:

»Christoph Heins Novelle ›Drachenblut‹ (ursprünglicher Titel: ›Der fremde Freund‹, 1982), lässt sich aus homöopathischer Sicht lesen wie die Fallstudie einer Natrium-muriaticum-Patientin.

Die Ich-Erzählerin, eine 40-jährige Ärztin, zieht aus Anlass des Todes ihres ›fremden Freundes‹ Henry Bilanz. Ihre gegenwärtige Situation beschreibt sie so:

›Ich bin auf alles eingerichtet, ich bin gegen alles gewappnet, mich wird nichts mehr verletzen. Ich bin unverletzlich geworden. Ich habe in Drachenblut gebadet (hier der Bezug zum Titel) und kein Lindenblatt ließ mich irgendwo schutzlos. Aus dieser Haut komme ich nicht mehr heraus. In meiner unverletzbaren Hülle werde ich krepieren aus Sehnsucht nach Katharina.

Ich will wieder mit Katharina befreundet sein. Ich möchte aus diesem dicken Fell meiner Ängste und meines Misstrauens heraus. Ich will sie sehen. Ich will Katharina wiederhaben.

›Meine undurchlässige Haut ist meine feste Burg‹ (S. 172 f.).

Auffallend ist: Die ›feste Form‹ der Drachenhaut wird als schützend vor den Gefährdungen des Lebens betrachtet (nach außen), gleichzeitig aber auch als bedrohlich (nach innen), weil sie keinen gefühlsmäßigen Kontakt mehr zu an-

deren Menschen zulässt. Die ›Patientin‹ erkennt die Widersprüchlichkeit. Die Gedankenbewegung verrät jedoch (und die weiteren Äußerungen des letzten Kapitels bestätigen dies auch), dass sie in der ›Hornhaut‹-Situation zu verharren gedenkt, keine ›Heilung‹ suchen will.

Die Einzelheiten des ›Falles‹:

– Körperliche Befindlichkeit: ›fabelhaft schlank‹, ›knabenhaft‹, gilt als robust. Einmal für zwei Wochen krank: ›Der Rücken machte mir zu schaffen, die Zwischenwirbelscheiben (S. 135)‹, verschlimmert durch die Menstruation.

– Die 40-jährige Ärztin lebt nach ihrer Scheidung allein in einem 1-Zimmer-Appartement eines hohen Mietshauses. Sie mag ihr Alleinleben, die Anonymität (›Ich ziehe das diskretere Verhältnis zu den Möbeln in meiner Wohnung vor. Sie sind unaufdringlicher (S. 22) als Bekannte‹) und wehrt freundliche, teilweise auch Hilfe suchende Annäherungsversuche der Mitbewohner *ab. (Zwar versorgt sie eine Nachbarin medizinisch, lässt sie persönlich aber nicht an sich heran; auch über deren späteren Tod, den sie mehr zufällig bemerkt, berichtet sie nur lapidar.)*

– Ihren Beruf versieht sie gewissenhaft, allerdings auch ohne wissenschaftlichen Ehrgeiz, mit wenig Interesse an Weiterbildung. Im Verhältnis zu ihren Patienten bleibt sie auf Distanz:

›Ich bin an irgendwelchen Abgründen und Schicksalen der Menschen nicht interessiert. Dazu habe ich zu viel zu tun, mit mir, mit meiner Arbeit. Ich kann Tabletten verschreiben, Spritzen geben. Der Rest ist nicht Sache der Medizin. Ich bin kein Beichtpriester, ich verabreiche nicht Trost. Irgendjemandem irgendwelchen Mut zuzusprechen halte ich für tollkühn und unaufrichtig. Probleme habe ich selten. Sie interessieren mich nur bedingt und selten. Gewissermaßen nur, wenn ich unbeherrscht bin, wenn ich mich gehen lasse, wenn ich mich Stimmungen hingebe. Zu lösen sind wirkliche Probleme ohnehin nicht‹ (S. 91).

So kann sie einer Patientin zwar sagen, ihre Herzbeschwerden seien ›Folge seelischer Störungen‹, sie werde nur gesund, wenn sie selbst bereit sei, ihre Lebensverhältnisse zu ändern, aber als Ärztin gibt sie der sich Sperrenden nur Tabletten, ›die ihr nicht helfen, aber auch nicht schaden würden‹ (S. 100).

– Sie hat einige Bekannte, Kollegen, ab und an Affären; es scheint ihr nicht schwer zu fallen, einen Bettgenossen zu finden, Sex ist für sie kein Problem (S. 88); richtige Freundschaften hat sie nicht.

›Heute könnte ich nicht einmal sagen, was das sei, ein Freund. Möglicherweise sei ich nicht mehr bereit oder fähig, mich einem anderen Menschen anzuvertrauen, was doch eine Voraussetzung dieser eigentümlichen Sache Freundschaft wäre. Wahrscheinlich brauche ich keine Freunde. Ich habe Bekannte, gute Bekannte, ich sehe sie gelegentlich und freue mich dann. Eigentlich aber wären sie austauschbar, also nicht zwingend notwendig für mich. Ich bin gerne mit Men-

schen zusammen, viele interessieren mich, und es ist mir angenehm, mit ihnen zu reden. Aber das sei auch alles. Manchmal habe ich ein unbestimmtes Bedürfnis nach etwas wie einem Freund, einer kleinen blassen Schulfreundin, aber das sei selten und mehr so wie bei Tränen, die ich wider Willen im Kino weine bei irgendeinem Rührstück. Wirklich traurig sei sie da ja nicht‹ (S. 69).

– Auch das Verhältnis zu ihrer Familie ist gestört. Sie macht bei ihren Eltern ›Höflichkeitsbesuche‹ (S. 33), obwohl sie ›nichts mit ihnen verbindet‹, ist deshalb auch ›müde und gereizt‹ (S. 33); protestiert leicht, wenn die Mutter ihr vorwirft, ›kalt und lieblos‹ (S. 34) zu sein, ›aber ohne Überzeugung, nur um keinen Streit aufkommen zu lassen‹ (S. 34). Ein wenig fühlt sie sich schuldig. Das wird deutlich, als sie durch die Anhänglichkeit eines Bekannten an seinen alten, pflegebedürftigen Vater ›verwirrt‹ (S. 142) wird.

– Das Verhältnis zu Henry, dem ›fremden Freund‹, ist zunächst auch gekennzeichnet durch Distanz.

›Unsere Distanz gab unserem Verhältnis eine spröde und mir angenehme Vertraulichkeit. Ich hatte kein Bedürfnis, mich nochmals einem Menschen völlig zu offenbaren, mich einem andern auszuliefern. Mir gefiel es, die andere Haut zu streicheln, ohne den Wunsch zu haben, in sie hineinzukriechen‹ (S. 32 f.).

Dennoch scheint sich ein Nähebedürfnis langsam aufzubauen – und auch gleich wieder zu einem Ende zu kommen. Als sie nämlich erfährt, daß Henry verheiratet ist und zwei Kinder hat, fühlt sie sich ›maßlos gekränkt‹. Sie erklärt das so:

›Ich wollte ihn nicht haben. Ich hatte nie die Absicht, ihn für mich haben zu wollen. Ich war seit langem fest entschlossen, nie wieder zu heiraten, nie wieder einem Menschen das kleinste Recht über mich einzuräumen. Unsere stillschweigende Übereinkunft, daß keiner für den andern verantwortlich sei, daß keiner sich vor dem andern zu verantworten habe, nahm ich sehr ernst. Ich war überzeugt, daß ich niemals meine Distanz zu Menschen aufgeben durfte, um nicht hintergangen zu werden, um nicht selbst zu hintergehen. Im Hintergrund das Wissen um meine stete Bereitschaft, mich aufzugeben, Sehnsucht nach der Infantilität. Der schwere, süßliche Wunsch, geborgen zu sein‹ (S. 56).

– Der ›Drachenblut‹-Zustand der Ich-Erzählerin wird von ihr selbst zurückgeführt auf frühere Kränkungen, Verluste, Trennungen (S. 172).

Ihre erste Schulfreundin Katharina konnte sie bedingungslos lieben; aber diese Liebe, diese Freundschaft war (aufgrund gesellschaftlicher Bedingungen: Die Freundin bekannte sich in der DDR zur christlichen Kirche, ihre Brüder flohen in den Westen) bald versetzt mit Misstrauen, Eifersucht, schlug in Hass (›tödlich verletzte Liebe‹) um (S. 125).

Ein Onkel, den sie liebte, wurde als Nazi-Denunziant entlarvt. Die Ehe mit dem ersten Mann, Hinner, verlief nicht glücklich, nicht, wie sie beteuert, weil sie sexuelle Probleme hatten, weil ihr Mann sie betrog, sondern weil sie ›nichts miteinander zu tun‹ (S. 87) hatten; sie fühlte sich als Objekt, an dem man ›Herrschaft ausübte‹. Deshalb ließ sie auch zwei Kinder abtreiben. (Und da sie – aus ihrer Verletzbarkeit heraus – lebendige Kinder verweigert, kann sie nur – quasi als Ersatz – mit der Kamera leblose Objekte fotografieren und in der Dunkelkammer an der Entstehung von Fotos = Kindern bewusst beteiligt sein.)

Nach Henrys Tod spielt sie mit dem Gedanken an eine Adoption eines Kindes als Hoffnung, ›für meinen fehlenden Lebensinhalt‹ (S. 171); aber dann ist ihr ihr ›toter‹ Drachenblut-Zustand lieber.«

3.11 »Salz ist mehr als Gold« – ein tschechisches Volksmärchen

Es war einmal ein reicher und mächtiger König. Er lebte in einem großen Schloss und hatte drei Töchter. Alle drei waren schön, doch die jüngste war die allerschönste. Sie hieß Liduschka und war von reinem Herzen, klug und bescheiden.

Liduschka verbrachte die meiste Zeit in ihrem Garten, wo sie sich an ihren Blumen freute und wo sie mit den Vögeln sprach; denn Liduschka verstand ihre Sprache. Die Vögel hatten sie auch gern und folgten ihr nach, wohin sie immer ging.

Bei allen Leuten war Liduschka so beliebt, dass ihre beiden Schwestern neidisch wurden. Bald konnten sie ihre Eifersucht nicht länger verbergen. Eines Tages traten sie vor den König und sagten ihm, dass Liduschka ihn nicht liebe. »Denn wenn sie dich liebt,« sagten sie, »würde sie den Schmuck und die herrlichen Edelsteine, die du ihr geschenkt hast, tragen. Sie würde stolz darauf sein. Liduschka aber trägt den Schmuck nie!«

Zuerst wollte der König nicht glauben, dass seine Liduschka ihn nicht liebe. Weil er aber die Klagen seiner zwei älteren Töchter immer wieder hören musste, rief er schließlich alle drei Töchter zu sich.

»Wie sehr liebst du mich?« fragte der König die älteste Tochter. »So sehr wie das Gold, mein Vater«, war die Antwort.

»Gut«, sagte der König und fragte die zweite Tochter: »Und du, wie sehr liebst du deinen Vater?« – »So sehr wie Silber und Edelsteine,« antwortete die zweite Tochter, ohne zu zögern. »Gut«, sprach der König. »Und nun sag du, Liduschka, wie sehr liebst du deinen königlichen Vater?«

»Du bist mir das Liebste auf der Welt. Ich habe dich lieber als alle Schätze der Erde, sogar lieber als Salz«, rief Liduschka und wollte ihren Vater umarmen. Doch der König hielt sie zurück.

»Lieber als Salz, sagst du? So ist dir dein Vater nicht mehr wert als eine Hand voll Salz? Jetzt erkenne ich, dass deine Schwestern Recht hatten. Du liebst deinen Vater nicht!«, schrie der König zornig. »Ich werde dir eine Hand voll Salz geben, und damit verlässt du mein Schloss! Ich will dich nicht mehr sehen!«

Der König jagte Liduschka zum Tor hinaus und rief mit grimmigem Lachen hinter ihr her: »Ich erlaube dir erst dann zurückzukehren, wenn das Salz mehr Wert besitzt als Gold und Edelsteine!«

Liduschka verließ das Schloss. Der Wald war dunkel und tief. Die Zweige beugten sich bis zur Erde hinab. Liduschka hatte sich im Wald verirrt und konnte keinen Weg mehr finden. Sie war sehr traurig, dass ihr Vater sie nicht verstanden, sondern weggeschickt hatte.

Als die Nacht kam, glaubte Liduschka, niemals mehr einen Weg zu finden, der sie aus dem unheimlichen Wald führen würde. Mit dem Säcklein Salz in der Hand stolperte sie über Steine und Baumwurzeln. Dornige Sträucher zerrissen ihr Kleid. Liduschka war müde und erschöpft; sie wusste nicht, was sie tun sollte. Plötzlich drang durch die tiefe Stille ein fernes Zwitschern zu ihr. Liduschka horchte auf: Das Zwitschern kam näher und näher – und da sah sie alle ihre treuen Freunde, die Vögel aus ihrem Garten, auf sich zuflattern.

Die Vögel hatten lange vergeblich im Garten auf Liduschka gewartet. Als sie nicht kam, flogen sie aus, um ihre kleine Freundin zu suchen. Liduschkas Freude war groß über das unvermutete Wiedersehen. Der Vogel mit den blauen Flügeln kannte den Wald sehr genau. Er flog vor Liduschka her und zeigte ihr den Weg. Nach gar nicht langer Zeit kam Liduschka zu einer alten, einsamen Hütte. Es war dunkle Nacht, aber aus dem Schornstein stieg weißer Rauch, und hinter den Fenstern brannte eine Lampe. Liduschka dankte ihren Freunden für die Hilfe, dann klopfte sie zaghaft an die Tür.

»Komm doch herein, Liduschka, ich warte schon lange auf dich,« sagte eine alte, gebeugte Frau, währenddem sie die Türe öffnete. »Ich kenne deine Schwestern und weiß, was dir geschah.« Als Liduschka eingetreten war, stellte die Alte einen Topf auf das offene Feuer. In den Topf goss sie Wasser, und in das Wasser schüttete sie seltsame Kräuter.

Es war genau Mitternacht, da stoben Funken aus dem Feuer, drei Dampfwolken quollen aus dem Topf und stiegen zu den dicken Balken an der Decke auf. Die Alte beugte sich tief über das Gebräu und sprach: »Du hast Salz verachtet – kein Salz für dich!« Aus dem Topf stieg wieder eine graue Dampfwolke. »Ihr seid zu hochmütig geworden – ihr habt Liduschka wehgetan – ihr sollt leiden!«

Dann war Stille, und Liduschka hörte nur das Knistern der Zweige im Feuer. Lange noch stand die Alte vor der Feuerstelle; schließlich sagte sie: »Ihr habt Salz verachtet – ihr bekommt kein Salz!«

In derselben Nacht wurde die Salzkarawane in den dunklen Wäldern an der Grenze des Königreiches von Räubern überfallen und ausgeplündert.

Auf dem Schloss aber gab der König mit seinen beiden Töchtern große Festessen, und alle aßen, als wäre nichts geschehen. Das Salz ging jedoch langsam zu Ende. Eines Tages meldeten die Köche, dass die letzten Salzvorräte aufgebraucht seien und kein neues Salz mehr eingetroffen sei. Der König kümmerte sich nicht um ihr Reden. Von nun an aßen sie nur noch Süßigkeiten. Die Königstöchter freuten sich darüber, denn sie liebten Süßigkeiten. Und so aßen sie Torten, Schlagsahne, Bonbons, Ananas; nur noch Süßigkeiten! Der König befahl inzwischen, dass die nächste Salzkarawane von bewaffneten Wachen begleitet werden solle.

Und so geschah es. Vor und hinter den Salzträgern gingen Wächter, ausgerüstet mit Schilden und Lanzen. Als sie aber zu den Bergen kamen, war der Himmel grau und finster.

Bevor die Karawane den Gipfel erreicht hatte, strömte aus den schweren Wolken ein dichter Regen. Es regnete – regnete – regnete, und die Waffen der Wächter waren machtlos: Das Salz löste sich auf, und kein einziges Körnchen erreichte das Königreich. Alles geschah, wie es die gute Alte herbeigeschworen hatte.

»Das macht nichts,« sagte der König, »wir haben doch gute Köche, die können unsere Speisen auch ohne Salz zubereiten.« Und sie aßen wieder Süßigkeiten. Aber nicht mehr lange, denn bald schon begannen dem König die Zähne zu schmerzen, und den beiden Töchtern wurde schlecht, wenn sie die Kuchen nur sahen.

»Unternehmt etwas! Lasst euch etwas einfallen!« rief der König beunruhigt. – Die Köche ließen sich etwas einfallen: Sie formten die süßen Kuchen zu Schinken und das Marzipan zu Würstchen. Der König freute sich sehr, als er sah, welch leckere Speisen die Diener brachten. Aber ach! Wie groß war die Enttäuschung, als er in den so genannten Schinken biss!

Alles wieder nur Süßigkeiten! Die Unruhe des Königs wurde größer. Er rief wieder alle Köche zu sich und versprach dem eine Belohnung, der eine kräftige Mahlzeit zubereiten könne. Aber er hörte nur die eine Antwort: »Gib uns Salz! Ohne Salz geht es nicht.«

Und so schickte der König Herolde ins ganze Land. »Für ein Säcklein Salz bekommt ihr ein gleich großes Säcklein Gold!« riefen die Herolde in jedem Dorf. Aber niemand wollte tauschen. Der König bot zweimal, dreimal, neunmal so viel Gold, aber niemand wollte die letzte Hand voll Salz hergeben. Ohne

Gold hatten die Leute schon immer gelebt, aber sie wussten, dass sie ohne Salz nicht leben könnten. Erfolglos kehrten die Herolde zurück. Jetzt war der König verzweifelt. Er ging nicht aus, er aß nicht und er schlief nicht. Er wusste nicht, was er tun sollte. Schon lange hatte der König nach seiner Liduschka suchen lassen; aber sie war wie vom Erdboden verschluckt. Nirgendwo gab es auch nur eine Spur. Niemand hatte sie gesehen. Jetzt war der König nicht nur verzweifelt, er war auch tieftraurig. Zum Zeichen seiner großen Traurigkeit ließ er das Schloss schwarz anstreichen.

Alle Bewohner des Schlosses waren krank, aber am schlimmsten litten die zwei Schwestern. Viele Ärzte kamen herbeigeeilt. Vergeblich. Keiner konnte helfen. Die Schwestern bereuten nun, was sie Liduschka angetan hatten. Vergeblich! Ach, käme sie doch zurück!

»Ihr habt meine kleine Tochter noch nicht gefunden?« sagte der König traurig zu seinen Herolden. »So bringt mir wenigstens jemanden, der meine beiden anderen Töchter heilen kann. Er soll das halbe Königreich bekommen!«

Im ganzen Land wurden die Worte des Königs ausgerufen. Und von überall her kamen Doktoren, Zauberer, Kräuterhexen, Wahrsager und auch einfache Leute. Vergeblich! Keine Salbe, keine Zauberformel und kein Hexenspruch halfen. Den Töchtern ging es immer schlechter; sie wurden immer schwächer, denn sie konnten keine süßen Speisen mehr vertragen. Nur Salz konnte helfen, aber es gab im ganzen Land nicht ein Körnchen mehr davon.

Auch der König musste jetzt im Bett bleiben. Seine Zähne wackelten, seine Beine wollten ihn nicht mehr tragen; nachts überfielen ihn schreckliche Träume. Auch er hatte jede Hoffnung verloren.

Dann, eines Tages, als niemand mehr an Rettung glaubte, erschienen vor dem Tor des Schlosses zwei Fremde: eine alte Frau und ein Mädchen. Niemand kannte sie. Sie klopften an das schwere, eiserne Tor und baten um Einlass, denn sie wollten dem König helfen. Niemand glaubte, dass sie helfen könnten; aber die Wächter waren schwach und gleichgültig und ließen sie ein.

Die alte Frau und das kleine Mädchen gingen durch die Säle des Schlosses. Dann standen sie vor dem König. Die Alte verbeugte sich, und das Mädchen trat einen Schritt vor – in der Hand das Beutelchen mit Salz. Es war dasselbe Säcklein, das der König Liduschka gegeben, als er sie vom Schloss gewiesen hatte. Der König sah das Mädchen an – und erkannte Liduschka! Er umarmte sie und bat sie mit Tränen in den Augen um Verzeihung. Aber Liduschka hatte ihm schon lange verziehen. Sie lehnte ihren Kopf an seine Schultern, glücklich, wieder bei ihm zu sein.

Dann wandte sie sich um. Sie wollte dem Vater die gute Alte vorstellen. Doch da war niemand mehr! Nachdem die Alte geholfen hatte, das Unrecht wieder gut zu machen, war sie verschwunden. Niemand hat sie jemals wieder gesehen.

Der Zauberspruch der Alten verlor jetzt seine Wirkung, und die erste Karawane mit Salz kam ins Land. Das ganze Königreich freute sich! Es gab wieder gesalzene Speisen, und Volk, König und Königstöchter erholten sich rasch und wurden wieder gesund und kräftig.

Die beiden älteren Töchter aber hatten ein schlechtes Gewissen. Sie schämten sich vor ihrer kleinen Schwester. Doch als Liduschka ihnen die Hände entgegenstreckte, eilten sie zu ihr und baten sie um Verzeihung. Aber auch ihnen hatte Liduschka schon lange vergeben. Nun saßen sie wieder alle drei glücklich beisammen an der Seite ihres königlichen Vaters.

4. Nux vomica

Auch Nux vomica, die Brechnuss, die das stark giftige Strychnin enthält, ist ein Schulbeispiel dafür, dass die stärksten Gifte in der Homöopathie zu den besten Heilmitteln werden (vgl. Hahnemann: Was sind Gifte? Was sind Arzneien? 1806).

Erste Hinweise für eine Ordnung der Symptome gibt uns deshalb die Toxikologie, auch wenn wir uns darüber klar sein müssen, dass nur ein geringer Teil der zahlreichen Symptome der homöopathischen »Fein-Toxikologie« sich aus der »Grob-Toxikologie« ableiten lässt. Nur zum Teil ist es möglich, die ungezählten von der Homöopathie registrierten Symptome unter einem Oberbegriff, einem »Prinzip«, zusammenzufassen. Vieles kann noch nicht in eine Ordnung gebracht, sondern nur aufgezählt werden.

Wenn man einen Frosch mit Strychnin vergiftet und nur leicht auf die Tischplatte klopft, macht er unverhältnismäßig große Sprünge, d. h. er ist enthemmt, indem ein kleiner Reiz große Reaktionen auslöst. Schließlich fällt er in einen Krampfzustand.

»Strychnin beseitigt als Glycinantagonist die motorische postsynaptische Hemmung und steigert ganz erheblich die Impulsausbreitung im Rückenmark. Es wirkt ähnlich wie Tetanus-Toxin und antagonistisch zu Curare (Strychnos toxifera). Die ersten Vergiftungszeichen sind Unruhe, Angst, Zittern, Sprachstörungen und Atemnot. Typisch für das Vollbild der Vergiftung ist folgende Trias: Trismus (tonische Kontraktion der Kaumuskeln), tetanusartiger Krampfanfall und Streckkrämpfe (Opisthotonus) durch gleichzeitige Kontraktion aller Skelettmuskeln. Die Krampfanfälle lassen nach einigen Minuten nach, können jedoch durch den kleinsten sensorischen Reiz [optisch, akustisch, taktil] wieder ausgelöst werden. Ursache ist eine Steigerung der Erregbarkeit des Reflexbogens. Da die Krämpfe bei vollem Bewußtsein ablaufen, sind sie sehr schmerzhaft. Nach Einnahme großer Dosen kommt es zum Tod durch Atemlähmung oder Herz-Kreislauf-Versagen. (H. Bader (Hrsg.): Lehrbuch der Pharmakologie und Toxikologie. S. 548).

»Geringe Dosen von Strychnin führen zu einer Verschärfung der Sinneswahrnehmungen und zur Anregung von Atemzentrum, Muskel- und Gefäßtonus (Mißbrauch als Doping-Mittel!). Auf dieser ZNS-Wirkung beruhte früher die therapeutische Anwendung von Strychnin als Analeptikum, als Antidot bei Barbiturat- und zentral lähmenden Schlafmittel-Vergiftungen und als Antagonist für Curare. Verschiedentlich wird es als Mäuse- und Rattengift oder zum Fangen von Pelztieren verwendet. In einigen Gegenden Afrikas wird Strychnos-Extrakt auch als Pfeilgift gebraucht« (Römpp: Chemie-Lexikon. »Strychnin«).

Nux vomica beeinflusst außer dem zentralen auch das vegetative Nervensystem. Außer der quer gestreiften wird auch die glatte Muskulatur der Hohlorgane, besonders der Gefäße und des Magens, erregt. Die Erregung, besonders des Vagus, führt zu einer Steigerung des Blutdrucks und zu Pulsverlangsamung. Auf die Übererregung folgt eine Erschlaffung (Mezger). Die Erregung des Vagus führt zu einer Antiperistaltik (Erbrechen), zur spastischen Obstipation, zu allgemeiner Vasokonstriktion, zur Pfortaderstauung und zum Versiegen der Magensaftproduktion.

Wer sollte ahnen, welche therapeutischen Möglichkeiten die Homöopathie aus diesem »Gift« entbindet? Hahnemann stellt aus den ersten »feintoxikologischen« Arzneimittelprüfungen allein 958 Symptome zusammen (Reine Arzneimittellehre. 2. Aufl. 1822, Bd. I, S. 198 ff.).

4.1 Die Reizbarkeit und die Überempfindlichkeit

Der Nux-vomica-Patient hat demgemäß eine niedrige Reizschwelle. Es kann schon bei geringen Anlässen zu Affektausbrüchen kommen. Es ist das Mittel der Choleriker, denen leicht »die Sicherung durchbrennt« (Coulter, S. 39).

»Hierher gehört, daß es sich vorzüglich nur für Personen eignet, welche feurigen, eifrigen, hitzigen Temperaments sind, auch wohl zu stürmischem Zorne aufgelegt; unter welche Zahl gewöhnlich diejenigen gehören, welche in gesunden Tagen viel Gesichtsröthe haben. Höchst selten hingegen findet er [d. h. der Krähenaugensamen] Anwendung bei milden, stillen Gemüthern, von langsamer Besinnung und sehr nachgiebigem Charakter; diesen ist er dann nur sehr selten dienlich« (Hahnemann: Reine Arzneimittellehre. Bd. I, S. 78).

An anderer Stelle spricht er von »zorniger Ärgerlichkeit, gereizten, ungehaltenen Gemüts« und »ärgerlich bedenklich, nimmt alles übel und bricht leicht in Zank und Schimpfreden aus« (Hahnemann, zitiert nach Coulter S. 7).

Mezger spricht von »Personen, welche sehr sorgfältigen, eifrigen, feurigen, hitzigen Temperaments sind oder tückischen, boshaften, zornigen Gemüts«.

»Die Patienten zeigen ganz verschiedenartige psychische Zustände, aber alle sind überempfindlich, nervös und reizbar. Sie sind nie zufrieden, werden dauernd durch ihre Umgebung gereizt und so unverträglich, daß sie alles zerreißen möchten und immer zanken. Zuweilen brausen sie auf. Die Frau wendet sich gegen ihren Gatten oder möchte ihre Kinder ins Feuer stoßen; sie ist jähzornig und verträgt keinen Widerspruch. Wenn ein Stuhl im Wege ist, wird er zur Seite geworfen. Wenn beim Auskleiden ein Knopf sich nicht öffnen lässt, wird er abgerissen, so wütend ist der Patient darüber (wie bei Acidum nitricum). Es ist ein Zustand von unbeherrschter Reizbarkeit, eine psychische und zugleich physische Schwäche, ein Mangel an Ausgeglichenheit. Es kann sich z. B. um einen Geschäftsmann handeln, der an seinem Schreibtisch sitzt, bis er übermüdet ist. Er bekommt viele Briefe, er hat viele Eisen im Feuer, tausend kleine Dinge zerren an ihm, und ständig wird er von einem zum andern getrieben, bis er wie gefoltert ist. Dabei handelt es sich weniger um schwerwiegende Dinge als um die Kleinigkeiten des Lebens. Er muss sein Gedächtnis wach halten, um allen Kleinigkeiten gerecht zu werden. Auch zu Hause grübelt er weiter. Nachts liegt er wach; sein Geist ist verwirrt durch den Trubel der Geschäfte, die täglich auf ihn einstürmen. Schließlich überfällt ihn geistige Müdigkeit. Wenn ihn die Kleinigkeiten belästigen, wird er ärgerlich und möchte ihnen aus dem Wege gehen. Er stößt sich an den Dingen, schilt, geht nach Hause und reagiert sich in der Familie ab. Er schläft mit Unterbrechungen und wacht um drei Uhr morgens auf; dann stürmen seine Geschäftssorgen auf ihn ein, so dass er nicht wieder einschlafen kann, bis er am späten Morgen in einen wenig erquickenden Schlaf fällt und müde und erschöpft aufwacht. Er möchte bis in den späten Morgen hinein schlafen« (Kent, S. 592 f.).

Für unsere Zeit schildert Catherine Coulter den Typ des reizbaren Nux-vomica-Autofahrers.

»Beim Autofahren ... zeigen sich all die aggressiven, streitlustigen und sarkastischen Wesenszüge ... Er ist bekannt dafür, im Verkehr gereizt zu reagieren, wütend zu schimpfen, wenn ein Auto sich vor das andere drängelt, und andere Autofahrer zu beleidigen. Er kommt in Rage, wenn man wagt, ihn darauf hinzuweisen, daß er vielleicht falsch abgebogen sein könnte, und sich verfahren zu haben, ist für ihn die schlimmste Beleidigung« (S. 36).

Das Schlagwort vom »Familientyrannen« ist natürlich mit Vorsicht zu gebrauchen, enthält aber doch einige Körnchen Wahrheit. So berichtet Rehm von einem Patienten, für den er nicht das richtige Mittel fand, bis er anlässlich eines Hausbesuchs erlebte, wie unverhohlen grob dieser seine Frau behandelte. Daraufhin fand Rehm Nux vomica als das richtige Mittel. So anschaulich und einprägsam sich solche Berichte lesen, so bergen sie doch die Gefahr in sich, ein einseitiges Bild zu geben, und sind deshalb mit Vorsicht zu genießen. Nicht jeder Nux-vomica-Patient ist ein Choleriker, ein Biertrinker oder ein »Morgenmuffel«.

Die wichtigsten Charakterzüge des Cholerikers und damit auch des Nux-vomica-Patienten sind:

- Er ist reizbar, aufbrausend, ärgerlich, zornig,
- ungeduldig (Coulter S. 53),
- rechthaberisch,
- erträgt keinen Widerspruch und keine Kritik,
- leicht beleidigt, nimmt vieles übel (Coulter S. 34),
- autoritär und machtbesessen (Coulter S. 63),
- streitsüchtig,
- gewalttätig.

In erster Linie sind zahlreiche *Allergien* zu nennen, bei denen in vielen Fällen Nux vomica das Mittel der Wahl ist, das Mengen von Cortison und Antihistaminica entbehrlich macht. »Allergie« heißt ja »Überempfindlichkeitsreaktion«. Am häufigsten sind die Allergien auf Blütenpollen (»Heuschnupfen«), auf Tierhaare, Staub u. Ä.

Sehr charakteristisch ist die allgemeine Empfindlichkeit für Sinneseindrücke, besonders für Geräusche, Gerüche und Licht. »Er kann kein Geräusch, kein Gerede leiden; Musik und Gesang greifen ihn an.« – »Selbst der leiseste Fußtritt und die mindeste Erschütterung des Fußbodens ist ihr empfindlich, schmerzhaft, unverträglich« (Hahnemann, zitiert nach Coulter, S. 29).

4.2 Die Krampfbereitschaft

Der Reiz erzeugt eine *Anspannung,* die bis zum Krampf gehen kann. Deshalb ist ein Schlüsselbegriff für Nux vomica der Spasmus (Coulter S. 35).

Ohne Anspannung ist keine Arbeit möglich, weder körperliche noch geistige. Der Nux-vomica-Patient ist oft ein angestrengt und effizient arbeitender Mensch. Die körperlich-praktische Arbeit, die vor allem auf der Anspannung der Skelettmuskulatur beruht, liegt ihm mehr als die geistige. Der Nux-vomica-Patient kann hart arbeiten, ist nicht selten stolz auf seine »muskuläre« Tüchtigkeit und neigt dazu, arbeitssüchtig zu werden. Er neigt zum Stress, macht sich Stress und leidet unter Stress. Er ist oft ungeduldig und immer in Eile. Wenn diese Anspannung übertrieben wird, wird sie zum *Krampf*. Das gilt sowohl für die körperliche wie für die seelische Seite.

Hierher gehören Symptome wie:

- Nacken- und Rückenschmerzen durch Verspannung; Lumbago; Muskel-Spastik
- Epilepsie (nach Stauffer morgens und nach dem Essen auftretend,) vom Plexus solaris ausgehend; alle Sinnenreize lösen aus
- Pylorospasmus der Säuglinge
- Spastische Obstipation
- Frustraner Stuhlgang
- Spastische Bronchitis; Asthma
- Krampfhafte Schmerzen bei der Periode mit Kreuzschmerzen und Übelkeit
- Wehenkrämpfe

Schließlich gibt es eine geistig-seelische *Anspannung*, die bis zur Verkrampfung gehen kann, indem der Betreffende den Erfolg erzwingen will, was leicht zu Misserfolg und umso größerer Anspannung führen kann. Diese Verkrampfung führt dann leicht zu cholerischen Reaktionen. – Wer denkt da nicht an den »Workaholic« oder den überreizten Manager?

> *»Nux-vomica-Menschen verkörpern das moderne Großstadtleben mit seiner ständigen Überreizung, seiner Hektik und seinem Jagen«* (Gawlik).

Der Nux-vomica-Patient kann nur schwer entspannen, kann z. B. nachts nicht einschlafen. Er ist oft ein typischer Nachtmensch, der oft erst abends richtig »in Fahrt kommt«, umgekehrt hat er seinen Tiefpunkt am Morgen, d. h. in der Phase der Vagus-bedingten Entspannung. Er ist dann unausgeschlafen, schlecht gelaunt, hat keinen Appetit. Er hat eine stark belegte Zunge, üblen Mundgeschmack und Mundgeruch, es ist ihm übel, und er neigt zum Erbrechen. Mit anderen Worten: Er oder es ist das, was man einen »Morgenmuffel« oder eine »Katerstimmung« nennt.

> *»So paßt diese Arznei auch dann am vorzüglichsten, wenn das Befinden des Kranken früh am schlimmsten ist und wenn er schon früh um drei Uhr auf-*

wacht, dann mehrere Stunden mit Zudrang unabweislicher Ideen wachen muß und erst am hellen Morgen unwillkürlich in einen Schlaf voll schwerer Träume geräth, von welchem er ermüdeter, als er sich Abends niederlegte, ungern, aufsteht, so wie auch bei denen, welche Abends mehrere Stunden vor Schlafzeit sich des Einschlafens selbst sitzend nicht erwehrern können« (Hahnemann: Reine Arzneimittellehre. 2. Aufl., Bd. I, S. 200).

Der Nux-vomica-Patient ist stark der Außenwelt zugewandt. Er ist realistisch, »irdisch«, bisweilen materialistisch. Er ist mehr Praktiker und Pragmatiker als Theoretiker, mit einer oft guten praktischen Intelligenz. Dagegen verschlechtert geistige Arbeit oft seinen Zustand. Er hat entweder eine Abneigung dagegen und kann sich nicht dabei konzentrieren, oder er produziert Krankheitssymptome als Folge von angestrengter geistiger Arbeit und geistiger Erschöpfung. Indirekt hängen dann die Symptome zusammen, die durch lange sitzende Tätigkeit (bei der ja keine Muskelkräfte verbraucht werden) entstehen. Er ist »robust gebaut, häufig pyknisch, muskulös, aber auch leptosom, auf jeden Fall kräftig« (Gawlik).

Nux vomica gilt – natürlich *cum grano salis* – als »Männermittel«. Die zur Schau gestellte Männlichkeit zeigt sich nicht nur in der angeblich »unermüdlichen« Tüchtigkeit des Managers, oder dem Geschwindigkeitsrausch von Motorradfahrern, sondern auch auf der sexuellen Ebene. Auch hier berühren sich die Gegensätze. Hinter dem Potenzgehabe kann die Furcht vor Versagen, d. h. eine Impotenz oder eine Ejaculatio praecox stehen. Für beides ist Nux vomica ein bewährtes Mittel.

4.3 Die Reizsuche

Der Nux-vomica-Patient reagiert nicht nur inadäquat auf kleine Reize, er *sucht* auch den Reiz. Er braucht »Stimulantien«, d. h. Reizmittel, als da sind:

- Alkohol (besonders Bier)
- Nikotin
- Kaffee
- scharfe Gewürze
- Arzneimittelmissbrauch, z. B. Laxantien u. a.
- Drogen

Das hat zweierlei Bedeutung: Durch die Suchtmittel soll entweder die Anspannung (und damit die Leistung und der Genuss noch gesteigert werden, etwa durch eine Tasse Kaffee vor oder während der Arbeit) oder die Überspanntheit abgebaut und entspannt werden. Der Nux-vomica-Patient kann nicht entspannen, sucht aber die Entspannung, kann z. B. nicht einschlafen.

Wir können das alles unter dem Oberbegriff der »Sensation«, d. h. der Sinnenreize oder der Sinnlichkeit zusammenfassen. Coulter formuliert treffend: Der Nux-vomica-Patient ist »abhängig von übermäßigem Genuss« (S. 27). Er liebt hochkalorisches Essen mit Fleisch und Fett (S. 69).

Zu Hunger nach Außenreizen gehört auch die Sensationsgier, wie sie u. a. durch Kriminalromane, die Boulevardpresse, das Fernsehen befriedigt wird. Ein Patient berichtet, dass er nachts nicht schlafen könne und dann halbe Nächte vor dem Fernseher sitze. Doch auch im Wartezimmer kann er keine Minute sitzen, ohne Zeitung zu lesen.

Zu diesen Reizen gehören natürlich auch die sexuellen. Charakteristisch ist ein leicht erregbarer Geschlechtstrieb. Auch die Sexualität kann quasi suchtartigen Charakter annehmen. »Sinnlichkeit« wird oft – obwohl sie mehr ist als das – als Synonym für Sexualität gebraucht.

Der Nux-vomica-Patient reagiert nicht nur empfindlich auf »Gift« (auf Außenreize), er sucht auch das Gift, d. h. er vergiftet sich selbst. Er sucht immer neue Reize, um sich zu stimulieren – und muss dann wieder versuchen, sich zu sedieren. So kommt er in den Teufelskreis der Sucht. Auf die Anspannung (Überreizung) folgt notwendigerweise die Erschlaffung, so wie auf übermäßigen Alkoholgenuss der »Kater« folgt oder auf übermäßiges Essen Müdigkeit u. Ä. folgt.

Nux vomica ist das Mittel der »Nachteulen« und der »Morgenmuffel«. Es besteht ein Tiefpunkt am Morgen nach nicht entspanntem Schlaf. Außerdem treten Symptome nach dem Essen auf, die das Motto »*plenus venter non studet libenter*« bestätigen. Nash (S. 5) zählt hierunter sauren Geschmack, Magendrücken und Sodbrennen bei einer allgemein hypochondrischen Stimmung.

Deshalb ist Nux vomica ein hervorragendes Entgiftungsmittel und (oft) das Mittel der Wahl für viele Suchtpersönlichkeiten. Dem widerspricht nur scheinbar, dass der Patient bisweilen auch unter Vergiftungs*angst* leidet.

Ein Organ, an dem sich die Nux-vomica-Symptome mit am deutlichsten zeigen, ist der Magen:

- Nervöse Überreizung des Magens (Stauffer)
- Chronische Verdauungsschwäche (Kent)
- Blähungskolik, Magendruck, Hyperazidität
- Ulcus ventriculi
- (Beim Magenkrebs kann nach Mezger Nux vomica die Appetitlosigkeit und die Schmerzen beseitigen)

- Bitteres, saures Aufstoßen
- Schlechter Mundgeschmack und -geruch
- Erbrechen (Nux vomica heißt ja »Brechnuss«)
- Antiperistaltik
- (Frustraner) erfolgloser Stuhlgang und geringe Mengen, selbst bei Dysenterie (Nash)
- Pyrolorospasmus der Säuglinge, s. o.

Zur Entspannung gehört auch die Erschlaffung der Venen. Das führt zur Unterleibsplethora mit Symptomen wie

- Hämorrhoiden
- Verschlechterung durch sitzende Lebensweise (bei Geistesarbeitern, aber auch beim »Staatshämoroidarier«, wie Hahnemann ihn nennt)
- Leberleiden mit Pfortaderstauung und Ösophagus-Varizen
- (Leberzirrhose)
- Gallenkolik
- Menorrhagie

Schließlich ist ein Hypochonder nach alter Auffassung jemand, dessen Leiden aus dem Bauch »unterhalb der Rippen« aufsteigen. So dürfte es kein Zufall sein, dass Nux-vomica-Patienten oft zur Hypochondrie neigen. »Melancholie und Lebensüberdruss als Folge von Abdominalstörungen. Hypochondrie der Stubensitzer« (Jahr). »Hypochondrie bei studierten Leuten, die zu viel zu Hause sitzen mit Unterleibsbeschwerden und Hartleibigkeit« (Hering).

4.4 Fallbeispiele Nux vomica

Fall 1 Krisenintervention

Ein 44-jähriger Kaufmann kommt in einer zugespitzten Krisensituation, die ihn an den Rand des Selbstmordes treibt, in meine Behandlung. Er war in einer Firma, die in Konkurs ging, »vollhaftender Gesellschafter« und hat deshalb Schulden in Millionenhöhe und musste einen Offenbarungseid ablegen. Einen Teil seines Vermögens konnte er vor dem Zugriff der Gläubiger dadurch retten, dass er es auf seine Frau überschrieb. Er arbeitete dann als Angestellter in zwei anderen Firmen, wurde aber zweimal arbeitslos. Das nahm ihm den Rest seines Selbstwertgefühls. Hinzu kommt, dass seine Frau ihm mit Scheidung droht, was ihn besonders wegen seiner zwei Söhne hart treffen würde, da er sehr an diesen hängt. Seine Frau arbeitet in einer Bank, während er den Haushalt versorgt. Sie macht ihm heftigste Vorwürfe, er schluckt alles, kann sich kaum dagegen wehren. Aber gerade seine introvertierte und passive Art reizt seine Frau zu noch größeren Vorwürfen. Er hätte eigentlich katholischer Priester werden sollen, habe aber vor allem wegen des Zölibats davon abgesehen. Auf Grund seiner katholischen Erziehung habe er einen »Wahnsinnsrespekt« vor der Frau an sich, vor allem vor schwangeren Frauen. Er sehe in ihr so etwas wie eine »unnahbare Maria«. – »Unnahbar« heißt dabei so etwas wie »unangreifbar«.

Einige somatische Krankheiten und Eigentümlichkeiten führen rasch auf Nux vomica:

In der Kindheit Leistenbruch, später chronische Gastritis, vielleicht sogar ein Magengeschwür. Häufig schmerzhafte Darmkrämpfe, Neigung zu Durchfällen. Raucher, der Alkoholkonsum hält sich noch in Grenzen, wurde aber nach der Kündigung bedenklich. Am auffälligsten war seine Antwort auf die Frage, ob er gerne Fleisch esse: Seine Augen leuchteten förmlich: »Ja, wahnsinnig gern! Es gab früher nichts anderes als Fleisch!!«

Nach der ersten Dosis Nux vomica C30 berichtet er: Sein Durchfall sei besser, er sei abends früher müde, aber morgens frischer. Die Stimmung sei relativ gut. Er fühle sich weniger wertlos und hilflos. Die Auseinandersetzungen mit seiner Frau verkrafte er besser. Bisher sei er diesen Kämpfen aus dem Weg gegangen, weil er im Grunde seine »kämpferische« Frau fürchte. – Er kocht jetzt mehr Gemüse, das ihm plötzlich besser schmeckt, Fleisch sei nicht mehr so wichtig.

Er bekommt als vorläufige Dauerdosis Nux vomica LM6, täglich 5 Tropfen. Nach einer Woche berichtet er von einem kurzen Rückfall in den Alkoholismus, den er ehrlich bereut. Insgesamt ist er optimistisch. Er habe wieder Hoffnung, dass es eine Lösung für seine Situation gibt. Er sei aktiver geworden. Seine Magenschmerzen und Darmkrämpfe seien verschwunden, die Durchfallneigung sei wesentlich geringer. Nach einem besonders schweren Ehekrach erklärte er sich mit einer Scheidung einverstanden. Das kam für seine Frau völlig überraschend und löste einen heilsamen Schock bei ihr aus. Andererseits erschrak er über seine eigene spontane Äußerung, dass »Frauen ihm gestohlen bleiben können«. Er wagt es nun auszusprechen, wie er seine Frau empfinde: als »Drache«, als »Ungeheuer«, vor dem er sich bisher immer geduckt habe. Er habe bisher Angst gehabt, den »Kampf mit dem Drachen« aufzunehmen.

Eine Woche später begrüßt er mich mit den Worten: »Ich fühle mich pudelwohl! Wenn ich daran denke, als was für ein Häufchen Elend ich vor vier Wochen hier saß ...« Er lasse sich jetzt nicht mehr gehen, pflege sich besser und habe zu seinem eigenen Erstaunen plötzlich Turnschuhe angezogen und einen Waldlauf gemacht. Das sei bisher noch nie der Fall gewesen. Im Gegenteil: Er habe sich immer über die Jogger lustig gemacht. Der Sauerstoff habe ihm unglaublich gut getan.

Zu Hause gab es wieder eine harte Auseinandersetzung, in deren Verlauf seine Frau ihn mit den übelsten Schimpfworten belegte und ihn sogar ohrfeigte. – Daraufhin sagte er ihr am nächsten Morgen: Jetzt lasse ich mich scheiden! Er unternahm auch gleich die ersten Schritte. Das kam für seine Frau, die ihm das nie zugetraut hätte, völlig überraschend und wirkte wie ein Schock, der nun bei ihr große Angst auslöste. Er lässt durchblicken, dass sie eigentlich auch therapiebedürftig sei.

Er löse seine Probleme jetzt aktiv, nicht mehr so zögerlich wie bisher. Er habe früher viel zu lange überlegt, anstatt zu handeln. Er sei noch nie so weit gewesen wie jetzt. Im Kopf sei alles freier, er denke positiv: »Ich bin mit mir echt zufrieden.«

Wieder eine Woche später hat er eine offenbar gute Stelle in Aussicht. Als der Termin für ein Vorstellungsgespräch um eine Woche verschoben wird, reagiert er darauf zu seinem eigenen Erstaunen mit Ärger, Wut und Zorn. Früher wäre er dadurch mit Sicherheit depressiv geworden, hätte das Problem allenfalls ausgesessen, jetzt sei er zum ersten Mal ungeduldig.

In der Ehe sei zurzeit ein »Waffenstillstand« und eine angenehme Ruhe. Seine Frau und er könnten vernünftiger miteinander reden, seit sie gemerkt habe, dass er auch »Ernst machen« könne.

Seine Migräne, unter der er früher sehr gelitten hatte und die immer nur morgens aufgetreten war, ist verschwunden. Es tauchen aber noch leichte Kopfschmerzen auf, und zwar nur abends und bei Wetterwechsel. Neu ist, dass er abends kalte Hände hat.

Fall 2 **Paranoide Psychose**

Eine 29-jährige Juristin leidet seit drei Jahren an einer Psychose und musste deshalb ihre Tätigkeit als Referendarin an einem Oberlandesgericht aufgeben.

Sie erwähnt zunächst die seit der Pubertät bestehende Ess-Sucht mit besonderem Verlangen nach Süßigkeiten und Käse. Etwa seit derselben Zeit bestehe eine Akne im Gesicht. Sie bekomme leicht Fieber, habe des Öfteren Bronchitis, zeitweise von asthmoidem Charakter. Im Alter von 20 bis 25 Jahren habe sie an Allergien gelitten. Nahm jahrelang Nasentropfen wegen »verstopfter Nase«. Im Alter von 23 Jahren hatte sie Nierensteine und Koliken.

Wegen der Ess-Sucht habe sie vor über drei Jahren eine Psychotherapie angefangen. Dabei sei vieles »aufgewühlt« und schließlich die Psychose ausgelöst worden. Da die Therapeutin die »Ursache« ihrer Ess-Sucht bei den Eltern gesehen habe, habe die Patientin anklagende Briefe an diese geschrieben. Schließlich seien diese Anklagen in misstrauisch-paranoide Verfolgungsideen übergegangen. Auch gegen ihren Freund sei sie misstrauisch geworden. Sie habe sich immer mehr isoliert und sei von zu Hause fortgezogen, um ganz alleine zu wohnen. Dabei habe sie dauernd Phantasiegespräche geführt. Es war, als würde sie »vertrocknen«, d. h. als ob sie kein Gefühl mehr hätte und auch nicht mehr richtig wahrnehmen könne. Besonders auch die libidinösen Gefühle seien abgestorben.

Die Periodenblutung war dunkel und »trocken«. Sie litt unter schweren Schlafstörungen und fühlte sich total erschöpft. Es sei gewesen, »als ob die ganze Energie raus sei und nur noch im Kopf sitze« (in Form von Selbstgesprächen).

In diesem Zustand unternahm sie einen Selbstmordversuch durch Schnitte ins linke Handgelenk. Sie wurde daraufhin sechs Monate lang in einer Nervenklinik stationär behandelt.

Anschließend versuchte sie eine Elektroakupunktur nach Voll. Die dabei verordneten homöopathischen Komplexmittel brachten jedoch eine Verschlimmerung (allerdings hatte sie die doppelte Dosis genommen). Die Schlaflosigkeit nahm zu. Die Patientin hatte sogar Angst einzuschlafen. Sie nahm 10 kg an Gewicht ab. Sie spürte »Krämpfe an den inneren Organen« wie Koliken und »spürte den Verlauf ihrer Nerven«, fühlte sich »wie unter Strom stehend«. In diesem Zustand half Haldol schlagartig (Ende 1985). Die Patientin sei aber seither eine völlig andere Persönlichkeit: lustlos, interesselos, bedürfnislos. Früher sei sie aufgeschlossen gewesen und habe viele Kontakte gehabt, habe viel geredet. Sie lebt jetzt notgedrungen wieder bei ihren Eltern und arbeitet in einem Altersheim als Gehilfin des Bademeisters. In der Freizeit ist sie kaum zu mehr fähig als zum Lösen von Kreuzworträtseln. Sie führt aber ein ausführliches Tagebuch. Der letzte Tagebucheintrag vor Beginn der Behandlung lautet:

»Und dann muss ich nach Stellenanzeigen gucken. Vielleicht als ›Putze‹ o. Ä. Jura kann ich sowieso nicht mehr machen. Der Zug ist doch bald abgefahren. Alles andre ist doch, sich etwas vormachen. Ich will aber wieder. Ich will auch Gerichtstermine haben und Freunde und wohin müssen. Das ist doch ein absolutes Scheißleben so. Ich bring mich doch um, auf die Dauer hält das kein Schwein aus.«

Verlauf

Die Patientin bekommt am 18.09.86 vier Globuli Nux vomica D200. In der folgenden Nacht hat sie einen leichten Asthmaanfall, eine verstopfte Nase, schläft schlecht und hat Hunger. Am nächsten Tag hat sie starken Durst auf Mineralwasser, und es fällt ihr auf, dass die Zigaretten ihr nicht mehr richtig schmecken. Statt bisher 20 raucht sie nur noch 4 bis 5 täglich.

Am 3. Tag wacht sie total erschöpft auf, hat starke Kopfschmerzen »wie am Anfang der Krankheit«, schwitzt, hat Angst, von Bekannten gesehen zu werden. Sie hat Hunger auf »gesunde Sachen« (Obst und Joghurt) und kein Verlangen mehr nach Süßigkeiten und Zigaretten. Am 4. Tag sind die Kopfschmerzen weg, das »Spinnen« fängt aber wieder an, d. h. ständige Phantasiegespräche und Vorstellungen, die nichts mit der Realität zu tun haben, was ihr aber erst einen Tag später bewusst wird. Großes Schlafbedürfnis und Gefühl der Erschöpfung. Trotz andauernden Hungers hat sie 1,5 kg abgenommen. Blähungen, belegte Zunge und »total ekliger« Mundgeschmack, Verstopfung (die noch längere Zeit anhält), Geräuschempfindlichkeit.

Am 23.09. ruft sie an, dass es ihr schon besser gehe. Sie könne sich besser konzentrieren und sei nicht mehr so gequält.

Am 27.09. schreibt sie in ihr Tagebuch: »Total abweisend Männern gegenüber, wie zu Beginn der Psychose. Trotzdem Sehnsucht nach einem männlichen Partner.«

Am 08.10.: »Ich habe kein Glück mit Männern.«

Am 09.10.: »Habe das Gefühl, dass ich mich langsam entzerre. ... Höre wieder ›meine‹ Musik ... kann mich wieder freuen ... kann wieder besser zuhören, habe wieder viel Spaß an Schönheit ... mein Sex scheint wieder zu erwachen ... meine allgemein erwachende Liebe und Zärtlichkeit, die ein Ziel sucht. ... Will mich wieder schmücken, nicht mehr so zerlumpt rumlaufen. ... Finde mich schon wieder sehr hübsch.«

Am 13.10.: »Ich kriege immer wieder Bauchweh, wenn ich daran denke, was ich während meiner Krankheit gesagt, geschrieben und gedacht habe. Es ist einfach schrecklich, unfassbar. Dabei sind meine Eltern eigentlich doch sehr liebe Menschen. Nur – Unfassbares kann man eben nicht begreifen.«

Ich sehe sie wieder am 29.10. Es geht ihr viel besser. Sie sei sofort nach Einnahme der Arznei aktiver geworden, habe sofort normal gegessen und in der Zwischenzeit 4,5 kg abgenommen. Sie pflege sich wieder und könne wieder Freude empfinden, entdecke an sich eine gewisse Eitelkeit. Sie könne wieder stricken und Klavier spielen. Sie habe alte, abgerissene Kontakte wieder aufgenommen. Die Angst vor Kontakten, die aus der Angst, abgelehnt zu werden, resultiert, sei aber noch nicht ganz überwunden.

Bei den Menschen komme sie »im Allgemeinen besser an«, d. h. wirke sympathischer. Sie merke das nicht zuletzt daran, dass sie bei ihrer Arbeit mehr Trinkgeld bekomme.

Zwei bis drei Wochen sei der Zustand schwankend gewesen zwischen Euphorie und Verzweiflung, dann habe er sich zunehmend gefestigt. Zunächst hatte sie noch Angst vor allem (u. a. vor dem »Verrücktwerden«) und schwere

Schlafstörungen. Beides wurde langsam besser. Es traten aber viele schreckliche Träume von Kranken, Krüppeln, Verrückten auf. Sie führe noch Phantasiegespräche. Die verzerrt gewesene Wahrnehmung ändere sich zum Positiven. (Erst jetzt könne sie wieder Musik hören, nachdem sie vorher dauernd Musik im Kopf gehabt habe, aber zu unruhig gewesen sei, Musik wirklich zu hören.) Auch die Handschrift werde klarer und sicherer. Zuvor hatte sich diese verändert, indem sie Buchstaben weggelassen habe. Das habe sich nun wieder gebessert.

Die starke Akne im Gesicht ist völlig abgeheilt (!). Andererseits sind am Gesäß Pickel aufgetreten. Sie hat jetzt wieder ein aufgedunsenes Gesicht, wie sie es mit 23 Jahren hatte, als sie Entwässerungstabletten nahm, auf die sie fast süchtig war. Es besteht noch eine starke Dysmenorrhoe.

Sie trägt sich mit dem Gedanken, die Juristerei an den Nagel zu hängen und Krankengymnastin zu werden. Dabei müsse sie nicht mehr nur mit dem Kopf arbeiten. Außerdem sei das ein »weiblicher« Beruf, während sie in der Jurisprudenz den »männlichen« Beruf gesehen habe, um sich dadurch zu beweisen.

Am 22.12. berichtet sie, dass es weiterhin immer besser gehe. Die Gesichtsschwellung und die Kopfschmerzen seien verschwunden. Die Dysmenorrhoe habe deutlich nachgelassen. Sie habe noch nie so wenig Krämpfe dabei gehabt. Sie habe in der Zwischenzeit eine Erkältung mit Bronchitis durchgemacht (wie früher häufig).

Sie raucht statt bisher 20 Zigaretten pro Tag nur noch 2 und hat 7 kg Gewicht abgenommen.

Nach einer zwei Tage lang anhaltenden Episode mit Schlaflosigkeit und starkem Misstrauen (»die Anderen reden über mich«) hat sie jetzt besseren Kontakt und keine Angst mehr, abgelehnt zu werden. Sie sei nicht mehr »durcheinander«, habe keine Horrorträume mehr, sei selbstständiger, könne sich besser alleine beschäftigen. Sie sei selbstbewusster, während sie in der Psychose ängstlich und unsicher war. Wohl sei sie noch etwas abweisend (»stachelig«), zurückhaltend und still. Zu geistiger Arbeit sei sie noch kaum fähig, während sie vor ihrer Erkrankung viel gelesen habe. Deshalb hatte man ihren Zustand als »Faulheit« verkannt.

Sie betont noch einmal, dass sie sich bestimmt eines Tages umgebracht hätte, wenn es so weiter gegangen wäre wie früher. Aber jetzt wolle sie leben.

(Sie hat noch einmal den nervenärztlichen Kollegen besucht, der sie früher durch Jahre behandelt hatte. Er meint, wenn ein homöopathisches Mittel geholfen habe, dann könne es sich nicht um eine Psychose gehandelt haben, sondern allenfalls um eine Neurose. Die Frage ist nur, warum er erst jetzt zu dieser Einsicht kommt.)

Von Anfang Januar bis Anfang Februar durchleidet die Patientin leider einen Rückfall. Sie hatte in den Weihnachtsferien einen Mann kennen gelernt und sich dabei in heftigen Liebeskummer verstrickt. Einerseits sei er wegen seiner Aktivität ihr »Idealmann«, andererseits sei er ihr *zu* aktiv gewesen. Er hätte sie als Persönlichkeit »platt gedrückt«. Als er sie »von der Stelle weg« habe auf seinen Hof mitnehmen und heiraten wollen, sei sie erschrocken und vor ihm geflohen. Darauf seien sofort wieder die bekannten psychotischen Symptome aufgetreten.

Ich gebe ihr diesmal wegen der Auslösung durch Liebeskummer Phosphor D200, was nur kurz wirkt. In dieser Panik nimmt die Patientin von sich aus eine (oder mehrere?) Dosen und erzeugt dadurch möglicherweise eine Verschlimmerung. Schließlich greift sie wieder zu Haldol. Anfang Februar sehe ich sie in einem kritischen Zustand, wobei schwer zu entscheiden ist, welche Symptome primär krankheitsbedingt, welche Phosphor-Symptome und welche Haldol-Nebenwirkungen sind.

Sie klagt über Erschöpfung, Überforderung, Grübeln, unheimliche Angstzustände (die sich nur durch Haldol unterdrücken lassen), rasende Kopfschmerzen während ihrer psychotischen Attacken, Gefühllosigkeit in Händen und Füßen. Zunächst sei sie zappelig gewesen, habe nicht still sitzen und kaum schlafen können, jetzt sitze sie nur noch herum und schlafe. Sie sei »ganz steif vor Angst« und habe keine Bedürfnisse mehr, keine Lust und keinen Hunger.

Sie bekommt am 06.02. wieder eine Dosis Nux vomica D200. Am 09.02. ruft sie an, es gehe besser, sie habe sofort gemerkt, dass sie das Haldol weglassen könne. Sie »fange wieder an zu leben«. Der »seelische Müll« von früher komme raus, was ihr sehr gut tue.

19.03. Sie habe zwar zunächst starke Kopfschmerzen gehabt, aber trotzdem sei es ihr besser gegangen. Sie bekam einen gesunden Hunger. Sie war zunächst sehr geräusch- und geruchsempfindlich.

Zunächst starke Schlaflosigkeit mit dem Gefühl, sie brauche gar nicht mehr zu schlafen, abwechselnd mit der Angst, überhaupt nicht mehr schlafen zu können. Inzwischen wieder normaler Schlaf.

Psychisch sei sie noch überempfindlich (und verletzlich) in jeder Beziehung, habe noch Angst vor Menschen, z. B. auch vor Fastnachtmasken. Melancholisch und aggressiv; weint sofort, wenn sie sich angegriffen fühlt. »Jede psychische Belastung geht auf Magen und Nieren, führt zu Aufstoßen und Übelkeit.« Andererseits könne sie jetzt »alte Beziehungen aufräumen«, davon Abschied nehmen. Lebt wieder zurückgezogen und allein.

Ihre Essgewohnheiten und ihr Körpergewicht haben sich völlig stabilisiert. Die Patientin ist froh, insgesamt 9 kg abgenommen zu haben. Ihre Haut ist rein. Die Periode normal, aber es kam vorübergehend zu einer leichten Galaktorrhoe.

27.04. Es geht weiterhin besser. Trotzdem reagiert die Patientin wieder in der Beziehung zu einem Mann mit einem leichten psychotischen Rückfall. »Verliebtsein« sei ja eine Art Vorstufe von »Verrücktsein«. Sie lernte einen Mann kennen, den sie mag, vor dem sie aber auch Angst hat.

Es ist die Angst, abgelehnt zu werden. Sie reagiere vehement, alles verkrampfe sich innerlich, sie führe wieder Selbstgespräche, könne nicht schlafen und müsse dauernd an ihn denken. Es sei, als würde ihre Persönlichkeit absterben. Sogar ihre Akne habe sich wieder eingestellt. Ihre Beziehung zu Männern sei immer problematisch gewesen. Sie »klammere« sich an Männer, meistens an schwächere, die ihr nicht zu nahe kommen dürften, die sich aber auch nicht von ihr entfernen dürften. Sie habe starke Besitzansprüche und könne sehr eifersüchtig sein. Mehrmals habe sie sich in Freunde von Freundinnen verliebt und sei somit selbst der Gegenstand von Eifersucht geworden. Sie müsse immer die aktive Rolle spielen und könne die Kontrolle nicht abgeben. Sie sei ungeduldig und könne nicht warten.

Das Jura-Studium habe zum Ziel gehabt, in einem »Männerberuf« genau so gut wie oder besser zu sein als die Männer. Es habe sie sehr beeindruckt, als der Referent [Autor] einmal gesagt habe, Nux vomica sei ein »Männermittel«. Im Alter von 22 bis 24 Jahren habe sie einen regelrechten Männerhass entwickelt, sei eine »Emanze« gewesen. – Jetzt habe sie Angst, sich von Männern nicht mehr abgrenzen zu können. – Obwohl diese Struktur sehr an Lachesis erinnert, gebe ich ihr wiederum Nux vomica D200, worauf es ihr sofort besser geht.

Fall 3 Ehekrise und Zwangsvorstellungen

Ein 44-jähriger Werkzeugmacher klagt über große Nervosität und Lärmempfindlichkeit. Der Hund des Nachbarn mache ihn rasend, wenn er belle. Nervös und »sensibel« sei er schon immer gewesen, aber jetzt müsse er sich als reizbar bezeichnen. Er sei unruhig und voller Spannung. Wegen jeder Kleinigkeit gehe er »an die Decke«. Daraus sei eine Ehekrise entstanden, und er müsse plötzlich an Scheidung denken, obwohl kein ernsthafter Grund vorläge. Ein großer Liebhaber sei er nie gewesen, eher ein »Sexmuffel«. Er bezeichnet sich als Grübler und Einzelgänger; sein Traumland sei Alaska. Er sei schon immer ängstlich, übervorsichtig und übergenau gewesen. Er bezeichnet sich als erdverbunden und konservativ.

Er wurde unehelich geboren, wuchs als Heimkind, später bei Pflegeeltern auf. Beide Eltern kennt er nicht. Das beschäftige ihn erst jetzt. Seine Mutter sei verstorben, sein Vater habe ihn nicht ins Haus gelassen, als er ihn aufsuchte, um ihn kennen zu lernen. Er sei sehr friedliebend und angepasst erzogen, habe immer alles in sich reingefressen und sei nie negativ aufgefallen.

Seine Beschwerden wurden ausgelöst durch einen Vertrauensbruch, als seine Frau ohne sein Wissen viel Geld ausgab (20.000.– DM).

Er habe schon immer unter Sodbrennen gelitten, besonders nach dem Genuss von Kuchen und Wein, speziell saurem Wein. Essig mache ihm dagegen nichts aus, den mag er sogar. Nichtraucher und Nichtalkoholiker. Isst gerne Fleisch, liebt Salz und Gewürze. Hat häufig Schnupfen. Lässt sich seit vier Jahren regelmäßig gegen Grippe schutzimpfen. Wacht früh auf, ist ein Morgenmensch. Fühlt sich im Freien wohler, Kälte ist ihm lieber als Hitze.

Ab 26.01.82: Nux vomica mehrmals in verschiedenen Potenzen.

Dem Patienten geht es rasch besser, er schläft besser, kann wieder singen, ist weniger »verbissen«, allgemein zufrieden, weniger geräuschempfindlich; der Hund des Nachbarn regt ihn viel weniger auf. Auch das Verhältnis zu seiner Frau ist deutlich besser geworden. Nur das Sodbrennen ist unverändert.

Ein Versuch mit Arsenicum album C30 (wegen seiner pedantischen Übervorsichtigkeit) bringt keinen Erfolg, macht ihn sogar vorübergehend wieder gereizter.

Auf Antimonium crudum D200 (12.11.82) bezeichnet er sich als »seelisch stabilisiert«, während die Magenbeschwerden unverändert anhalten. (An sich wäre eher eine »organotrope« Wirkung zu erwarten gewesen.)

Einen relativen Erfolg bringt Argentum nitricum C30. Die Magenschmerzen bessern sich, seelisch ist er weiterhin ausgeglichen. Mit dieser Kombinationstherapie aus Nux vomica und Argentum nitricum ist eine weitgehende Besserung zu erreichen, wenn auch die Magenbeschwerden nie ganz verschwinden und die Reizbarkeit und Lärmempfindlichkeit gelegentlich wieder auftauchen.

Im Herbst und Winter 1984 ist er weitgehend beschwerdefrei.

Ich höre längere Zeit nichts von ihm. In der Zwischenzeit ließ er sich auf Anraten des Hausarztes, der zunächst eine Hiatushernie, dann eine Dickdarm-Divertikulose diagnostiziert hatte, operieren (Juni 1985). Seither sind die Bauchschmerzen radikal verschwunden, sozusagen »kausal« beseitigt.

Einige Zeit vor der Operation tauchte ein völlig neues Symptom auf: Es stellte sich zu seinem Entsetzen der hartnäckige und völlig unmotivierte Gedanke ein, er müsse seinem Enkelkind »etwas antun«. Der Patient erschrickt zutiefst über »die schrecklichen Gedanken«, gegen die er sich mit aller Kraft, aber ohne jeden Erfolg wehrt.

Er grüble endlos über die Ursache dieser Gedanken nach, könne sie sich aber in keiner Weise erklären. Er sei sehr kinderlieb, habe nie ein Kind geschlagen. Er habe auch nie gewalttätige Träume gehabt. Allerdings habe er die frühe Heirat seiner Tochter abgelehnt, weil er gefunden habe, sie solle erst etwas aus sich machen. Er habe es auch innerlich abgelehnt, als sie sehr früh das Kind bekam.

Ich versuche nacheinander Nux vomica D200, Platinum LM18, beides ohne Erfolg.

Auf Stramonium LM18 gibt er nach einiger Zeit an, »die bösen Gedanken verblassen«.

Im August 1985 meldet er einen langsamen Rückfall mit Nervosität, Gereiztheit, Schlafstörungen und »bösen Gedanken«.

Auf Cannabis indica LM 18 deutliche Besserung, aber nach zwei Monaten wieder ein Rückfall. Die »schlimmen Gedanken« treiben ihn zur Verzweiflung. Er ist deswegen depressiv und niedergeschlagen.

Mit Cannabis indica LM18, 2 x 5 Tropfen, lässt sich der Zustand wieder bessern, wenn auch nicht völlig zum Verschwinden bringen. Die Gedanken kommen noch, aber sie belasten ihn nicht mehr. Sie seien erträglicher, er habe einen gewissen Abstand dazu. Sie machen ihm weniger Angst und haben weniger depressive Verstimmung zur Folge.

Februar 1986: Es geht erträglicher. Die Zwangsgedanken sind noch da, aber weniger quälend.

Ende April 1986: Es war lange gut, dann Rückfall. Er sei in einer »Weltuntergangsstimmung«, depressiv und niedergeschlagen, und möchte am liebsten weinen.

Cannabis bringt keinen Erfolg mehr.

Von Juni 1986 an gebe ich mehrmals Nux vomica XM. Von da an geht es kontinuierlich besser. Der Patient hat zunehmend völlig freie Intervalle und ist dann völlig beschwerdefrei. Die Zwangsgedanken sind zunächst noch vage, um dann ganz zu verschwinden. Die eher sekundären Depressionen verschwinden ebenfalls.

Fall 4 **Bulimie und Genussgifte**

Eine 18-jährige Patientin leidet seit einem Jahr an Bulimie. Sie esse immer, bis ihr übel werde, da sie überhaupt kein Sättigungsgefühl mehr habe. Eigentlich esse sie nur, um dann wieder erbrechen zu können. Sie erwähnt die häufigen Sorgen junger Mädchen: die Angst, zu dick zu sein, oder dass sie hässlich sei.

Oft leide sie unter Langeweile und verbringe alle freie Zeit vor dem Fernseher. Seit etwa zwei Jahren sei sie lustlos und gleichgültig. In diesem Zusammenhang trinke sie relativ viel Alkohol, meist Bier, aber nur abends, aber dann könne sie oft nicht mehr aufhören. Morgens habe sie kein Verlangen danach. Außerdem rauche sie ca. 20 Zigaretten täglich.

Nicht unerwähnt bleiben soll auch eine Pollen-Allergie. Die Patientin bekommt eine Dosis Nux vomica C 30, worauf die Symptome sich schlagartig bessern: Sie isst nur noch, wenn sie Hunger hat, und zwar nur noch »Gesundes«. Sie trinkt keinen Alkohol mehr. Die Lustlosigkeit ist verschwunden. Sie tut das, was sie zu tun hat, mit Freude und räumt sogar ihr Zimmer auf (!).

»Es war wunderbar!«

Allerdings hält dieser Zustand nur vier Tage , dann kommt es langsam zum Rückfall.

Fall 5 **Maschinen-Leidenschaft**

Ein 28-jähriger Installateur wird von seiner Freundin geschickt, die große Schwierigkeiten mit ihm hat, so dass sie sich vor kurzem von ihm trennte, obwohl ein achtmonatiges gemeinsames Kind da ist. Er meint, er arbeite zu viel, stürze sich in die Arbeit, um einem Problem auszuweichen. Dadurch habe er zu wenig Zeit für seine Freundin gehabt und sei meistens »zu müde« gewesen, um noch zärtlich sein zu können. Er sei ein großer Bastler und Motorrad-Fan, der alte Maschinen sammelt und repariert. Er habe geradezu eine Leidenschaft für Maschinen, aber nicht für seine Freundin. Wenn man dabei an Nux vomica denkt, überrascht es nicht, dass der Patient angibt, er sei starker Raucher und Kaffeetrinker und leide unter Sodbrennen. Er bekommt deshalb eine Gabe Nux vomica D200.

Zwei Wochen später berichtet er, scheinbar ohne jeden Zusammenhang mit den Kügelchen, er habe sich entschlossen, seine Oldtimer zu verkaufen und sich dafür ein Auto zuzulegen, das nichts als ein notwendiger Gebrauchsgegenstand sein soll. Er wolle dafür mehr Ruhe haben und habe auch schon mehr Ruhe. Er habe unter seine Maschinen-Leidenschaft einen Strich gezogen, sie sei »ein Krampf« gewesen. Er sei nun viel entspannter und spüre weniger gestaute Aggressionen in sich. Er habe auch mehr Verständnis für seine Freundin, die an sich sehr viel Geduld mit ihm gehabt habe. Er sei es gewesen, der die Beziehung regelrecht »kaputtgeschraubt« habe. Nebenbei bemerkt: Das Sodbrennen sei verschwunden, Kaffee trinke er weniger, und er esse regelmäßiger und vernünftiger.

Fall 6 **Schlafstörungen und Eifersucht**

Ein kräftiger, etwas lautstarker 39-jähriger Brauerei-Arbeiter klagt über seit zwei Monaten bestehende massive Schlafstörungen. Diese stünden mit einem Familienkonflikt in Zusammenhang. Sie begannen, als seine Frau mit einem Chor weg war. Seither plage ihn eine grundlose Eifersucht. An sich sei die Ehe gut, er vertraue seiner Frau, aber trotzdem werde er seine eifersüchtigen Gedanken nicht los, obwohl in dem Chor nur Frauen seien. Besonders schlimm wurde es, als seine Frau zu einer Fastnachtsveranstaltung ging. Er war zwar mit dabei, aber es hätte ja sein können, dass ein anderer Mann seiner Frau besser gefallen hätte. Nun gingen ihm »in einer Sekunde fünfzig Gedanken durch den Kopf«, er könne an nichts anderes mehr denken.

Nebenbei erwähnt der Patient sein saures Aufstoßen. Er war früher starker Raucher; er trinkt in der Brauerei regelmäßig viel Bier, isst sehr gern Fleisch und friert leicht.

Er bekommt Nux vomica LM 6, täglich 5 Tropfen. Nach einer Woche berichtet er, dass seine eifersüchtigen Gedanken wesentlich schwächer geworden seien. Er könne nun wieder normal seiner Arbeit nachgehen. Das saure Aufstoßen sei weg, nur der Schlaf sei noch nicht optimal.

Fall 7 Impotenz, Besitzgier und Gewalttätigkeit

Wenn beispielsweise ein Mann an Impotenz leidet, dann ist das eine funktionelle Organstörung. Wenn er gleichzeitig stark auf materiellen Besitz ausgerichtet ist und einen Hang zur Gewalttätigkeit hat, dann ist das eine Charaktereigenschaft. Wenn er infolgedessen nicht davor zurückschreckt, einen Raubüberfall auf eine Bank zu begehen, dann ist das ein Verbrechen.

Wenn aber in der Homöopathie alles zusammen (die Impotenz, Besitzgier und die Neigung zur Gewalt) auf *eine* Wurzel zurückgeht – nämlich auf Nux vomica – und es von daher möglich ist, die Impotenz zu bessern und einen nicht unwesentlichen Beitrag zur Resozialisation zu leisten, dann wirft das ein Licht auf den fließenden Übergang von Konstitution (Charakteranlage), Krankheit und kriminellem Verhalten. Dabei verzichtet die Homöopathie darauf, das kriminelle Verhalten psychologisch aus der Impotenz abzuleiten oder von einer »Krankheit« zu sprechen, die den Patienten vorschnell entmündigen würde. Sie kann lediglich zeigen, wie weit die Heilbarkeit reicht. Im Sinne ihres pragmatischen Krankheitsbegriffes fragt sie weniger: »Was ist krank?« als vielmehr: »Was ist heilbar?« Im vorliegenden Fall sehe ich es z. B. als einen Schritt zur Heilung an, dass der Betreffende eine Pistole, die er für einen noch inhaftierten Schwerverbrecher versteckt hat, freiwillig abgibt und diesen (auf dessen Stufe er lange gestanden hat) wie einen »psychisch Krebskranken« ansehen kann.

5. Phosphor

Eines Tages spielte mir der so genannte Zufall ein Bild von der Entdeckung des Phosphors in die Hand mit der Unterschrift: »Der erschrockene Alchemist kniet ehrfurchtsvoll vor dem Schauspiel des leuchtenden Phosphors in seinem Glaskolben nieder.« Dabei wurde mir zweierlei klar:

1. dass der Phosphor sehr viel mit *Licht* zu tun hat, so dass das Licht ein Zentralbegriff ist, von dem aus viele Phosphor-Symptome zu verstehen sind,

2. dass wir ihn gerade in der Homöopathie als eine so wunderbare Substanz erfahren können, dass man das ehrfürchtige Niederknien seines Entdeckers sehr wohl nachempfinden kann und es schon fast keine pathetische oder romantische Übertreibung mehr ist.

Der Phosphor wurde 1669 von dem deutschen Alchemisten Henning Brand in Hamburg erstmals dargestellt, indem er eingedickten Harn unter Luftabschluss stark erhitzte. Allerdings gibt es einen Prioritätsstreit, da zwei andere Forscher ihn ebenfalls entdeckt haben wollen: der Apotheker und Alchemist Johann Kunckel von Löwenstern (1630–1702; Kiesewetter: Die Geheimwissenschaften. S. 159) und ein gewisser Krafft. Sogar ein arabischer Alchemist, Alchid Bedril, hat ihn möglicherweise schon im 12. Jahrhundert entdeckt. Als Element wurde er erstmals von Lavoisier erkannt. Seinen viel sagenden Namen hat ihm der Hofmedicus des Großen Kurfürsten Friedrich Wilhelm von Brandenburg, Esholz, gegeben (nach Gawlik). »Phosphor« heißt »Lichtträger« oder »Lichtbringer«.

5.1 Die Beziehung zum Licht

Phosphor leuchtet, und zwar auf zweierlei Weise:

1 An der Luft entzündet er sich bei einer Temperatur von ca. 30 °C von selbst und verbrennt bei entsprechender Licht- und Wärmeentwicklung (Oxidation). Wegen dieser Selbstentzündung kommt er in der Natur nicht frei vor, sondern nur in Form von Phosphaten, d. h. Salzen der Phosphorsäure. Die wichtigsten Phosphat-Mineralien sind Apatit, Phosphorit, Wavellit und Vivianit. Technisch nutzt man die leichte Entzündbarkeit für die Herstellung von Streichhölzern, Feuerwerkskörpern u. Ä.

2. Phosphor leuchtet im Dunkeln, auch ohne zu verbrennen – ein Vorgang, den man Lumineszenz nennt. Diese gibt »kaltes« Licht und besteht in einer sehr langsamen Oxidation, bei der nur sehr wenig Wärme frei wird. Whitmont spricht von einem »Licht ohne Wärme«, vom inneren Licht, was sonst nur bei radioaktiver Strahlung vorkomme. Er unterscheidet deshalb einen »Licht-Prozess« von einem »Wärme-Prozess« und spricht von einem autonomen inneren Lichthaushalt in Analogie zum Wärmehaushalt. Seine These ist, dass Phosphor die ungestörte Wirkung des inneren Lichts (S. 136), die innere autonome Lichtregulation fördert (S. 146).

Phosphor heilt die Krankheiten, die durch *Lichtmangel* entstehen. Zwei Prototypen von Lichtmangel-Krankheiten sind die Rachitis und die Tuberkulose.

Whitmont hat folgende physiologische Wirkungen des Lichts zusammengestellt:

- allgemein vitalisierend und stärkend
- fördert die Sinneswahrnehmung und das Denken
- aufweckend, größere Bewusstheit
- stabilisiert ein übererregtes Nervensystem
- reduziert den Sympathikotonus und senkt den Blutdruck
- gleicht Schilddrüsenstörungen aus
- erhöht den Kalzium-Spiegel des Blutes und fördert damit die Knochenbildung, das Knochenwachstum und die Knochenheilung
- reguliert das Wachstum
- verhindert bzw. heilt Rachitis
- fördert die motorische Aktivität und den Kreislauf, besonders in den Koronarien
- erhöht das Minutenvolumen des Herzens

- erhöht die Anzahl der Erythrozyten
- erhöht die Lungenventilation, vertieft die Atmung
- heilt Lungentuberkulose
- heilt Infekte der Atemwege

Er zieht als Analogie das Wachstum der Pflanzen heran: Pflanzen, die im Dunkeln wachsen (Pilze, Kartoffelkeime) zeigen ein wucherndes Wachstum ohne Festigkeit und ohne Farbe, während Pflanzen, die im Überfluss von Licht wachsen (im Hochgebirge und in der Wüste), kurze, feste SteStängelngel haben und kräftige Farben der Blüten zeigen. So sei der Mensch, dessen innerer »Lichthaushalt« gestört ist, langwüchsig, bleich, ohne Festigkeit und Farbe (Coulter, S. 138).

Wenn man eine Pflanze mit Phosphor (über)düngt, wächst sie hoch, wird schön grün und blüht, aber sie bleibt unten schwach. Es bildet sich ein schwacher Stängel aus, entsprechend einer schwachen Wirbelsäule beim Menschen.

5.2 Die Toxikologie

Die letale Dosis liegt bei 0,15–0,30 g, bei Kindern entsprechend weniger (nach Barbancey, S. 143).

a) bei akuter Vergiftung kommen vor:
- »Brennen« im gesamten Verdauungstrakt, Erbrechen, Durchfälle (Gastroenteritis mit brennenden Schmerzen)
- Hämorrhagien (Magen, Darm, Nase, Haut)
- Reizung der Bronchialschleimhaut, die bis zum Lungenödem führen kann
- Herzinsuffizienz, Tachyarrhythmie, kleiner und schneller Puls, Kreislaufkollaps, Lungenödem
- Leberschaden mit Ikterus und Hepatomegalie
- Nierenschaden und Oligurie, Albuminurie, Hämaturie, Anurie
- zweiphasische neurotoxische Wirkung, d. h. zunächst psychische (auch sexuelle) nd motorische Erregung, Hyperästhesie, Hyperreflexie, Miosis, Halluzinose; dann Erschlaffung, Verlust der Oberflächensensibilität, Erlöschen der Reflexe, Mydriasis, Koma

b) bei chronischer Vergiftung:
- Asthenie
- Appetitlosigkeit
- Subikterus, Schmerzen in der Lebergegend

- Hämorrhagien
- Anämie
- Schlaflosigkeit
- Benommenheit
- Kachexie
- Entkalkung der Knochen, Knochennekrosen

5.3 Die wichtigsten Organbeziehungen

a) Nervensystem:
- Überempfindlichkeit aller Sinne, später Verlust der Empfindlichkeit
- Sensibilitätsstörungen (Kent, S. 617)
- Lähmungen
- Das Organ, das am meisten mit dem Licht zu tun hat, ist natürlich das *Auge*
- Kurzsichtigkeit, besonders in der Pubertät (Kent, S. 109; 610)
- Retinitis, Keratitis, Glaskörpertrübung

b) Blut:
- Anämie
- Blutungsneigung: hämorrhagische Diathese, Hämatome, Nasenbluten u. a., Hämorrhagien im Magen-Darm-Trakt

c) Knochen:
- Wachstumsstörungen
- Rachitis
- Knochenbrüchigkeit
- Knochennekrosen

d) Atmungsorgane:
- Bronchitis
- Pneumonie
- Pleuritis
- Tuberkulose (Nash: »Schwindsuchtkandidat«)
- Kehlkopf, Heiserkeit (Kent, S. 614)

e) Parenchymatöse Organe:
- Leber
- Niere
- Herzmuskel (fettige Degeneration; Kent, S. 616)

- Herzklopfen, Herzschmerzen
- (Hypertrophie und Dilatation)
- Magen, Hunger, Durst (Kent, S. 611)
- Verlangen nach Fisch, Gewürzen, Salz

5.4 Die allgemeine Konstitution

In den Arzneimittellehren wird immer wieder auf die Langwüchsigkeit, das zu schnelle Wachstum, die gebückte Haltung sowie auf das bleiche Aussehen und die schwächliche, wenig vitale Konstitution hingewiesen.

Jahr beschreibt ein »krankes, bleiches, hohläugiges Aussehen.«

Kent charakterisiert: »Menschen mit schwächlicher Konstitution, die kränklich geboren werden, mager bleiben und zu schnell wachsen. ... zarte, wächsern und anämisch aussehende Menschen.« – »... kränkliches, eingefallenes, blutarmes, fahles, erdfarbenes Gesicht. Die ganze Haltung ist kränklich, zusammengesunken, vornübergebeugt, als käme eine schwere Krankheit.«

Nash spricht von einer »großen, schlanken Person, mit sanguinischem Temperament, heller Hautfarbe, blonden oder roten Haaren, von schneller, lebhafter Auffassungsgabe und sensitivem Naturell.

Große, schlanke Schwindsuchtskranke mit feinen Augenwimpern und weichen Haaren. Junge Leute, die schnell wachsen und zum Krummgehen neigen« (S. 140).

Vithoulkas schildert den Phosphor-Typus mit folgenden Worten: »Groß und schmal gebaut, feingliedrig mit zartem Haar, zarter Haut und zarten Händen.« – »... hilfloser Strohhalm, keine Kraft in sich, abhängig von außen, überempfindlich, ›flower- or butterfly-like‹« (S. 144).

Als Karikatur kann man sich einen Musterschüler mit Brille, lang aufgeschossen, »von des Gedankens Blässe angekränkelt« und tuberkuloseverdächtig vorstellen.

5.5 Die psychologische Konstitution

Das Licht leuchtet und strahlt. Auf der emotionalen Ebene zeigt sich das »innere Licht« des Phosphor-Menschen als das, was man die »*Ausstrahlung*« nennt. Wenn Ihnen ein Patient begegnet, der sie sofort »anstrahlt« und sie besonders warmherzig begrüßt, etwa so, als ob er einen alten, vertrauten Freund begrüßen würde, dann denken Sie an Phosphor. Es kann sein, dass Sie spontan den Eindruck haben: »Was ist das für ein sympathischer Mensch!«, oder dass er Ihnen sofort seine Sympathie bekundet. Der Phosphor-Mensch fällt oft durch eine große Herzlichkeit und Gefühlswärme auf. Das Organ, das am meisten mit dem Licht zu tun hat, ist das *Auge* und so fallen Phosphor-Patienten oft schon beim ersten Blick durch ihre strahlenden, offenen Augen auf, mit denen sie sofort den Blickkontakt aufnehmen.

Phosphor-Patienten strahlen Sympathie aus und gewinnen leicht die Sympathie anderer. Manchmal fliegen ihnen die Herzen nur so zu. »Sympathie« kommt von »mitfühlen« oder »mitleiden«. Phosphor-Patienten haben oft ein überdurchschnittliches Einfühlungsvermögen und leiden Krankheiten anderer mit, d. h. sie werden durch Mitgefühl krank, wenn andere krank sind.

Sie brauchen aber auch die Sympathie anderer, etwa wie der Schauspieler, der den Beifall des Publikums braucht. Als Kinder sind sie oft der beliebte Mittelpunkt einer ganzen Klasse – oder wollen es zumindest sein, indem sie etwa den Spaßvogel oder Clown spielen. In diesem Zusammenhang ist der *Humor* zu erwähnen. Sie sind oft sehr kontaktfreudig und sozial, finden leicht Freunde, brauchen aber auch Freunde. Was sie nur schwer ertragen können, ist Ablehnung, Gleichgültigkeit, Disharmonie und Streit. Mit anderen Worten: Sie fürchten den Sympathieverlust.

Der römische Diktator, der gesagt hat: »Mögen sie mich hassen, wenn sie mich nur fürchten!« war demnach wohl kaum ein Phosphor-Typ.

Oft können sie nicht allein sein. Aber während beispielsweise der Arsen-Patient überhaupt nicht allein sein kann, braucht der Phosphor-Patient oft beides: den Kontakt wie auch das Alleinsein. Phosphor ist demnach ein stark emotionales Mittel. Barbancey charakterisiert den Phosphor-Menschen als »zärtlich, sozial und emotional« (S. 147). »Lebhaftigkeit der Gefühle« steht in den Arzneimittellehren. Die Gefühle können bis zur Euphorie gehen. Jahr schreibt: »Erhöhtes Gemeinschaftsgefühl bei großer Munterkeit und lustiger Aufgelegtheit mit Singen und Trällern.«

Anhänger der antiken Temperamentenlehre ordnen ihn dem sanguinischen Temperament zu. »Sanguis« heißt bekanntlich Blut, und man hat in dieser Lehre das Blut als Träger der Gefühle angesehen. Man spricht von »blutvollen« Gefühlen und bezeichnet einen gefühlsarmen Menschen als »blutleer«. Wir sprechen von »Gefühlswärme«, und das Blut ist der Träger der Körperwärme. »Schreibe mit Blut, und du wirst sehen, daß Blut Geist ist,« sagt Nietzsche.

Schließlich gehört zur Ausstrahlung auch die erotische Ausstrahlung. Gerade auf dem Gebiet der Sexualität gibt es viele Irrwege, die sich mit Phosphor oft zum Guten wenden lassen. Das reicht vom einfachen Liebeskummer bis hin zum triebhaften Sexualmord. Phosphor ist das Mittel für viele Pubertätsprobleme (s. Coulter S. 97). »Sinnlichkeit« wird ja häufig als Synonym für Sexualität gebraucht und hat gleichzeitig mit der noch zu erwähnenden Empfindlichkeit der Sinne zu tun (s. u.).

Schon Kant hat sich gelehrt darüber ausgelassen, ob man »aus unglücklicher Liebe den Verstand verlieren« könne, und man kann sich auch heute noch ernsthaft fragen, ob »Liebeskummer« eine wirkliche Krankheit oder einfach ein Lebensschicksal sei. In der Homöopathie zeigt sich, dass den Menschen, die solche Situationen besonders häufig oder heftiger als andere erleben, mit Phosphor überraschend gut über solche Lebenskrisen hinweggeholfen werden kann.

Man denke etwa an Heinrich Heine, der immer wieder an unglücklicher Liebe litt – und sich immer wieder aufs Neue verlieben musste. Offenbar musste er dann seine lyrische Empfindsamkeit und Zartheit hinter einem Schutzwall von Zynismus verstecken.

»Verliebt sich immer wieder und neigt noch in vorgerücktem Alter zu pubertärem Schwärmen« (Gawlik). »Auch in höherem Alter ist er ein Romantiker« (Coulter). Hering spricht von »übermäßiger Sinnlichkeit«. »Da im Bereich der Sinnlichkeiten alle Elemente im Übermaß vorhanden sind, kann Phosphorus zu außerordentlicher Triebhaftigkeit, Schamlosigkeit, Erotomanie, ja sogar zu Nymphomanie oder Satyriasis neigen« (Gawlik). Die Sinnlichkeit und einfühlsame Zärtlichkeit des Phosphor-Menschen zeigt sich auch darin, dass er relativ häufig zur Homosexualität neigt.

»Licht« hat auch mit *Geist* zu tun. Wir sprechen vom »Licht des Geistes«, vom »Licht des Bewusstseins« und vom »hellen Kopf« usw. Phosphor-Menschen sind oft ausgesprochen intelligent und begabt, sind als Kinder oft die Besten ihrer Klasse. Sie haben eine schnelle Auffassung und sind »ideenreich« (Kent). Sie sind sehr wach, fast über-wach. »Aufgeweckt« ist ja ein Synonym für »intelligent«. Besonders typisch ist, dass sie gerne lesen, Bücher geradezu »verschlingen«, die sog. »Leseratten«. Doch ist der Geist des Phosphor-Menschen ist keineswegs nur Intellekt oder Rationalität. Barbancey spricht von einer Intelligenz, die »mehr Intuition als Rationalität« ist (S. 146).

Das »Licht« oder die »Strahlung« wird nicht nur ausgesandt, sondern auch aufgenommen. Phosphor-Menschen sind sehr empfänglich, nehmen alle neuen Eindrücke und Ideen auf, sind ausgesprochen beeindruckbar oder – um ein abgegriffenes Modewort zu gebrauchen – »sensibel«. Sie reagieren lebhaft, sind aber »mehr reaktiv als aktiv« (Barbancey, S. 147).

Hierher gehört die allgemeine »Überempfindlichkeit der Sinne« (Hahnemann), besonders des Gehörs und des Geruchssinns (die sog. »Hundenase«), die Lichtempfindlichkeit, die Schreckhaftigkeit, die Empfänglichkeit für atmosphärische und lunarische Einflüsse. So sind die Angst vor Gewittern, das Schlafwandeln, die Suggestibilität und die Empfänglichkeit für heilsame Berührungen (»will magnetisiert werden«; Kent) typische Phosphor-Symptome. Hierher gehört auch die Faszination durch Feuer, die Pyromanie. Der höchste Grad der Empfindsamkeit zeigt sich in parapsychologischen, »übersinnlichen« oder »medialen« Fähigkeiten wie Telepathie, Vorausahnen der Zukunft oder dem Gefühl, die Gedanken anderer lesen zu können (Herrmann; Coulter S. 25).

Dabei darf der Übergang zum Pathologischen nicht übersehen werden. Einmal hatte ich eine – bestimmt nicht psychotische – Patientin, die von sich sagte, sie könne die Gedanken anderer lesen.

Dem Bedürfnis nach Licht steht die Furcht vor dem Gegenteil gegenüber. Der Phosphor-Mensch fürchtet die Dunkelheit, bzw. seine Symptome verschlechtern sich in der Dunkelheit. Merkwürdigerweise erträgt er aber das Zwielicht, die Dämmerung, fast noch schlechter. Jahr zählt auf: »Abendangst wie zum Sterben. Abend-Furchtsamkeit mit Sehen von eingebildeten schreckhaften Phantasien ... große Lebhaftigkeit der Phantasie gegen Abend. Erhöhung des Zustandes besonders abends und in der Dämmerung.«

Whitmont deutet das auf seine Weise, als »inneres Zwielicht«, einen Zustand zwischen Tag und Traum, »in dem der einzelne nicht vollständig in der realen Welt, sondern zwischen Bewußtsein (Licht) und Bewußtlosigkeit (Dunkel) schwebt. Dabei können jene instinkthaften Dämmerungszustände wie Hellsichtigkeit, Hellhörigkeit, Ekstase auftreten« (Coulter, S. 61).

Diese Empfindsamkeit, gepaart mit einer oft lebhaften Phantasie, ergibt das Mittel der *Künstler,* denn Künstlertum ist ja so etwas wie eine verfeinerte Sinnlichkeit. Phosphor-Menschen sind oft musikalisch, gehen gern ins Theater, lesen viel oder sind selbst Literaten, Schauspieler, Maler.

Phosphor kann aber auch das Mittel von Träumern (Tagträumern) und Phantasten sein. In ihrer negativen Seite kann die Phantasie ins Lügnerische übergehen, wo »Dichtung und Wahrheit« nicht mehr scharf zu trennen (unterscheiden) sind.

Wer so viel ausstrahlt und wer so viele Eindrücke von außen aufnimmt, verfügt über eine charakteristische Offenheit oder Durchsichtigkeit, hat sozusagen durchlässige Grenzen. Vithoulkas spricht von »Dünnhäutigkeit«. Er sieht das Charakteristische des Phosphorbildes in der »Diffusion«, d. h. in dem Ausströmen in die Umgebung und in dem Verlust fester Grenzen.

Der Phosphor-Mensch ist nicht nur offen für Eindrücke, sondern auch verletzlich durch Eindrücke. Vithoulkas sagt, er sei »allseits beeinflussbar und verwundbar«. Dass er offen ist für Bewusstseinszustände, die das gewöhnliche Alltagsbewusstsein überschreiten, haben wir schon erwähnt. Die Kehrseite davon ist die Anfälligkeit für Psychosen mit Halluzinationen und Wahnvorstellungen.

Whitmont (S. 109) sieht das im Sinne von C. G. Jung vorwiegend negativ als »Abbau moralischer Hemmungen oder als psychotische Überschwemmung durch das Unbewusste«. Wenn das Licht des Bewusstseins geschwächt werde, kommen Impulse aus dem Dunkel des Unbewussten hoch, frühere, instinktive und bildhafte Zustände. Die Grenze zwischen der gewöhnlichen Tagesrealität und der »Unrealität« sei geschwächt. Das Unbewusste dringe ein, überschwemme das Bewusstsein.

Barbancey sieht den Schlüssel zur Übersicht über die Phosphor-Symptome in der Zweiphasigkeit der Phosphor-Vergiftung (S. 144). Phosphor erzeugt zunächst eine Übererregbarkeit, der dann eine Erschöpfung folgt, »brillante et vulnerable« (S. 146). Kent spricht von einer »lebhaften Reaktion von kurzer Dauer«. »Erregung bis zur Ekstase und zum Hellsehen. Der Geist ist entweder überwach oder völlig passiv und vergesslich« (Kent, S. 608).

Andere haben die Phosphor-Natur mit einem Streichholz oder einem Feuerwerk verglichen, das aufflammt und rasch wieder verlischt. – Man spricht auch von einer Strohfeuer-Begeisterung, Phosphor-Menschen sind leicht zu »begeistern« für eine »Idee«, sind oft ausgesprochene Idealisten. Sie »verlieren den Boden unter den Füßen« (Gawlik). Dann kann die Begeisterung rasch wieder erlöschen. Whitmont bemüht das Bild von Ikarus, der der Sonne entgegenfliegen will. Doch in der Sonne schmilzt das Wachs in seinen selbst gebauten Flügeln, und er stürzt ab.

Außerdem findet er die Phosphor-Problematik in der Mythologie in der Genesis, wo vom »Baum des Lebens« und vom »Baum der Erkenntnis« die Rede ist, und in der Sage von *Prometheus,* der, nachdem die Natur erschaffen war, die Menschen erschuf und ihnen als letzte Gabe, gegen den Willen von Zeus, das Feuer, den »göttlichen Funken«, brachte. Er wird dafür bestraft, indem er im Kaukasus an einen Felsen geschmiedet wird, wo ihm ein Adler an der Leber (!) frisst (die sich jedoch jede Nacht wieder regeneriert), bis er von Herakles befreit wird.

Diese Wachheit oder sogar Überwachheit des Geistes hat eben auch ihren Preis. Es folgt ihr leicht eine Ermüdung und Erschöpfung. Dem Geist steht bisweilen eine schwache Vitalität gegenüber. Barbancey gebraucht sogar den Ausdruck »dekadent«, worunter man sich wohl eine Art überfeinerten (überzüchteten), morbiden Neurotiker vorstellen soll. Hier ist die charakteristische Nervosität des Phosphor-Menschen einzuordnen mit vegetativen Symptomen wie Zittern, Schwitzen, Erröten, nervösem Herzklopfen.

Besonders charakteristisch sind die Schlafsymptome. Phosphor ermüdet rasch, braucht viel Schlaf, regeneriert sich aber im Schlaf und wacht dann erfrischt auf.

Ich möchte schließen mit einem Gedicht von Nietzsche, das mir irgendwie die Phospor-Natur auszudrücken scheint.

Ecce homo

Ja! Ich weiß, woher ich stamme:
Ungesättigt gleich der Flamme
Glühe und verzehr ich mich.
Licht wird alles, was ich fasse,
Kohle alles, was ich lasse;
Flamme bin ich sicherlich.

Nietzsche II, 32

5.6 Fallbeispiele Phosphor

Fall 1 Unerfüllte Berufswünsche

Ein 32-jähriger, älter wirkender Patient, der auf die Frage nach seinem Beruf angibt, er habe keinen Beruf. Er arbeite nicht, lebe bei und von seinen Eltern, bekomme auch keine Arbeitslosenunterstützung.

Er leide deshalb unter schweren Minderwertigkeitskomplexen und Kontaktstörungen, könne niemandem in die Augen sehen.

Die Folge sei ein völliges Versagen im Arbeitsleben und bei Frauen, d. h. er wage sich keiner Frau zu nähern, weil er kein eigenes Einkommen habe. Er könne sich nicht von seinen Eltern lösen, strafe sie wohl unbewusst dafür, dass sie ihn zweimal nicht aus dem Haus ließen, einmal, als er mit 18 Jahren Seemann und später, als er Musiker werden wollte.

Er stehe nicht »auf eigenen Füßen« und brauche noch die Geborgenheit bei den Eltern, obwohl er fast täglich die vorwurfsvolle Frage hören müsse, warum er nicht arbeite. Seinem Vater gegenüber empfinde er gleichzeitig Hass und Liebe. Er leide unter starken Depressionen, lebe seit Jahren in einer pessimistischen Grundstimmung. Er sei leicht erregbar und sehr verkrampft, könne nicht entspannt ausatmen. Außerdem sei er empfindlich und verletzlich, ziehe sich zurück. Er habe Angst, seine Liebe zu zeigen. Verliebtheit mache ihn verlegen.

Ein Satz fällt mir besonders auf: »Der Glanz ist irgendwie verloren gegangen.«

In seinem Lebenslauf schreibt er:

»Als Kind war ich immer aufgeschlossen. Mein Vater konnte sehr streng sein. Als ich 6 oder 7 Jahre alt war, fiel mir auf, daß manche Frauen Schuhe mit sehr hohen Absätzen trugen. Ich war damals ganz versessen auf solche Schuhe. In meiner Schulzeit hatte ich einen Schulfreund. Um es kurz zu sagen, seine Mutter trug Schuhe mit sehr hohen Absätzen. Wenn sich eine Gelegenheit bot, nahm ich solch ein Paar Schuhe mit nach Hause, denn sie erregten mich sehr. Das alles geschah, ohne dass es jemand merkte.

Mit 9 Jahren entdeckte ich meine Liebe zur Musik. Ich ging in eine Musikkapelle und lernte die Querflöte. Ich blieb dort 6 Jahre. Mit 13 lernte ich noch Tenorsaxophon spielen, es sollte einmal mein Hauptinstrument werden.

1965 begann ich eine Schneiderlehre und bestand 1968 die Prüfung als Herrenschneider.

In dieser Zeit als Lehrling verliebte ich mich das erste Mal in eine Arbeiskollegin. Ich wusste damals nicht richtig, was mit mir los war. Ich wurde, als mir das bewusswurde, knallrot im Gesicht und brachte kein Wort mehr hervor. Dies ging so ungefähr eineinhalb Jahre lang. Ich wusste, sie hatte einen Freund. Ich wusste nicht, was ich machen sollte. Die Sache verschlimmerte sich noch. Ich wurde nicht mehr rot, mir brach dann der Schweiß in Strömen im Gesicht aus. Ich denke, ich ging damals durch die Hölle. Ich wollte weg von diesem Arbeitsplatz. Ich meldete mich also für vier Jahre freiwillig bei der Marine. Aber da ich noch nicht volljährig war, hat meine Mutter diesen Vertrag nicht unterschrieben. Ein Jahr später wollte ich mein Hobby, die Musik, zum Beruf machen. Während ich sonst schüchtern war, hatte ich als Musiker eine quasi erotische Beziehung zum Publikum. Auch da unterschrieben meine Eltern den Vertrag nicht. Zurück also zum Arbeitsplatz. Kurzum, ich ging mittags nicht zur Arbeit, sondern in ein Gasthaus und ließ mich volllaufen. Abends ging ich zu meinem Chef und sagte ihm, dass ich kündigen muss. Von da an ging alles schief. Ich hatte eine Menge Arbeitsplätze, immer Schweißausbrüche und Minderwertigkeitsgefühle. Die Frauen, die ich hatte, haben mich auch enttäuscht. Ich kehrte also zu den Schuhen zurück. In diesen ganzen Jahren von 1973–1982 nahm ich Beruhigungspillen und Antidepressiva. Ich habe auch zeitweise Haschisch geraucht. 1981 machte ich wegen der Schuhe eine Psychotherapie an der Universität Frankfurt, Sexualwissenschaftliche Abteilung. Da ging es mir seelisch viel besser, dies hielt aber nur kurz an.

Ich möchte wieder unbefangen den Menschen in die Augen sehen können, und Mut möchte ich auch wieder haben. Ich denke, mein Vater verachtet mich, weil ich's zu nichts gebracht habe, als nur zu versagen.

Ich denke, man hat mir mein Leben verbaut. Das hätte man nicht tun dürfen. Das belastet mich schwer. Deshalb versage ich immer wieder. Es ist nicht das, was ich gewollt habe.

Wir haben 1969 aufgestockt, unser Haus ist vergrößert. Ich half fest mit und dachte, dass ich einmal diese Wohnung bekommen würde. Aber mein Bruder heiratete 1974, und ich musste auch diesen Traum begraben.

Heute Mittag kam ein Verwandter meines Vaters. Er fragte mich, warum ich nicht arbeiten würde. Wenn ich so weitermachen würde, würde ich dem Armenhaus zur Last fallen. Ich konnte mich nicht einmal wehren. Ich weiß nicht, wo das hinführt. Ich spüre, ich habe meinen Lebensmut verloren. Ich habe das Gefühl, solange ich zu Hause wohne, kann ich nicht mehr arbeiten. Ich glaube halt doch, dass es daran liegt, dass mein Umgang mit der Gemeinschaft gestört ist. Ich gehe jedem Bekannten aus dem Weg.«

An körperlichen Symptomen fallen auf:

- Eine Hypertonie seit dem 16. Lebensjahr mit einem Druckgefühl im Kopf. Der Patient spricht von »Kopfstarre« und Verkrampfung. Er könne nicht mehr entspannt ausatmen
- Haarausfall (Glatzenbildung) seit dem 20. Lebensjahr
- Häufiges Wasserlassen
- Unfreiwilliger Harndrang am Tag
- Übermäßiges Schwitzen

Verlauf

08.10.82: Staphysagria XM – ohne jede Wirkung – offensichtlich eine Fehlentscheidung.

29.10.: Phosphor C30, 2 x wöchentlich 10 Tropfen.

09.11.: Nach einer Erstverschlimmerung geht es dem Patienten deutlich besser. Er habe sich zunächst wie isoliert gefühlt und keinen klaren Gedanken mehr fassen können. Bei einem Spaziergang habe er sich völlig allein gefühlt, mehr als vorher. Um ihn herum sei ihm alles tot erschienen. Er habe große Angst gehabt und sei wie in Trance gewesen. Sein Geruchssinn sei verändert gewesen.

Er sei völlig appetitlos gewesen, sein Magen habe sich zusammengezogen. Er habe nichts mehr essen wollen, um zu sterben. Plötzlich sei ein starkes Liebesbedürfnis aufgebrochen, und er habe erkannt, was ihm fehle: Liebe.

Nun habe er wieder Elan und leide nur unter Langeweile. Das sexuelle Problem sei wie weggeblasen (!). Der sexuelle Drang wandle sich in Arbeitsdrang. Es sei ruhiger, optimistischer und wache morgens besser auf. Er sei weniger an zu Hause fixiert. Er lese wieder Schopenhauer, mit dem er sich früher wegen seines Pessimismus und seiner Ehelosigkeit stark identifiziert habe. Nun beginne er sich davon zu distanzieren.

11.11.: Der Patient setzt die Medikation selbst ab, wegen starker Schlaflosigkeit.

25.11.: Er finde plötzlich Sympathie. Ein Buch (»Limmerenz« von Dorothee Tennof) sei für ihn ein »Erleuchtungserlebnis«. Es handle von Liebe und Verliebtsein, ein Zustand »wie ein Rausch, der hilflos macht«. Genauso sei es ihm seit der Pubertät ergangen.

Der Patient ergreift die einzige Kontaktmöglichkeit, die ihm zunächst möglich ist: Er besucht eine Prostituierte und verliebt sich »wahnsinnig« in sie. Er möchte sie allein für sich haben und versucht, sie ihrem Gewerbe abspenstig zu machen. Als ihm das nicht gelingt, wendet er sich nach drei Besuchen entschlossen von ihr ab. Seither »blühe er auf«, lege mehr Wert auf seine Kleidung.

2.12.: Der Patient hält sich für gesund und bricht die Behandlung ab, obwohl die Hypertonie (RR 200/140 mmHg) noch zu behandeln wäre und er auf eine Dosis Nux vomica C30 sofort eine innere Entspannung verspürt. Er brauche keine Medizin. Was ihm fehle, sei lediglich die Liebe.

April 83: Es gehe ihm prima! Er sei verlobt, seine Verlobte habe er zehn Tage nach der Behandlung kennen gelernt, und könne es noch gar nicht glauben. Er lacht fortwährend und wirkt leicht euphorisch. Auf meine Bitte, noch einmal seinen früheren Zustand zu schildern, antwortet er: »Es ist, wie wenn man aus einem Keller ans Tageslicht kommt. Dann interessiert es einen nicht mehr, wie es da im Keller im Einzelnen war.« Er habe das eben hinter sich.

August 83: Es kommt zu einem leichteren Rückfall. Wegen der Angst, am Traualtar »im Rampenlicht« zu stehen, lässt er sich – zu meiner Enttäuschung – von einem Kollegen Imap spritzen. Ich verordne Phosphor LM6, täglich 5 Tropfen.

19. September: Er ruft an, er habe geheiratet, es sei »ein tolles Fest« gewesen. Er sei frei von Angst und erröte nicht mehr. Er bedankt sich überglücklich.

Zusammen mit dem Problem seiner Beziehung zu Frauen hat er auch sein Berufsproblem gelöst, indem er eine berufstätige Frau heiratete, die froh ist, in ihm einen »Hausmann« gefunden zu haben, der ihr den Haushalt führt.

Fall 2 **Fetischismus**

Ein 21-jähriger Mann, der von seiner sehr besorgten Mutter gebracht wird, weil er offenbar kein normales Geschlechtsleben entwickle. Er habe keinerlei Kontakt zu Mädchen, reagiere sich an Schuhen ab und sei jetzt in eine polizeiliche Untersuchung verwickelt, weil er in auffälliger Weise die Schuhe von Mädchen fotografiert habe. Vielleicht sei er homosexuell oder onaniere.

Er selbst wirkt minderbegabt und äußerst gehemmt. Er ist in einem sehr einfachen Milieu aufgewachsen, ist geistig sehr einfach strukturiert und kann sich nur wenig differenziert ausdrücken. Er war ein schlechter Schüler, hat gerade noch den Hauptschulabschluss erreicht, aber immerhin eine Lehre als Maler und Lackierer abgeschlossen. Er klagt, dass er kein Mädchen finde und Angst vor anderen jungen Männern habe, vor »Schlägern«, wie er sagt. Immer wenn er Kontakt zu einem Mädchen suche, sei schon ein anderer »Typ« da. Auf der Baustelle werde er von seinen Arbeitskollegen gehänselt und nicht für voll genommen. Er habe nur einen Freund, dem es genauso gehe wie ihm. Mit ihm verbringe er seine Freizeit beim Fernsehen. Als er vor der Turnhalle einer Mädchenschule eine Reihe von Schuhen stehen sah und diese habe fotografieren wollen, sei der Rektor gekommen und habe die Polizei geholt. Bei der Polizei habe man ihm geraten, sich in psychotherapeutische Behandlung zu begeben. Ein Psychoanalytiker habe aber gleich gesagt, dass er ihn nicht nehmen könne.

Am 25.05.87 gebe ich ihm 10 Tropfen Phosphor D200.

Am 04.06. ist eine deutliche Veränderung festzustellen. Er ist in guter Stimmung und lacht fortwährend. Es ist viel leichter, ein Gespräch mit ihm zu führen. Das Mittel habe sofort gewirkt. Es gehe ihm prima, er fühle sich wohl. Er schlafe besser und sei tagsüber nicht mehr so müde wie früher. Er wache morgens erfrischt auf. Alles laufe besser. Er könne besser arbeiten, besser denken und sich besser ausdrücken. An die Schuhe habe er überhaupt nicht mehr gedacht. Die sexuelle Spannung habe sich gelegt. Er sei viel selbstbewusster geworden und habe keine Hemmungen mehr. Er sei ein ganz anderer Mensch. Wo er hinkomme, spreche er mit allen »frei von der Leber weg«. Er komme mit jedem aus, und jeder helfe ihm. Seine Kollegen hätten ihn gern. Seine Mutter sei jetzt auch mit ihm zufrieden. Wenige Tage nach der Einnahme habe er sich an ein Ehe-Institut gewandt.

Erst jetzt berichtet er von seinen musikalischen Neigungen. Er spiele Akkordeon und Hammond-Orgel. Er sei Mitglied eines Akkordeon-Orchesters und trete bei Vereinsfesten und ländlichen Schlachtfesten auf, was er mit sichtlichem Behagen erzählt. Die damit verbundene Geselligkeit, Aufmerksamkeit und Beliebtheit, die er dabei erfährt, tut ihm sichtlich gut.

Fall 3 **Entfremdung von der Wirklichkeit**

Ein 17-jähriger Schüler, der berichtet, dass sich, als er 12 war, »alles aufgelöst habe«. Es sei »wie ein Sterben« gewesen, und er habe große Angst gehabt. Seither sei sein Leben »wie traumartig«. Er habe den Boden unter den Füßen verloren. Oft sei er depressiv. Er misstraue seiner Wahrnehmung und müsse oft denken: »Was ich sehe, ist nicht wirklich«. Er habe keinen Kontakt mit der Wirklichkeit. Er habe religiös-mystische Interessen und mache Musik, d. h. er singe in einer »Band«.

Nach 12 Tagen Phosphor LM6 berichtet er: Gleich bei der ersten Einnahme seien seine Gefühle geweckt und aktiviert worden. Es sei wie ein Rausch mit Schwindel gewesen, so dass er sich habe hinlegen müssen. Während er vorher allzu grüblerisch war, müsse er jetzt nicht mehr jedem Gefühl einen Gedanken anhängen. Es sei jetzt alles ganz wirklich. Vorher habe er sehr einseitig gelebt, jetzt sei er viel harmonischer. Er komme ins Leben zurück, in das Leben hinein.

Er könne das Erleben jetzt an sich 'ranlassen und könne lästige Gedanken abschalten. Seine religiös-mystischen Interessen (»die Sinnfrage«) seien zwar noch wichtig, sie drängten sich ihm jedoch nicht mehr auf. »Vorher nur denken, denken, denken«, jetzt sei die ganze Gefühlsebene aktiviert, werde nicht mehr abgeblockt.

Er habe mehr Anteilnahme an der Umwelt, z. B. sah er in meinem Wartezimmer eine Pflanze, die er früher bestimmt nicht gesehen hätte. In seinen Beziehungen sei er »lockerer«.

»Die harte Realität ist weicher geworden, ich brauche nicht mehr das traumartige Aussteigen.«

Somatisch fällt auf, dass der starke Durst, den er früher hatte, verschwunden ist, dass er nicht mehr gut trinken kann (könne) und dass alle Schleimhäute sehr trocken geworden sind. Außerdem hat er starken Husten.

Fall 4 **Übermäßige Begabung**

Der Zwillingsbruder des vorhergehenden Falls. Ebenso blond, zart, fast mädchenhaft, errötet leicht.

Er leidet an starken Schlafstörungen, die es ihm oft unmöglich machen, morgens zur Schule zu gehen. Er muss deshalb laufend ärztliche Zeugnisse beibringen, damit er nicht von der Schule entlassen wird, denn es sind nun schon drei Monate, dass er nicht mehr hingeht. Er könnte tagsüber nur schlafen, sei völlig antriebslos und faul. An sich hat er gute Noten, interessiert sich besonders für die musischen Fächer und für Sport. Er spielt Gitarre, Klavier, Blockflöte und Querflöte und singt im Chor. Mathematik und Physik machen ihm keinen Spaß, weil er das alles kann (!). Als Beruf möchte er irgendetwas »Künstlerisches«. Er liest sehr viel. Er hat das Gefühl, zu viel zu denken. Er nimmt alles intensiv wahr, sieht alles und hört alles. Durch die vielen Eindrücke sei er überfordert, bekomme Herzklopfen und könne dann nicht einschlafen. Wenn er Musik gehört habe, sei der Schlaf besonders schlecht, weil er die musikalischen Eindrücke verarbeiten müsse. Er lebe nicht in der Realität. Er hat jetzt massive Angst, in die Schule zu gehen, bekommt Schweißausbrüche und Schluckbeschwerden. An sich möchte er viel erleben, er läuft aber nur in der Gegend herum, wenn er nicht schläft.

Seine Eltern leben getrennt. Er vermisst den Vater. Auffällig ist die Aussage, der Vater tue ihm Leid. Viele täten ihm Leid, denn er kümmere sich sehr um die Probleme anderer.

Körperlich klagt er über häufige Halsschmerzen und Schluckbeschwerden, weswegen er tonsillektomiert wurde. Seine Pubertät trat sehr spät ein, weshalb er mit Testosteron behandelt wurde.

Phosphor LM6 bringt zunächst nur eine geringe Besserung der Schlafstörungen, aber 14 Tage nach einer Dosis Phosphor C30 berichtet er, dass es ihm wesentlich besser gehe und dass er wieder regelmäßig zur Schule gehe.

Fall 5 **Traumtänzerin**

Eine besorgte Mutter beklagt sich bitter über ihre Tochter, die immer wieder von zu Hause weglaufe, dauernd lüge und überhaupt kaum zu erziehen sei.

Ich bin auf einiges gefasst, bin dann aber überrascht, als mir ein nettes, freundliches, offenes 18-jähriges Mädchen gegenübersitzt ... Sie gibt offen zu, dass sie oft weglaufe, ohne zu wissen warum, das geschehe wie im Traum. Sie sei zwar manchmal gereizt, aber nur durch die Mutter, mit der sie sich nicht verstehe. Das sei aber keineswegs der Grund für ihr Weglaufen.

Sie gibt auch von sich aus zu, dass sie oft lüge, die Lügen aber, während sie sie ausspricht, selbst glaube. Erst hinterher wisse sie, dass das nicht stimme.

Eine Verlobung wurde wegen dieser Lügen gelöst. Dessen sei sie sich voll bewusst. So habe sie ihrem Verlobten erzählt, sie sei in Amerika gewesen, habe es sogar selbst geglaubt. Sie wisse gar nicht, wann sie lüge und wann sie die Wahrheit sage.

Diese ganze Entwicklung begann mit 13 Jahren, nachdem mit 12 eine Phase des Stehlens ablief. Als Kind war sie sehr ängstlich, der Prügelknabe der andern. Sie sei passiv und wehre sich nicht.

Als Kind hatte sie Angst vor Gewittern und Höhenangst. Bei Vollmond sei sie nervös und aufgeregt, spüre ein Kribbeln im Magen wie bei einer Erwartungsangst. Manchmal müsse sie nach draußen gehen, weil sie das Gefühl habe, im Zimmer werde alles kleiner, die Wand komme immer näher.

Bei Ärger bekomme sie Kopfschmerzen an der rechten Schläfe. Sie trinke ganz gerne Alkohol, besonders Whisky. Kurze Zeit habe sie Haschisch geraucht, aus Neugier. Ihr Traumberuf sei Tierpflegerin im Frankfurter Zoo.

Die Patientin bekommt drei Globuli Phosphor D200. Eine Woche später berichtet sie, sie sei zunächst sehr nervös gewesen, dann sei alles wie weggeblasen gewesen. Sie sei nun viel aufrichtiger zu ihren Eltern, sage, wo sie hingehe, was bisher so gut wie nie der Fall war. Alles sei jetzt viel freier. Ich bestelle sie noch einmal nach dem nächsten Vollmond. Alles sei »super«. Sie sei beim Vollmond nicht mehr nervös gewesen. Sie hat einen neuen Freund, den sie mit nach Hause bringt, was sie früher nicht getan hätte.

Fall 6 **Gewitterangst**

Ein 8-jähriges Mädchen hat panische Angst vor Gewittern. Der Vater sagt, sie benehme sich während eines Gewitters geradezu hysterisch. Sie hört ständig die Wetterberichte und schläft nur bei Licht. Sie hat auch Angst vor Hunden.

Sie hat manchmal leichtes Nasenbluten. Zustand nach Adenotomie, leichte Eisenmangelanämie.

Sie liest sehr viel, hat in der Schule am liebsten die künstlerischen Fächer und wollte schon mit fünf Jahren Orgel spielen.

Nach einer Dosis Phosphor C30 fällt zunächst ein vermehrtes Zärtlichkeitsbedürfnis auf, dann berichten die Eltern nach etwa fünf Wochen, dass das Kind bei einem Gewitter zwar noch etwas ängstlich sei, keineswegs aber mehr in Panik verfalle. Sie bekommt noch eine zweite Dosis, und nach drei Monaten berichten die Eltern, dass das Kind keine Gewitterangst mehr habe. Es sei frisch und nicht mehr so müde wie früher.

Fall 7 **Angst vor Frauen**

Ein 24-jähriger, aus Schwarzafrika (Tschad) stammender Student des Bauingenieurwesens klagt über Schlafstörungen, allgemeine Erschöpfung, Stimmungsschwankungen und Juckreiz an den Beinen. Vor allem aber fürchtet er, nicht »normal« zu sein, weil er Angst vor Frauen habe. Er habe erst einmal sexuell mit einer Frau verkehrt, wobei es zu keiner Ejakulation kam. Seither stehe er vor einer unüberwindbaren Hemmschwelle. Er führt das auf seine religiöse, d. h. islamische Erziehung zurück, da in seinem Kulturkreis voreheliche Beziehungen streng verboten seien.

Die weitere Anamnese gestaltet sich wegen großer Sprachprobleme schwierig und ergibt nur wenige Anhaltspunkte.

Trotzdem verordne ich ihm Phosphor LM12, täglich 5 Tropfen, habe aber wenig Hoffnung, ihm helfen zu können. Ich höre auch nichts mehr von ihm, bis er sich zu meiner Überraschung nach zwei Monaten doch noch einmal meldet. Er hat tatsächlich die Tropfen regelmäßig genommen und berichtet, dass sein Allgemeinzustand und sein Schlaf besser geworden seien. Tags sei er frisch, nicht mehr so erschöpft wie früher. Auch seine Stimmung sei besser. Nur seine Potenz lasse noch zu wünschen übrig. Auf meine Frage, ob er nun eine Partnerin habe, erklärt er zu meinem Erstaunen, dass er in der Zwischenzeit in Afrika gewesen sei – und geheiratet habe. Die Angst vor Frauen sei völlig überwunden.

Fall 8 **Erziehungsschwierigkeiten**

Es handelt sich um einen 16-jährigen Jungen, dessen Stiefmutter über massive Erziehungsschwierigkeiten berichtet. (Sie hat als ehemalige Sonderschulpädagogin einen geschulten Blick für pädagogisch-psychologische Zusammenhänge und eine sehr verständnisvolle erzieherische Haltung.) Der Junge schwänze häufig die Schule, stehle, lüge, erfinde Phantasiegeschichten. Zur Rede gestellt gebe er nie etwas zu, sondern gebe grundsätzlich anderen die Schuld. Zwischen Vater und Sohn komme es dauernd zu Konfliktsituationen. Er wolle immer die ungeteilte Aufmerksamkeit. Je größer die Gruppe, in der er sich bewege, umso untragbarer sei er. Er habe keine Freunde, sei ein typischer Einzelgänger.

In seiner Klasse sei er unbeliebt wegen seines Geltungsbedürfnisses. Diesem Geltungsbedürfnis stehe eine große Anhänglichkeit in Bezug auf seine Stiefmutter, die bis zu erotischen Annäherungsversuchen gehe, entgegen. Mit seinem Schwesterchen gehe er zart und rücksichtsvoll um. Sorge bereite der Mutter sein sexuelles Interesse an kleinen Mädchen, und dass er des Öfteren Suizidgedanken äußere. Auffällig sei seine Angst vor Dieben und vor Feuer, andererseits spiele er gerne mit Feuer. Er kann nicht Fahrstuhl fahren, macht immer Türen und Fenster auf. Starkes Verlangen nach Süßigkeiten.

Die Ehe der Eltern wurde geschieden, als das Kind 11 war. Der Junge wurde zunächst seiner Mutter zugesprochen. Als der Vater wieder heiratete, führte er einen Prozess um das Sorgerecht, den er mit Hilfe eines psychologischen Gutachtens gewann, vor allem deshalb, weil der Junge von sich aus zu seinem Vater und auf keinen Fall bei seiner Mutter bleiben wollte. Aus der zweiten Ehe des Vaters stammt noch eine jüngere Schwester.

An körperlichen Problemen bestehen Rückenschmerzen, wobei die Diagnose zwischen Skoliose und Morbus Scheuermann schwankt, starke Ermüdbarkeit, häufiges Nasenbluten und häufig Bronchitis. Das linke Auge ist halb erblindet wegen eines starken Astigmatismus. Im Alter von 10 Jahren hatte er eine bösartige blutende Hautveränderung, die operativ entfernt und als Melanom diagnostiziert wurde.

Verlauf

Der Junge bekam am 18.02.86 eine Dosis Phosphor D200. Am 04.03. berichten die Eltern, dass es viel weniger Streit zu Hause gebe, dass er mehr Lust am Lernen habe und bessere Arbeiten schreibe. Er habe nur noch einmal Nasenbluten gehabt, gegenüber sonst zwei- bis dreimal pro Woche.

Ich höre dann nichts mehr von ihm und frage nach Wochen nach, in der Meinung, die Eltern hätten kein Interesse mehr.

Am 13.05. kommen Vater und Sohn in schönster Eintracht und loben die sehr positive Wirkung. Es gebe keinen Streit mehr in der Familie. Der Junge sei wesentlich ruhiger geworden. Seine Schulleistungen seien wesentlich besser. Er sei hilfsbereit, spiele sich aber noch gern etwas auf.

Am 26.06.87 höre ich von der Stiefmutter, dass der Junge, seit er eine Freundin habe, sich sehr gut entwickelt habe. Er sei ziemlich ausgeglichen, seine kindliche Art habe er abgelegt und sei sehr gewachsen. In der Schule habe er die Mittlere Reife erreicht und dann eine Lehre als Elektriker begonnen. Er sei von Feuer fasziniert und spiele gerne mit Feuerwerkskörpern.

Mit Geld könne er noch gar nicht umgehen. Er zeige noch Anzeichen von Kontaktstörungen. Die erneute Schwangerschaft der Stiefmutter verfolge er mit großem Interesse und betonter Fürsorglichkeit.

Fall 9 Sadismus als heilbare Krankheit

In der Überschrift stecken zwei Fragen: Ist Sadismus eine Krankheit? Und wenn ja: Ist diese heilbar?

Man wird im Allgemeinen wohl dazu neigen, einen Sadisten entweder als einen bösen, grausamen Menschen zu betrachten, vor dem man sich schützen oder den man bestrafen muss, weil er für seine Taten verantwortlich ist, oder man wird ihn exkulpieren als kranken, »abnormen« Menschen, der entweder eine ungesunde Erbanlage mitbekommen hat oder das Opfer widriger gesellschaftlicher Umstände geworden ist. Aber worin besteht dann die »Krankheit«, und wie kann sie geheilt werden?

Die Frage berührt die alte Frage des Verhältnisses von Krankheit und Verbrechen. Wie weit ist ein Rechtsbrecher für seine Tat verantwortlich und damit strafbar, bzw. wie weit ist eine Untat Ausdruck einer Krankheit und damit therapiebedürftig? Ich glaube, dass der vorliegende Fall ein deutliches Licht auf dieses Problem werfen kann.

Wenn es schon äußerst befriedigend ist, von der Heilung eines Kranken sprechen zu dürfen, dann ist es noch ungleich befriedigender, es dadurch einem Menschen erspart zu haben, zum Mörder zu werden – von seinen bedrohten Opfern, deren Leben man erhalten durfte, ganz zu schweigen. Natürlich handelt es sich nur um einen Einzelfall, der zahlenmäßig (»statistisch«) nicht ins Gewicht fällt gegenüber den ungezählten Morden, die jeden Tag auf dieser Erde verübt werden, aber dieser Gesichtspunkt verblasst vor der Tatsache, dass es überhaupt eine Möglichkeit gibt, ein solches Schicksal zum Guten zu wenden.

Eines Tages im Januar 1982 bekomme ich den Telefonanruf einer Frau: »Herr Doktor, helfen Sie uns! Mein Mann hat die Zwangsvorstellung, eine Frau vergewaltigen oder umbringen zu müssen.«

Ohne große Zuversicht, aber im Bewusstsein meiner Verantwortung, lasse ich den Patienten kommen. Mein erster Eindruck ist: »Mephisto«. Wäre ich Theater-Regisseur und hätte diese Rolle zu besetzen, würde ich ihn nehmen!

Der Patient schildert zunächst seinen Lebenslauf:

Er wurde geboren in der DDR als einziges Kind eines Schlossers. 1951 setzt sich die Familie nach Westen ab und lebt seither in der Nähe einer Großstadt. Von 1956–68 Schul- und Lehrausbildung (4 Jahre Volksschule, 6 Jahre Realschule, 3½ Jahre Lehre als Starkstromelektriker).

Alle Ausbildungen wurden mit einem befriedigenden Abschluss beendet. Von 1969–70 absolvierte er den Grundwehrdienst bei der Bundeswehr. Er lernt während dieser Zeit seine jetzige Frau kennen, verlobt sich mit ihr am Tag der Entlassung.

Er heiratet ca. ein drei viertel Jahr später, im Februar 1971, anschließend 3-jähriges Studium als Ingenieur der Informatik, abgeschlossen mit Erfolg 1974.

Ab 1974 der übliche berufliche Werdegang eines Ingenieurs: 3½ Jahre ist er in verschiedenen Computer-Firmen Entwicklungsingenieur und Systemingenieur.

Innerhalb dieser Zeit wurden (nach einer Totgeburt) zwei gemeinsame Töchter geboren: 1975 und 1978. 1978 Bau eines eigenen Hauses.

Der Patient berichtet dann in großer Offenheit von seinen sporadisch auftretenden sexuellen Entgleisungen, von starken sexuellen Phantasien, von dem Trieb, seine Frau zu vergewaltigen und von perversen Praktiken. Er sei dadurch oft geistig völlig blockiert, nervös, erregt, suche Entspannung im Alkohol, durch starkes Rauchen und dauernden Musik-Konsum.

Zur Sexualanamnese gibt er an, dass er mit 18,19 Jahren einige flüchtige homosexuelle Kontakte gehabt habe, dass er früh mit 22 Jahren geheiratet habe und dass beide Partner vor der Ehe keine anderen Partnerschaften gehabt hätten und sich auch nie betrogen hätten. Zunächst sei kein normaler Koitus möglich gewesen, wegen eines rigiden Hymens, das operativ beseitigt werden musste.

»Die ersten Jahre unserer Ehe verlaufen nach dem statistischen Durchschnitt. Gelegentlich schwach aufkeimenden sadistischen Vorstellungen messe ich keine Bedeutung bei, da sie auch nach kurzer Zeit wieder verschwinden und mich nicht weiter stören. Es ist allerdings über längere Zeiten hinweg eine sexuell recht unterkühlte Beziehung, die mir zeitweise zu schaffen macht.

Nach ca. 4–5 Jahren Ehe werden die sadistischen Vorstellungen stärker und nehmen auch in der Phantasie konkretere Bilder an. In dieser Zeit fallen auch, beruflich bedingt, häufigere und längere Dienstreisen an, haupsächlich in die USA und nach Japan.

Im Rückblick heute kann ich sagen, dass ich immer häufiger auf diesen Reisen bewusst bestimmte Stadtviertel aufsuchte, um mir bestimmtes optisches Material zu beschaffen (Videos, Magazine), deren Inhalt visuell sexuell-sadistische Praktiken mit Frauen beschreiben (Material, dessen Verbreitung in Deutschland verboten ist). Wenn die Amerikaner wissen, was Gewalt ist, dann wissen die Japaner, was Grausamkeit ist.

Zwischen diesen Dienstreisen benutze ich dieses Material immer häufiger zu Hause, um aufkommende Phantasien bei gleichzeitigem starken Onanieren abzureagieren.

Wirklich ernsthaft störend werden diese Zustände nach dem Einzug in unser eigenes Haus (Dez. 1978). Die Phantasien nehmen langsam Formen an, die mir teilweise ein geregeltes Leben sehr erschweren, weil ich sehr viel Kraft und Energie aufbringen muss, um sie zu unterdrücken. Begonnen hat es dann ernsthaft nach meiner Blinddarmoperation (Aug. 1979). Danach wurde aus den Phantasien echte körperliche Gewalt gegen meine Frau.«

Da man in der Homöopathie »personotrop« denkt, d. h. die Krankheit auf dem Hintergrund der Gesamtpersönlichkeit sieht, gehen wir zunächst auf einige markante Persönlichkeitszüge ein, die für das Gesamtbild und damit auch für die Arzneimittelwahl von Bedeutung sind.

An erster Stelle steht der Beruf. Der Patient ist Elektro-Ingenieur und hatte drei z. T. sehr gefährliche Starkstrom-Unfälle. Eine ursächliche Beziehung der Strom-Unfälle mit der Krankheit soll damit nicht behauptet werden, wohl aber, dass die *Elektrizität*, die den Patienten stets fasziniert hat, eine bedeutende Rolle in seinem Leben spielt und wir nach der Bedeutung dieser Faszination, die zu seiner Berufswahl führte, fragen müssen.

Als Kind hatte er sehr starke *Angst vor Dunkelheit*, so dass nachts immer ein Licht brennen musste. Ebenso markant war die *Angst vor Gewitter*, »wegen der gewaltigen Energie, die dabei frei wird«. Heute definiert er Blitze als »unkontrollierte Kraft«. Der Umgang mit Starkstrom ist für ihn die »Beherrschung der Kraft durch Intelligenz«.

Als ich ihn nach Schwachstrom-Elektrizität frage, lacht er und meint, das sei uninteressant, damit könne doch ein dreijähriges Kind umgehen. Mit anderen Worten: Schwachstrom ist ungefährlich. Faszinierend am Starkstrom ist der Umgang mit der *Gefahr,* »die intelligente Beherrschung der Kraft«. Schwachstrom werde erst interessant in der Elektronik, wo er das Gefühl habe, »toter Materie Leben einzuhauchen«, wenn er einen Computer programmiere, der dann alle seine Befehle ausführe. Das sei ein Gefühl von Macht. Den Vergleich mit dem »Golem« akzeptiert er sofort.

Er erzählt von verschiedenen höchst gefährlichen Situationen, die ihm eine innere Befriedigung gaben, wenn er zum Beispiel im Inneren der Mauer eines Stausees steht und sich ausmalt, mit welcher Kraft das Wasser auf die Mauer drücke und welches Zerstörungswerk durch einen kleinen Riss in der Mauer angerichtet werden könnte. Oder wenn er in der Schaltzelle eines Umspannwerkes zwischen zwei Isolierwänden steht, wo hinter jeder Wand eine Spannung von bis zu 100 000 Volt lastet und er sich vorstellt, dass er im Falle eines Kurzschlusses sofort »verkocht« würde.

Der Patient wirkt ausgesprochen *intelligent* bzw. intellektuell und schloss sein Studium mit besten Noten ab. Sein Ideal ist, »mit Geist die Technik zu beherrschen«. Er neige zu geistig-abstraktem Denken, arbeitet an Erfindungen und schenkte – zum Leidwesen seiner Frau – seinen Kindern früh Elektronik-Rechner.

Er legt Wert auf geistige Flexibilität und ist empfindlich gegen bornierte Menschen. Daneben ist er verspielt und bastelt gerne, was ihm eine praktisch-ästhetische Befriedigung gibt. Er gibt in drei viel sagenden Stichworten seine inneren Schwerpunkte an: Logik – Präzision – Sensibilität. Scheinbar paradox ist es, wenn ein Mensch, der in dieser Weise den Umgang mit der Gefahr geradezu sucht, bei jedem kleinen Geräusch erschrickt und auch, dass er sehr *geräuschempfindlich* ist, obwohl er dauernd elektronische Musik hört. Überhaupt kommt in der Beziehung zur Musik seine sensible Seite zum Ausdruck. Außer der Geräuschempfindlichkeit, die bis zu *Schreckhaftigkeit* geht, besteht eine auffallende *Geruchsempfindlichkeit.* Er habe »eine sehr feine Nase«.

In der Arbeit sei er »dynamisch«, oft über-agil, dann wieder *erschöpfbar* und *nervös.*

Nach seinen mitmenschlichen Beziehungen befragt, gibt er an, er gehe mit anderen sehr offen um, gelte als umgänglich, viele fänden ihn *sympathisch.* Er könne aber auch allein sein und wolle das auch.

Nach den personotropen Hauptsymptomen nun die nicht weniger aufschlussreiche *somatische* Krankheitsgeschichte:

Die Kinderkrankheiten (Keuchhusten, Scharlach, Masern, Windpocken) scheinen unspezifisch und bleiben für die Arzneimittelwahl außer Betracht.

Der Patient litt jahrelang an »Magen-Darmgrippe« mit Durchfällen und Erbrechen. Es wurde eine *Blinddarmreizung* diagnostiziert, und tatsächlich verschwanden die Beschwerden nach der noch zu erwähnenden Blinddarmoperation. Es besteht eine auffallende *Knochenbrüchigkeit*, wodurch sich der Patient bei kleinen Anlässen Frakturen zuzog, z. B. beim Tanzen eine Fraktur eines Mittelfußknochens.

Er zog sich eine leichtere *Leber-Vergiftung* durch Autoabgase zu. Des Weiteren besteht eine *Blutungsneigung* mit häufigem Nasenbluten, außerdem häufiges *Herzklopfen.* Er litt unter starker *Schweißneigung*, besonders an den Füßen, die vor 3–4 Jahren plötzlich verschwand. Die Schweißneigung bessere sich immer, wenn die sexuelle Erregung ansteige (!).

Alle Symptome zusammen ergaben das markante Arzneimittelbild des *Phosphors.* Die Hauptmerkmale seien noch einmal zusammengefasst:

- als Kind Angst vor Dunkelheit und Gewittern, die durch den Beruf beherrscht wurde
- Intelligenz
- Musikalität
- Kontaktfähigkeit, Beliebtheit, aber – wie sonst häufig bei Phosphor – keine Angst vor dem Alleinsein
- Phosphor ist an sich ein stark erotisch-sexuelles Mittel
- Empfindlichkeit (»Sensibilität«) für Sinneseindrücke, besonders für Geräusche und Gerüche, aber auch für atmosphärische, lunare und terrestrische Einflüsse (Gewitter, Vollmond, »Erdstrahlen«)
- Nervosität, Überreiztheit, die abwechselt mit Erschöpfbarkeit
- eine – wenn auch nur flüchtige – homosexuelle Komponente
- Blinddarmentzündung
- Knochenbrüchigkeit
- Leberparenchymschaden durch Vergiftung
- Nasenbluten
- Herzklopfen
- Abwechseln der sexuellen Hauptsymptomatik mit Fußschweißbildung

Später kommen noch hinzu:

- Bildung und Rückbildung einer Hautgeschwulst, parallel mit der sexuellen Hauptsymptomatik
- Verschlechterung bei Vollmond
- Verbesserung bei Gewitter
- Empfindlichkeit für geopathische Einflüsse

Verlauf

22.01.82: Der Patient bekommt die erste Dosis Phosphor D200.

01.02.82: Er berichtet, er habe eine Magen-Darmgrippe wie früher durchgemacht, mit Erbrechen und Durchfall. Seine Lärmempfindlichkeit sei abnorm gesteigert gewesen. Dann sei er total erschöpft gewesen und habe noch nie so viel geschlafen. (Phosphor »schläft sich gesund«). Auch sexuell sei es zu einer Verstärkung der Symptome, dann zu einem Abklingen gekommen. Er müsse zwar seine Frau noch fesseln, er achte aber darauf, dass er ihr nicht wehtue.

Hier kommt hinter der sadistischen Grausamkeit die Sensibilität, ja Zärtlichkeit des Phosphor-Menschen zum Vorschein. So reibe er seine Frau jetzt mit Schlagsahne ein, die er dann ablecke, während er vorher dazu alles andere als Schlagsahne verwendet habe. Wir sehen darin – wie das in vielen neurotischen Symptomen der Fall ist – einen gerade noch tragbaren Kompromiss sonst unvereinbarer Gegensätze, hier von Grausamkeit und Zärtlichkeit oder von Geschmacklosigkeit und sinnlichem Genießen.

Insgesamt also eine klassische Erstverschlimmerung, in der die Phosphor-Symptome noch einmal deutlich zum Vorschein kommen, ehe sie ausheilen können.

Erst am 19.07.82 höre ich wieder von ihm, nachdem ich ihm ungerechterweise unterstellt hatte, er sei wohl »abgesprungen«. Er war jedoch auf einer Auslandsreise. Es sei zwei Monate lang alles gut gewesen, dann sei es zu einem Rückfall gekommen. In Japan habe er onaniert »bis zum Umfallen«. Er habe sich selbst ausgepeitscht, bis das Blut geflossen sei. Er habe sadistische Zeichnungen angefertigt, vor denen er hinterher selbst erschrocken sei. Er habe vor nichts mehr Achtung.

Dann bringt er einen äußerst aufschlussreichen Nachtrag zur Anamnese: Er habe 1979 ein Haus gebaut und vieles daran selbst gemacht, nur eines nicht: den Blitzableiter, obwohl er Fachmann auf diesem Gebiet sei und sogar eine spezielle Lizenz zum Bau von Blitzableitern habe. Dieser Blitzableiter, d. h. der Schutz vor der gefürchteten »unkontrollierten Kraft«, habe monatelang seine Gedanken beherrscht. Der Blitzableiter sei das Wichtigste am ganzen Haus gewesen. Gleichzeitig habe sich sein Blinddarm wieder gemeldet. Er hätte dringend ins Krankenhaus zur Operation gehen müssen, aber er habe das trotz großer Schmerzen aufschieben müssen, bis der Blitzableiter installiert gewesen sei. Als er zur Operation gekommen sei, sei der Blinddarm bereits perforiert gewesen. Beim Aufwachen aus der Narkose habe ihn »blitzartig« der Gedanke überfallen, er müsse seine Frau vergewaltigen.

Wir haben hier drei Symptome, die in engem Zusammenhang miteinander stehen:

- die Angst vor dem Blitzableiter
- die Blinddarmentzündung
- und die sexuelle Triebphantasie

Es ist, als ob die Sexualität eine verwandelte Elektrizität wäre, oder umgekehrt, als ob die Angst vor dem Gewitter und die Faszination von der Elektrizität als dem »beherrschbaren Gewitter« eine Form des Umgang mit der Sexualität wäre, und es sieht so aus, als sei diese »elektrische Sexualität« wie in einem Kurzschluss zum Ausbruch gekommen, als dem Patienten durch die Blinddarmoperation ein physisches Ventil, vergleichbar einem Blitzableiter, genommen wurde.

Das ist weder medizinisch noch psychologisch zu erklären, aber es wird klar, wenn man alle drei Symptome als Phosphor-Symptome sieht. Das Arzneimittelbild ist das einigende Band, das diese Symptome »akausal« zusammenhält.

Der Patient erhielt wieder eine Dosis Phosphor D200, außerdem wegen der Dringlichkeit des Falles eine Dauerdosis Phosphor LM6, 2 x täglich 5 Tropfen.

27.07.82: Er sei sexuell und auch sonst total lustlos, sei tagsüber müde, habe nachts Hunger (ebenfalls ein Phosphor-Symptom). Außerdem klagt er über Magenbeschwerden. Die Dosis wird reduziert auf 1 x täglich 5 Tropfen.

09.09.82: Er berichtet von einer kontinuierlichen Besserung, onaniere aber noch stark, trinke auch noch viel Alkohol. Andererseits habe er schöne, harmonische Träume. Wir sprechen lange über Musik, die ihn, wie auch der Tanz, stark beflügle. Nur bei Musik könne er geistig arbeiten.

Wegen dieser Beziehung zur Musik und zum Tanz komme ich auf ein Mittel, das rückblickend wahrscheinlich eine Fehlentscheidung war: Ich gebe Tarentula C30, ein Mittel, in dem »Ausgelassenheit und Todesnähe nahe miteinander verknüpft sind« (Stauffer), das außerdem durch veitstanzartige Bewegungen (»wie von der Tarantel gestochen«) und dadurch, dass Musik bessert, charakterisiert ist.

22.09.82: Der Patient berichtet, dass er durch dieses Mittel »unheimlich ruhig« wurde, dass er sich zurückzog, grübelte und unausgeglichen war, wie er es im Alter von 16 Jahren erlebt habe.

Dann sei es wieder zu einem Rückfall in die alten Gedanken gekommen, d. h. zu dem triebhaften Bedürfnis, »die Frau zur Sklavin zu machen«. Musik sei dabei weniger erregend gewesen als bisher.

25.10.82: Rückfall in die alte Problematik. die Phosphor-Dosis wird wegen der Dringlichkeit (Suizidgefahr) auf 2 x täglich 10 Tropfen LM12 erhöht.

01.12.82: Langsam stellte sich die positive Wirkung ein. Die sexuellen Phantasien seien weg, das sexuelle Interesse »gleich null«. Keine Onanie mehr. Der Patient kann wieder voll arbeiten, hat aber wieder Magenbeschwerden.

10.12.82: Der Patient ist beschwerdefrei. Er gesteht, dass er vor Beginn der Behandlung ein siebenseitiges »Drehbuch« geschrieben habe, in dem er in allen Einzelheiten (auch in Zeichnungen) darstellte, wie er seine Frau ermorden wollte. Die Tat sollte sich über drei Tage erstrecken. Jetzt habe er dieses »Drehbuch« vernichtet, d. h. sich von ihm befreit. Er habe keine Tötungsgedanken mehr.

11.02.83: Es gehe ihm glänzend, die Probleme seien wie weggeblasen.

20.12.83: War etwa ein Jahr lang beschwerdefrei bis vor drei Wochen. Dann sei es gewesen, »wie wenn jemand einen Schalter angeknipst hätte«, so dass die alten Triebe wieder da waren. Er fesselte wieder seine Frau, beschmierte sie mit Kot, quetschte ihre Brüste. Überall, z. B. im Rückspiegel des Autos und auf dem Bildschirm des Computers, sah er nackte Frauen. Kaufte sich entsprechende Video-Filme, onanierte »wie ein Wahnsinniger«. Möchte seine Frau vor anderen Männern erniedrigen. Beschreibt seinen Zustand »wie eine Zeitbombe, die explodieren kann«. Greift exzessiv zum Alkohl, um sich zu betäuben.

Eine Dosis, d. h. 10 Tropfen Phosphor D200 wirken schlagartig, so dass er sagen kann, er habe seine Frau noch nie so geliebt wie jetzt.

Es bleibt allerdings das Problem des Alkoholismus (ca. 1 Flasche Cognac täglich!). Er trinkt ausschließlich abends und kann dabei halbe Nächte durcharbeiten. Bezeichnet sich als »Nachteule«. Gleichzeitig starker Raucher.

Nux vomica bringt nicht den gewünschten Erfolg.

19.11.84: Hatte nach fast einem Jahr der Beschwerdefreiheit eine Woche lang einen Rückfall. Davon abgesehen sei er aber viel zärtlicher geworden. Es fällt ihm auf, dass er schon früher, meistens bei Vollmond, sexuell aktiver war. Braucht sehr wenig Schlaf. Viel Alkohol und extremes Rauchen.

Ich höre nichts mehr von ihm, bis am 04.06.85 seine Frau anruft, ihr Mann drohe, sie und sich umzubringen. Sie sei mit den Kindern aus dem Haus geflohen. Ich entschließe mich, wegen der akuten Fremd- und Selbstgefährdung die Polizei zu benachrichtigen. Am nächsten Tag gibt sich der Patient am Telefon völlig uneinsichtig und bagatellisiert alles. Er sei mir zwar sein Leben lang dankbar für das, was ich für ihn getan habe, aber er brauche die sexuelle Anregung, das werde ich ihm nicht abgewöhnen können. Trotz dieser Belastung des Arzt-

Patienten-Verhältnisses ist dieses stark genug, dass der Patient, der zunächst die Behandlung abbrechen wollte, nach zwei Tagen wiederkommt und bittet, dass diese fortgesetzt werde.

Das Folgende schildert er selbst so:

> *»Der Beginn zu dem nun folgenden Abschnitt liegt ca. Ende März, Anfang April dieses Jahres. Die Symptome für meine Schwierigkeiten beginnen sich zu häufen, ohne dass ich das zunächst realistisch wahrnehme. Ständige Gereiztheit, innere Spannungen, Wellen der sexuellen Erregung, stärkerer Alkoholgenuss. Die perversen Vorstellungen kommen in Wellen wieder und werden von Mal zu Mal stärker.*
>
> *Ich muss in diesem Zusammenhang sagen, dass ich, ermutigt durch die Erfolge der Behandlung, persönlich keine Gefahr sah. Ich hatte mich damit abgefunden, mit einer derartigen Triebhaftigkeit zu leben, ohne dass ich meine Frau gewaltsam darin einbeziehe.*
>
> *Wir haben auch gemeinsame »Spiele« veranstaltet (Fesselungen, »Verhör« usw.), alles in einer entspannten Atmosphäre. Ich will nicht behaupten, dass es meiner Frau Spaß gemacht hat, sie wollte mir helfen. Bei diesen »Spielen«, die wir sehr vorsichtig angegangen sind, ist auch nie etwas Ernsthaftes passiert. Nie Gewalt, nichts dergleichen, aber tiefe Befriedigung für mich.*
>
> *Anfang Mai hatte ich die Idee zu einem eigenen intimen Fotoband mit meiner Frau, der alle die Situationen zeigt, die ich sehen möchte, aber aufgenommen in einer entspannten Situation.*
>
> *Allein der Gedanke daran erregt mich derart, dass ich immer häufiger onaniere bei der Vorstellung, wie die einzelnen Bilder werden sollen.*
>
> *Dabei habe ich das Gefühl, ständig unter Strom zu stehen, die Erregung wächst, und ich fange an, meine beruflichen Projekte zu vernachlässigen, um immer raffiniertere und ausgefallenere Bildsituationen zu entwerfen.*
>
> *04.06.85: An diesem Tag kommt die Welle der Erregung wie immer plötzlich, aber unerwartet stark. Nachmittags entwerfe ich wieder eine »Geschichte«, die ich am Abend mit meiner Frau fotografieren möchte.*
>
> *Ich selbst merke vor Erregung gar nicht, wie brutal und entsetzlich die Entwürfe werden.*
>
> *Während dieser Phase setzt ein »Black-out« ein, in dem ich meine Frau wirklich körperlich entsetzlich zurichte. Ich selbst habe davon nur bruchstückhafte, in Nebel gehüllte Erinnerungen.*
>
> *Die weiteren Ereignisse sind bekannt; Frau fährt mit Kindern zu Freunden; ruft Arzt an; Polizei usw.*
>
> *An diesem Abend allein in der Wohnung steigt die Erregung weiter. Ich*

ziehe mir intime Frauenkleider an, laufe damit den ganzen Abend herum, schaue Videos ... bin in höchster Anspannung.

Gegen 2:00 Uhr morgens bricht ein fürchterliches Gewitter los. Wie magisch angezogen lege ich mich, bekleidet mit Frauenkleidern, halbnackt in den Regen draußen im Garten, wälze mich im Schlamm, starre auf den Mond. Jeder Blitz baut meine Spannung ab, dabei unbeschreibliche Gefühle der Erlösung. (Anm. d. Verf.: Am 3. Juni war Vollmond.)

05.06.85: Habe ein unglaublich aggressives Fahrverhalten, das ich sonst an mir nicht kenne.

Ansonsten verläuft der Tag mit Ein-Mann-Sex-Variationen aller Art. Die Spannungen kommen und gehen, aber mit nie gekannter Heftigkeit.

06.06.85: Meine Frau ruft an und bittet mich, sie wieder zu holen. Ich freue mich, werde schlagartig ruhig und beginne, wieder normal zu denken.

Abends zeigt mir meine Frau, was ich angerichtet habe: Sie hat grün-gelb-blau- und schwarze Flecken am ganzen Körper, Risswunden in der Achsel und im Schritt. Bis dahin wusste ich das nicht, und der Anblick hat mir einen Schock versetzt. Ich konnte meiner Frau stundenlang nicht in die Augen sehen, und ich habe mir dabei selbst geschworen, dass das nicht mehr passiert.«

Hier ist zu ergänzen, dass seine Frau ihm gesteht, den Versuch eines erweiterten Selbstmordes unternommen zu haben. Sie habe, als sie glaubte, keinen Ausweg mehr zu sehen, ihre Kinder in die Badewanne gesetzt und versucht, diese durch elektrischen Strom aus einem Föhn zu töten. Der Patient als Fachmann gibt an, dass es nur einem Zufall zu verdanken sei, dass das missglückt sei. Als er das gehört habe, sei er körperlich zusammengebrochen, denn er wisse, dass gerade der Tod durch elektrischen Strom mit das Grausamste sei, was er sich vorstellen könne.

07.06.85: »Normaler Tag; das Verhältnis zu meiner Frau beginnt sich zu normalisieren; wir reden sehr viel miteinander, versuchen die Gründe zu finden.

Abends gegen 6:00 Uhr mit Urgewalt sind schlagartig die Vorstellungen und Gefühle wieder da. Ich wehre mich dagegen mit der ganzen Kraft meines Verstandes und erleide einen Schwächeanfall. Hausarzt, Spritze, schlafe bis Samstagabend.

08.-10.06.85: Bin körperlich in einer miserablen Verfassung. Die Vorstellungen und Zustände kommen und gehen, werden aber von Mal zu Mal schwächer.

11.06.85: Termin bei meinem Arzt. Bekomme wieder meine Tropfen. Und nun beginnt ein wahnsinniger Endspurt.

12.-13.06.85: Die zunächst abklingenden Wellen der Erregung werden wieder stärker und häufiger. Die dabei auftretenden Phantasien immer verrückter.

Sie umfassen so ziemlich alles, was die sexuelle Perversion zulässt: Homo – Sado – Maso – lesbisch, »Spielereien« mit Kot und Urin usw.. Ich schließe mich stundenlang im Keller ein, werfe den Schlüssel aus dem Kellerfenster, um meine Frau unter allen Umständen da rauszuhalten.

Ich war fast so weit, mir ernsthaft eine Anhalterin von der Straße zu holen, um diese Phantasien auszuleben.

Am 13. nachmittags kaufe ich mir in einem Sex-Shop eine Plastikpuppe und diverse Kontaktmagazine. Mit dieser Puppe ziehe ich eine Orgie der Perversion und des Sadismus durch, die an Praktiken von grausamer Foltergrenzt. Fühle mich dabei erleichtert (nur für Stunden), habe kurze Zeit meine Ruhe; dann kommt der Zustand wieder. In dieser Zeit ist der Zustand zwischen den einzelnen Wellen nicht totale Ruhe, sondern mehr so eine Art der Aufladung für die nächste, noch schlimmere.

In der Nacht vom 14.–15. ›bringe ich meine Puppe um.‹

16.06.85: Kaufe mir eine neue Puppe, weil ich es nicht mehr aushalte. Gut, dass der Sex-Shop auf dem Frankfurter Flughafen sonntags geöffnet hat, es wäre sonst gefährlich geworden.

17.–21.06.85: Der Höhepunkt scheint überschritten (Anm. d. Verf.: Am 18. Juni war Neumond) *– die Wellen werden schwächer und zeitlich liegen sie weiter auseinander. Dazwischen habe ich wundervolle Nächte mit meiner Frau erlebt, d. h. seit Monaten die ersten normalen Beziehungen. Trotzdem: Ich studiere Kontaktmagazine, habe die ernste Absicht, mich solchen Sado-Maso-Kreisen anzuschließen, spiele auch mit dem Gedanken, mich als Maso zu prostituieren. Gehe noch mehrmals in den Keller, um mit der Puppe zu »spielen«.*

21.06.85: Der Tag fing gut an; fühlte mich langsam wieder normal, bis auf ein leichtes »Nachbeben« der Gefühle.

15:00 Uhr Termin beim Arzt: Wir haben diese oben geschilderten Ereignisse besprochen. Dabei fällt mir ein: Die ganze Zeit erhebliche Schmerzen in der Blinddarmregion, als ob der nicht mehr vorhandene Wurmfortsatz platzen wollte, und ständig Magenverstimmung. Zuversicht und Hoffnung. Fühle mich wie einer, ›der sein Fieber ausschwitzt‹.

18:00 Uhr: Ich fange wieder an zu arbeiten, fühle mich eigentlich sehr wohl und in gewissem Grad entspannt.

Bei der Suche nach Unterlagen, die ich brauche, fällt mir eine alte technische Zeichnung aus der Zeit des Studiums in die Hände.

Schlagartig, durch das Betrachten der Zeichnung ausgelöst, falle ich in einen Zustand, der alles andere bis dahin Gewesene in den Schatten stellt.

Höchste Erregung, Herzrasen, Phantasien, Schweißausbrüche. Ein Zustand, als hätte man Stromleitungen berührt (ich kann das beurteilen, weil ich dreimal fast tödliche Stromschläge erlitten habe).

Ich kann das alles nicht glauben, versuche, diesen Zustand mit Alkohol einzudämmen; gehe wieder in den Keller zu meiner Puppe: alles zwecklos. Dieser Zustand ist zu mächtig. Er geht auch nicht zurück wie sonst, sondern bleibt konstant präsent.

Ich spüre, dass ich dem mit meinem Willen nicht mehr gewachsen bin und rufe meinen Arzt an, um um eine Einweisung zu bitten.

Eine halbe Stunde später ist das Rote Kreuz da und bringt mich in die Klinik.

In dem Moment, wo ich im Krankenwagen sitze, fällt jeder Wille, jeglicher Verstand von mir ab und ich ergebe mich völlig diesem Zustand, da ja nichts mehr passieren kann. Auf der Wachstation wird dieser willenlose Zustand immer schlimmer, wird auch verstärkt durch die herrschende Situation: stöhnende und schreiende Patienten (Entzug), die ganze irre Situation; eingeschlossen usw.

Dieser mein Zustand gipfelt in der Erinnerung an zwei Ereignisse, von denen ich am Anfang sagte, dass sie möglicherweise dafür verantwortlich sind. Nachdem diese beiden Ereignisse ganz klar und deutlich vor mir stehen, bricht alles, aber auch alles zusammen wie ein Kartenhaus. Man kann das beschreiben, ›als wenn jemand den Strom abstellt‹. Augenblicklich schlafe ich ein. Tief und fest und traumlos. Die Pfleger haben Mühe, mich morgens zu wecken. Ich kann kaum aufstehen, alle Muskeln vibrieren, ich habe weiche Knie und Sterne vor den Augen. Ich kann noch nicht mal die Tasse halten. Da wusste ich, dass ich es überstanden hatte. (Anm. d. Verf.: Später spricht er – in Bezug auf das Datum – von seiner »Sonnenwende«.)

Ich möchte nun diese beiden Ereignisse schildern, von denen die ganze Zeit die Rede ist.

Herbst 1971: 1. Semester Studium. Ich musste Transparentzeichnungen abpausen. Mit dieser Zeichnung, deren Anblick mich am 21.06.85 so aus der Fassung gebracht hat, tauche ich in einem Laden irgendwann im Herbst auf. Da ich warten muss, lese ich in einem von diesen schwachsinnigen Magazinen (Revue, Quick o. Ä.). Dabei stoße ich auf einen Artikel, der exakt und mit allen Einzelheiten beschreibt, wie man Frauen in südamerikanischen Gefängnissen foltert. Angefangen vom entwürdigenden Sich-Ausziehen-Müssen über diverse perverse Untersuchungen hinweg bis hin zu Folter mit Strom, Fußtritten und widerlichen Vergewaltigungen.

Beim Lesen dieses Berichtes war ich entsetzt und gleichzeitig sexuell erregt. Zu diesem Zeitpunkt hatte ich zum ersten Mal dieses beschriebene Gefühl, ›als ob jemand einschaltet‹.

Ich habe den Artikel mehrmals gelesen und wurde dabei immer erregter. Das anfängliche Entsetzen wich immer weiter zurück.

Die nächsten Tage war ich richtig benommen, konnte nur noch an diesen Bericht denken und entwickelte dabei die ersten sadistischen Phantasien.

Und nun kommt das zweite Ereignis: Wie am Anfang beschrieben hatten meine Frau und ich Schwierigkeiten mit dem Sexualverkehr. Genau eine Woche später war meine Frau bei ihrem Frauenarzt, um über dieses Problem zu sprechen.

Sie kam zurück; sagte nur, dass der Arzt einen kleinen Eingriff gemacht hat und es jetzt klappen müsste. Dabei hat sie sich umgezogen und ich habe nur eines gesehen: In ihrem Slip und an den Innenseiten der Oberschenkel waren Blutspuren. Und damit kam zum zweiten Mal der erregte Zustand mit der entsprechenden Phantasie: Meine Frau mit nacktem Unterkörper auf dem Untersuchungsstuhl des Frauenarztes. Gespreizte Beine; Arzt entjungfert sie, ob mit Fingern oder Instrument, spielt gar keine Rolle.

Ich habe das entwürdigend gefunden, sowohl für meine Frau als auch für mich.

Und im gleichen Moment sind die noch nicht verarbeiteten Phantasien des Berichtes mit der Vorstellung, die ich wegen des Frauenarztes hatte, ganz eng verschmolzen.

Ich habe das ganz deutlich in der Nacht meines Klinikaufenthaltes gesehen. Ich hatte alles ganz klar vor mir. Ich kann genau beschreiben, welches Kleid meine Frau anhatte. Ich kann auf den Zentimeter genau beschreiben, wo sie im Zimmer stand, als ich das vertrocknete Blut sah. Ich habe damals Wochen gebraucht, um diese beiden Eindrücke zu verarbeiten. Dabei hatte ich vergleichbare Zustände wie in den letzten Wochen, die jedoch allmählich verblassten und sich in den Tiefen meines Geistes festgesetzt haben.

In dieser Nacht in der Klinik haben sich diese beiden Ereignisse wieder getrennt. Es war wirklich so, als ob der »Film«, den ich damals vor meinem geistigen Auge sah, sich zurückdreht.

Ich möchte zum Schluss noch hinzufügen: Ich habe sämtliches widerliche, perverse, sadistische Material – ob Film, Video oder Magazin – heute Vormittag mit einem Gefühl des Triumphes vernichtet!!! Nur die letzte Puppe bleibt als schnelle Notbremse noch da.«

Auch mir übergibt er einen Teil seines pornographischen Materials zur beliebigen Verfügung. Während ich es verbrenne, fällt mir ein, dass das »Purgatorium« Dantes einerseits das Höllenfeuer ist, andererseits aber auch das »reinigende« Feuer. Möge es wenigstens etwas von dem Schmutz, mit dem sich Menschen besudeln können, aus der Welt schaffen. Man kann nur Mitleid empfinden mit den Menschen, die in dieser Hölle verstrickt sind.

Wie da die Menschenwürde (nicht nur die fremde, sondern auch die eigene) mit den Füßen getreten wird, geht z. B. aus folgender Annonce hervor: »Sklavin zu vermieten. Ohne Einschränkung alles erlaubt.« Wohl dem, der darüber wenigstens noch erschrecken kann.

Dann steht plötzlich ein Bild von Matthias Grünewald aus dem Isenheimer Altar vor mir: Der heilige Antonius, der von den Dämonen verfolgt und versucht wird, der sich aber letztendlich doch davon befreien kann und immun gegen sie ist. Es ist, als wäre dem Teufel eine Seele entrissen worden.

Einige Tage später erzählt mir der Patient noch eine Geschichte, die ihn tief ergreift und die ich bewusst kommentarlos wiedergeben möchte, weil jeder sich sein eigenes Urteil darüber bilden muss: Er habe seinen Vornamen nach einem im Krieg verstorbenen Onkel, dem Bruder seines Vaters, bekommen. Man habe ihm immer gesagt, dass dieser Onkel im Konzentrationslager umgekommen sei. Erst jetzt habe er erfahren, dass er »das gleiche Problem gehabt« habe, d. h. er habe zwei Frauen umgebracht und sei deshalb zum Tode verurteilt und hingerichtet worden.

Ein weiteres Nachspiel, das noch einmal einen neuen Horizont eröffnet, ergibt sich, als die Frau des Patienten angibt, dass dieser jedes Mal im Urlaub (besonders an der Nordsee) »ein völlig anderer Mensch« sei und dass die ganzen Schwierigkeiten erst angefangen hätten, als sie in das eigene Haus eingezogen seien.

Der Patient ist von seiner Vorbildung und – man darf wohl sagen – von seiner Phosphor-Konstitution her aufgeschlossen für die Ansicht, dass es krank machende terrestrische Einflüsse geben soll. Er lässt einen Rutengänger kommen, der einen massiven radiästhetischen Befund erhebt (drei »Wasseradern« und einen »geologischen Bruch«), so dass das Haus praktisch unbewohnbar sei. Besonders die Bemerkung, in dem Haus sei der Teufel los, beeindruckte den Patienten: Das treffe genau des Pudels Kern. Er meine das nicht nur allegorisch.

02.09.85: Der Patient ist völlig beschwerdefrei. Er wohnt zurzeit in einem anderen, nach baubiologischen Erkenntnissen gebauten Haus. Er »spüre« seither die negativen Einflüsse des eigenen Hauses viel deutlicher, wenn er nach Hause komme. Wenn er im Schlafzimmer schlafe, habe er Alpträume und Schweißausbrüche. Schlafe er im Wohnzimmer, an der Stelle, die von dem Rutengänger als unbedenklich empfohlen wurde, dann habe er einen tiefen und ausgeglichenen Schlaf. Er macht auch entsprechende Beobachtungen am Verhalten seiner Tochter, je nachdem, in welchem Zimmer sie schlafe.

27.09.85: Der Patient erleidet einen Rückfall. Er wacht in der Nacht auf und hat den Kopf voller perverser Phantasien. Es ist wieder, »als hätte jemand einen Schalter angeknipst«. Aus den bisherigen Erfahrungen stellt er fest, dass er vor drei Tagen wieder in sein altes Haus eingezogen sei und dass seither sein Fußschweiß plötzlich wieder verschwunden sei. Gleichzeitig seien seine Unterschenkel ganz kalt geworden. Außerdem sei in zwei Tagen Vollmond.

Dann berichtet er noch von einer neuen Beobachtung: Etwa vier Wochen nach der erwähnten Blinddarmoperation sei bei ihm am Rücken eine Geschwulst entstanden (Atherom oder Lipom), die sich häufig ändere. Immer wenn er seine sexuellen Exzesse habe, sei die Geschwulst etwa fünfmarkstückgroß und tue weh, wenn er sich gesund fühle, bilde sie sich zurück zu einem kleinen Pickel.

Der Patient bekommt wieder 10 Tropfen Phosphor D200 und ruft am nächsten Tag an: Das Mittel habe wieder sofort gewirkt und die Geschwulst, sei auch wieder verschwunden.

Fassen wir zusammen:

Wie würde man den Fall in der zeitgenössischen Schulmedizin beurteilen? Man würde eine *Diagnose* stellen, nach einer *Ursache* suchen und sich Vorstellungen über die *Pathogenese* der Krankheit bilden. Dann würde man nach Wegen suchen, die vermuteten Ursachen auszuschalten. Aber wie?

Eine Diagnose wie »Perversion«, »Sexualneurose« oder Ähnliches sagt nicht viel und gibt nicht viel mehr her als ein Wort, das den Zustand zu beschreiben versucht. Wo wären die Ursachen zu suchen?

Man würde vielleicht die Sexualhormone untersuchen, aber man würde wohl kaum auf die Idee kommen, dass ein Zusammenhang mit den erwähnten körperlichen Symptomen wie Nasenbluten, Blinddarmentzündung, Hautgeschwulst o. Ä. bestehen könnte.

Um es in aller Deutlichkeit zu sagen: auch die Homöopathie behauptet nicht einen *ursächlichen* Zusammenhang, aber doch einen Zusammenhang anderer Art. Dann würde man nach *psychischen* Ursachen suchen. Mag sein, dass die Psychoanalyse hier einiges aufdecken würde oder auch den ganzen Fall anders sehen würde als die Homöopathie. Manches mag bis zu einem gewissen Grad psychologisch ableitbar sein, beispielsweise die Bewältigung der Gewitter-Angst durch die Hinwendung zur Elektrizität. Ich möchte aber zwei Dinge zu bedenken geben:

1. Die Psychoanalyse kann nur in seltenen Fällen, und wenn, dann nur auf einem sehr langen Weg, die körperliche Ebene erreichen. Kein Psychoanalytiker wird behaupten, eine Hautgeschwulst oder die Neigung zu Nasenbluten zum Verschwinden bringen zu können.

2. Entscheidend ist die Heilung. Ob hier eine Psychoanalyse ebenfalls eine Heilung erzielt hätte und in so kurzer Zeit, scheint mir fraglich.

Ein Psychoanalytiker mag vielleicht einwenden, dass hier die psychologischen Hintergründe nicht im Einzelnen aufgedeckt worden seien. Dem ist zu entgegnen, dass die Homöopathie hier anders denkt und psychologische Phänomene eben nur als Phänomen sieht, ohne sie ätiologisch aufklären zu wollen. Wenn ein Patient eine auffallende Angst vor Einbrechern und Dieben hat, außerdem nachts nicht schlafen kann und sehr unruhig ist, dann ist das für den Homöopathen ein Arsen-Symptom, und wenn Arsen hilft, dann erübrigt sich die Frage nach dem Ursprung der Angst vor Einbrechern. Das heißt eine Deutung wird überflüssig, wenn man ein Heilmittel hat.

Die Homöopathie denkt grundsätzlich nicht in Diagnosen und in Ursachen, sondern sucht lediglich nach dem Arzneimittel, dessen Arzneimittelbild in der Prüfung am Gesunden dem vorliegenden Krankheitsbild »ähnlich« ist. So genügte es hier, einfach nur »Phosphor« zu finden (fast möchte ich schreiben: »das Zauberwort Phosphor«), das das zunächst zusammenhanglos erscheinende Sammelsurium von Einzelsymptomen ordnet und zusammenfasst, denn fast alle diese Symptome gehören in das Arzneimittelbild des Phosphors. Wenn wir uns die Symptome wie einzelne Punkte auf der Peripherie eines (unsichtbaren) Kreises vorstellen, dann ist der Mittelpunkt des Kreises das Heilmittel des ganzen Krankheitsbildes. Von diesem Mittelpunkt werden die Einzelheiten der Peripherie zusammengefasst und überschaubar.

Die Homöopathie behauptet keinen »direkten« kausal-analytischen Zusammenhang der Symptome, also nicht etwa, dass das Nasenbluten oder die Blinddarmentzündung »Ursache« der sexuellen Abnormitäten sei oder umgekehrt, wohl aber, dass alles eine Ausdrucksform desselben Arzneimittelbildes ist.

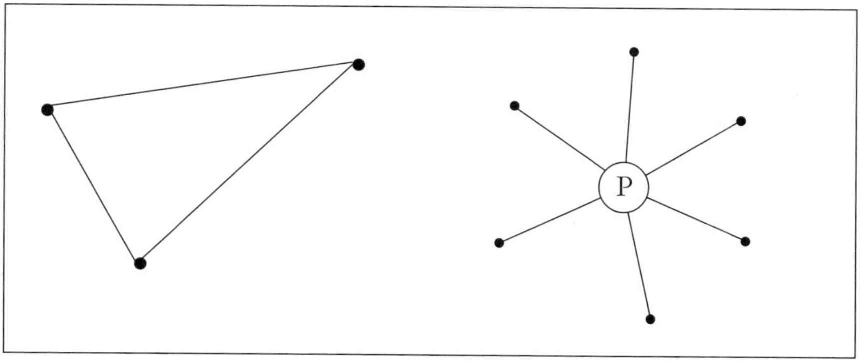

Die Symptome hängen *nur über den Mittelpunkt* miteinander zusammen (Näheres siehe Kapitel 4.4.).

Wenn wir anstatt nach Ursachen eher nach Auslösern fragen, durch die die (wohl angeborene) Phosphor-Konstitution sozusagen ins Pathologische umkippte, dann können wir dabei verschiedene Schichten unterscheiden, die erst im Laufe der Behandlung nach und nach sichtbar wurden.

Die frühe Angst vor Gewittern wurde kompensiert durch die Faszination von der Elektrizität. Die »beherrschte« Elektrizität hat sich irgendwie in eine unbeherrschbare Sexualität umgewandelt, als ein Phosphor-Symptom, das wie ein »Blitzableiter« gewirkt haben muss, beseitigt wurde.

Das mag für manchen phantastisch klingen, ein solcher Symptomwandel ist jedoch in der Homöopathie keine Seltenheit und wird verständlich, wenn wir alle drei Symptome – die Gewitterangst, die Faszination von der Elektrizität (bei gleichzeitiger paradoxer Angst vor dem Blitzableiter), die Blinddarmentzündung – und den Durchbruch ungesteuerter Sexualität als Phosphor-Symptome auffassen.

Interessant ist auch die Beobachtung, dass die elektrische Entladung eines *Gewitters*, die in der Kindheit so gefürchtet wurde, jetzt Erleichterung bringt, als ob sich das Symptom wieder in das Primärsymptom zurückverwandelt hätte.

Ein weiterer Auslöser ist der *Vollmond.* Man braucht nicht an die Astrologie zu glauben, bloß weil man feststellt, dass es lunare Einflüsse gibt. So sind auch Mondsüchtige oder Schlafwandler oft mit Phosphor zu heilen.

Zwei Auslöser liegen mehr auf der *psychologischen* Ebene: Der erwähnte Illustrierten-Bericht über die Folterung von Frauen und das Erlebnis der Defloration durch den Gynäkologen. Wenn man jedoch den Gesamt-Zusammenhang betrachtet, glaube ich nicht, dass diese Erlebnisse allein die Fehlentwicklung erklären und dass es möglich gewesen wäre, allein durch psychotherapeutische Bearbeitung dieser Erlebnisse eine entscheidende Besserung zu bewirken, zumindest nicht so schlagartig in so kurzer Zeit.

Zum Schluss taucht die Frage auf, welche Rolle terrestrische Einflüsse im Sinne der Radiästhesie bzw. Geopathie gespielt haben. Es geht hier nicht um das Für und Wider der Radiästhesie. Aber auch wenn das manchem zu »okkult« scheinen mag, so können wir doch nicht umhin, eine solche Beobachtung, wenn sie auftaucht, als solche ernst zu nehmen: Wir lassen es offen, ob die Radiästhesie hier mehr erklärt und weiter kommt als die Homöopathie, aber es scheint sicher, dass *in diesem Fall* eine besondere Sensibilität für derartige Einflüsse vorlag, was gut zu dem Phosphorbild passen würde, auch wenn das Symptom meines Wissens in der Literatur nicht beschrieben ist. Entscheidend ist, dass trotz dieser Einflüsse eine Heilung mit Phorphor möglich war, während die Radiästhesie allenfalls eine Vermeidung durch Wechsel des Schlaf- oder Arbeitsplatzes hätte vorschlagen können.

Wir verzichten – wie gesagt – auf Erklärungen, wie die einzelnen Symptome zusammenhängen, auseinander hervorgehen, einander bedingen usw. Wir behaupten nur, dass sie alle Teilaspekte des Arzneimittelbildes »Phosphor« sind, mit anderen Worten, dass die Krankheitssymptome *im Heilmittel* zusammenhängen, dass Krankheit und Heilmittel einander »ähnlich« sind wie Bild und Spiegelbild.

Der Patient hat das verstanden, indem er eine Liste von Prodromalsymptomen niederschrieb, die in sich scheinbar zusammenhanglos sind und deren Zusammenhang mit der Krankheit auch nicht erklärt werden kann, die aber alle zu seiner Gesamt-Phosphor-Konstitution gehören und mehrere Male durch Phosphor geheilt werden konnten. Diese Liste hat außerdem den nicht zu unterschätzenden Vorteil, dass ihre Symptome wie Warnsignale einen eventuellen Rückfall voraussagen lassen:

»Ich weiß heute, worauf ich in Zukunft zu achten habe, wobei diese Symptome sicherlich nur für mich gültig sind:

- Überempfindlichkeit gegen Geräusche aller Art
- gesteigertes Wahrnehmungsvermögen des Geruchssinnes
- extensiver Musikgenuss (mit körperlichen rhythmischen Zuckungen)
- Mondphasen
- Veränderung der Fahrweise in aggressive Richtung
- Magenverstimmungen über einen längeren Zeitraum
- Schmerzen des (nicht vorhandenen?) Wurmfortsatzes
- Verminderter Fußschweiß
- Vernachlässigung vitaler Interessen (Hobby, Beruf)
- extensiver Alkoholgenuss ohne merkliche Änderungen des geistigen Zustandes«

Kommen wir zum Schluss:

Man wird hier nicht nur von einem »Simile«, d. h. von einer Ähnlichkeitsbeziehung zwischen Mensch und Arznei sprechen dürfen, sondern von einem »Simillimum«.

Wir können aus einem solchen Fall nicht nur einen Menschen in seiner Gesamtnatur und in seiner Krankheit, sondern auch ein Stück Natur, d. h. den Phosphor, kennen lernen, und zwar nicht seine chemisch-materiellen Eigenschaften, sondern seine innere, in ihm verborgene Heilkraft. Es ist erstaunlich bis unglaublich, welche Heilkraft in 10 Tropfen Phosphor D200 verborgen liegt – aber mit dem Staunen beginnt ja bekanntlich die Philosophie. Wer nie ein Samenkorn keimen gesehen hätte – wie sollte der glauben, dass es die Kraft hat, eine ganze Pflanze aus sich entstehen zu lassen? Schlimm genug, dass wir das Staunen darüber verlernt haben.

Wenn die zunächst hoch pathologische und gefährliche Situation einen unerwartet günstigen Verlauf genommen hat, so haben wir allen Grund zur Dankbarkeit. Aber wir wollen darüber nicht die Menschen vergessen, die ein solches Schicksal zu Ende leben müssen, bei denen es eine solche glückliche Wendung nicht gab oder gibt, seien es die Täter oder ihre Opfer.

Fall 10 **Parallelwelten**

Eine 24-jährige Studentin bietet zunächst ein eindrucksvolles Natrium-muriaticum-Bild, bis sich später ein Phosphor-Bild herauskristallisiert. Das zeigt uns, dass man – bei aller Befriedigung durch ein glücklich gefundenes Simillimum – einen Menschen durchaus nicht für alle Zeiten darauf festlegen darf. Bisweilen zeigen sich verschiedene Schichten, die man nach und nach wie bei einem mehrfach übermalten Bild freilegen kann.

Die Patientin klagt über häufigen Stimmungswechsel, und zwar seit sie bei ihren Eltern ausgezogen ist. Sie kapsele sich ab, müsse viel weinen und liege nachts oft schlaflos. Sie sei meistens schlecht gelaunt und grüble viel. Obwohl sie abends ausgehe, möchte sie allein sein, sei dann glücklicher als unter Menschen. Sie bestehe aus einem »guten« und einem »bösen« Teil. Den guten lebe sie, wenn sie allein sei, den bösen auf Partys, in Discos etc. Sie habe viele Kontakte, sei aber im Grunde nicht beziehungsfähig. (Sie könne nicht teilen und sich nicht zeigen.) Sie ertrage kein Mitleid und keine Unehrlichkeit, neige aber zum Selbstmitleid. Sie habe deshalb eine panische Angst vor einer Psychotherapie, in der jemand die Brücke zu ihr überschreiten könnte. Das sei eine Brücke über den Abgrund. Sie sei selbstdestruktiv und ein Kopfmensch. Zeitweise verleugnete sie den äußeren Menschen, aß nichts mehr und wollte sich aushungern. Beim Fasten ging es ihr regelmäßig besser (!). (Besser gehe es ihr auch beim Schwimmen und Tauchen im Meer. Sie liebe salzige Speisen.)

Vorgeschichte: Sie stammt aus einer intakten deutsch-ungarischen Familie und hat ein inniges Verhältnis zu ihren Eltern und ihrem fünf Jahre älteren Bruder. Sie habe eine sehr glückliche, liebevolle Kindheit gehabt. Ihre Muttersprache (im wörtlichen Sinn) ist ungarisch, sie lernte aber im Kindergarten rasch Deutsch, das sie völlig akzentfrei beherrscht. In der Schule habe sie »spielend« gelernt, ohne etwas für die Schule zu tun. Trotz ihrer Faulheit sei sie eine »super-gute« Schülerin gewesen. Ihre besten Fächer waren Biologie und Chemie. Für das Abitur habe sie nicht einen Tag gelernt, sonst hätte sie spielend ein Einser-Abitur machen können. Auch mir fällt sie durch ihre hohe Intelligenz und glänzende Fähigkeit zu formulieren auf.

Im Alter von 12 begann sie, oft wochenlang die Schule zu schwänzen (wobei sie Entschuldigungen fälschte), in schlechter Gesellschaft zu verkehren und Drogen (Cannabis, LSD, Kokain) zu nehmen, um sich zu betäuben. Die Menarche hatte sie mit 11, von 14–21 nahm sie »die Pille«, weil sie sehr früh sexuelle Kontakte hatte. Nach dem Abitur studierte sie zunächst Biologie, dann Soziologie. Von beidem ist sie nicht recht befriedigt. Sie möchte sich schriftstellerisch-künstlerisch betätigen (Klavier, Gesang, Blockflöte) und plant, Gesang zu studieren.

Auf der körperlichen Ebene leidet sie unter Psoriasis der Kopfhaut sowie unter verspäteter, sehr starker und krampfhaft schmerzender Periodenblutung.

Ihre Schwierigkeiten begannen mit dem Beginn des Studiums. Sie habe immer Angst vor der Fremde gehabt, und offenbar wurde die Krise durch die Trennung von der allzu idealen und harmonischen Familie ausgelöst. Sie habe Angst vor *fremden* Menschen, pflege andererseits intensive Freundschaften. Es sei eine Art »Weltschmerz« gewesen mit verzweifelten Gedanken und schlechter Laune, die sie laufend verdrängt habe. Sie habe sich selbst belogen, indem sie nach außen hin den Eindruck erweckt habe, als sei alles in Ordnung. Sie habe viele Beziehungen abgebrochen, weil sie ihr zu nahe gingen. Sie wollte niemand an sich heranlassen, aus Angst, man könnte ihr »ihre innere Welt stehlen«. Niemand durfte ihr zu nahe kommen, vor niemandem konnte und wollte sie sich offen zeigen. Wenn ihr trotzdem jemand zu nahe kam, musste sie ihn »gnadenlos verletzen«. Es sei wie »ein Kampf auf Leben und Tod«, »ein Krieg mitten im Frieden« gewesen.

Neben diesen potentiell »inneren« Beziehungen, die sie immer abbrach, liefen zahlreiche »äußere« Beziehungen in Form häufig wechselnder sexueller Kontakte. Sie habe sich dabei nur abreagieren und ihr Ego aufbauen wollen. Es sei ihr klar, dass sie sich dabei selbst prostituiert habe, nur ohne Geld. Hinterher habe sie sich regelmäßig sehr schlecht gefühlt.

Sie schreibt:

»Sex, ich brauche Sex! Wie eine läufige Katze ziehe ich durch die Stadt, immer auf der Suche nach frischem Fleisch, das am nächsten Morgen keine Fragen stellt. Es zerstört mich, tötet einen Teil in mir und ist dennoch befriedigend. Licht und Schatten wechseln sich ab, wickeln mich ein, bis ich mich nicht mehr

bewegen kann. Wie bewege ich mich? Eiskalt, aber doch voller Gefühl, drehe ich ganz langsam den Strick für die Falle. Und ich fange gut ... Scherben, Zerstörung – herzlos lass' ich alles hinter mir, versuche, nicht daran zu denken, was ich angerichtet habe.«

Verlauf

Sie bekommt eine Dosis Natrium muriaticum D200, bricht dann aber die Therapie ab, weil sie meint, die Zeit sei noch nicht reif dafür. Erst nach einem Jahr kommt sie wieder. Das Mittel sei ein guter Erfolg gewesen. Sie habe sich nach den ersten zwei Wochen, als es ihr schlechter ging, längere Zeit recht wohl gefühlt. Sie habe eine gute Grundstimmung mit »guter Bodenhaftung« gehabt, keine extremen Hochs und keine extremen Tiefs mehr.

Schon bei der ersten Konsultation waren Symptome zur Sprache gekommen, die jetzt im Vordergrund stehen. Es sind Erlebnisse, die man je nach Standpunkt als pathologisch (präpsychotisch?) oder »parapsychologisch«, »spirituell« oder »okkult« auffassen kann. Wir sparen uns hier eine solche Beurteilung, können aber vom Standpunkt der Homöopathie aus feststellen, dass im Arzneimittelbild des Phosphors beides enthalten ist: eine merkwürdige Offenheit mit feinen Antennen für Jenseitiges wie Hellsehen, Prophetie u. a., wie auch die Gefahr eines Abgleitens in die Psychose.

Die Patientin fragt, ob es »Tagträume« seien, wenn sie Dinge sehe, die andere nicht sehen. Ihrer Mutter gehe das oft ebenso. Sie, die Mutter, verstehe das. Begonnen habe das, als sie eine Katze, die älter war als sie selbst und mit der sie ihre ganze Kindheit und frühe Jugend verbracht hatte, töten lassen musste, weil sie sehr alt und hoffnungslos krank war. Darauf sei ihr die Katze immer wieder »erschienen« und habe ihr Vorwürfe gemacht, warum sie das getan habe. Sie habe das Tier »wirklich sehen und anfassen« können. Später lernte sie eine Frau kennen, zu der eine merkwürdige telepathische Beziehung bestand. Beide hätten immer gewusst, wie es der anderen geht, was sie gerade fühlt und erlebt. – Seit längerem sehe sie regelmäßig eine bedrohliche Figur, einen Mann mit einer Kapuze. Sie sei hellsichtig und hellfühlend. Sie könne die Gedanken anderer lesen und habe vorausschauende Träume. So vermeide sie nach Möglichkeit eine bestimmte Straße, weil sie geträumt habe, dass sie dort einen Unfall erleiden werde. Diese ihre »innere Realität« sei oft sehr belastend für sie.

Sie übergibt mir ihre tagebuchartigen Aufzeichnungen, aus denen nur wenige, aber charakteristische Stellen wiedergegeben werden können. Schon bei den ersten Sätzen springt dem Kundigen das Phosphor-Bild geradezu in die Augen:

»Licht, überall dieses gleißende Licht, beißt sich in meine Augen, blendet mich. Lässt mich den Blick verlieren für mich, für meine Umgebung, ich schwimme, tauche unter, ich verliere mich in den unendlichen Weiten dieses Lichtes, ich kann nicht mehr sehen, ich löse mich auf ...«

Dann folgen äußerst melancholische und angsterfüllte Gedanken und Stimmungen.

»Schrei – Keuchen – verschwitzt aufgewacht aus dem Traum der puren Angst, weinend rufe ich Gott um Hilfe an. Er hört mich nicht – niemand hört mich außer mir selbst. Warum suche ich auch bei einem Gott Hilfe, den es nach meiner Definition gar nicht gibt? Ich spüre seine Nichtexistenz deutlicher als meine eigene Person, trotzdem ist sein Name ein Begriff, den ich gerne verwende.

Blick auf die Uhr – 4:00 Uhr in der Frühe, und jetzt??? Zu viel Angst, um noch zu schlafen, Angst vor den Träumen, die mich plagen, die kommen, um mich zu holen ... Also bleibe ich wach, immer noch mit Angst in meiner Seele, denn ich weiß, dass jetzt die Gedanken kommen werden.

Was ist schlimmer, frage ich mich? Sind es die Träume oder sind es die Gedanken, die kommen, wenn ich nicht schlafe?

Beides ist so stark, dass ich mich nicht dagegen wehren kann, überfällt mich in den unmöglichsten Situationen. Was bin ich denn eigentlich, wenn ich mich noch nicht einmal vor meinen Gedanken schützen kann? Sind sie nicht ein Teil von mir? Ich liebe diese Gedanken, auch wenn sie mir das Leben schwer machen, ich liebe sie dafür, dass sie mir zeigen, wie sehr ich mich hassen muss für alles, was ich mache. Manchmal habe ich das Gefühl, dass diese Gedanken nicht zu mir gehören, sie teilen mein Dasein in zwei saubere Hälften, Leben und Denken. Wenn ich denke, bleibt die Zeit stehen, die Welt um mich herum hört auf zu existieren, explodiert zeitgleich mit der Implosion in meinem Kopf, mein Körper löst sich auf, ich verliere mich in den Weiten des Nichts, diesem nicht endenwollenden Meer der Gedanken, Bilderflut schwemmt den Boden unter meinen Füßen weg, ich lasse mich treiben, randvoll mit Angst, dass auch meine Gedanken nur ein Traum sein könnten ...«

Leere

Wie ein Sklave meiner Selbst
erniedrige ich mich
vor meinem Seelenaltar.

Unkommentierte Gedankenfetzen
formen sich zu einer Leere,
die schwerer wiegt als ein Stein auf dem Herzen.

Inneres Zittern gegen äußere Ruhe
treiben mich zum Wahnsinn.

Gegen mich selbst erhebt sich die Hand,
schlägt zu,
bis sie nicht mehr kann
und die letzte Leere eintritt.

Sonne, wo bleibst du,
verschwunden hinter Wolken und Nebel?
Ich brauche dich gerade so sehr ...

Diese Leere hat kein Licht,
innere Schatten kreisen um meinen Kopf,
begierig, mich zu einem der ihren zu machen.

Fesseln an meiner Brust
pressen den Lebenssaft aus mir heraus,
ich verblute ...

... Leere ...

Freiheit

Sehnsucht nach Freiheit
gedankenschwere Leere

Steine auf der Seele
drücken mich an allen Seiten
in mich hinein und ins
Dunkel des Alleineseins

Kein Gefühl des Freiseins
in meinem Innern –
die Mauer
gebaut aus Tränen
der Verzweiflung
treibt mich in die Angst
Kontrollverlust ...

Alles ist,
wie es sein muss

Ein Schritt in die Ewigkeit?

Welcher Schritt...

Diese Gedanken kommen zum Teil aus einem Gefühl der Isolierung, des Nichtverstandenwerdens durch die Umwelt, gegen die sie zum Teil heftig aggressiv reagiert, weil sie ihr zu oberflächlich-äußerlich, zu »alltäglich« erscheint.

Alltag
weiche von mir
lass Licht herein
die Gegenwart
ist zu spüren
ich will
spüren
wirst mich
nie besitzen

bist du
der Teufel?
Alltag
Todestag bist du
verschwinde
zurück in
das Dunkel
stirb und
sei verdammt

zeige mir
deine Angst
ich zeige dir
die meine
ich will
dich verlieren
mich verlieren
und so
gewinnen

du Macht
die alles
gefangenhält
wie entzieht man
sich dir nur?
du belebst
den Nebel
tötest
die Liebe

ich hasse dich
ich muss
kein Weg
an dir
vorbei
Alles oder Nichts
durch dich
hindurch?
also gut

ich kämpfe
bis ich dich
besiege
für alle
oder mich
gebe niemals auf
du Mörder
Dunkel der
Menschheit

Egozentrierung des Lebens

ich
ich
ich
...

auch andere
sind
ich

und doch
sind wir
nicht
eins
sie
sehen nicht
mit meinen
Augen

hören nicht
mit meinen
Ohren

fühlen nicht
mit meiner
Seele

lieben nicht
meine Liebe
mein Herz

sind nicht
so furchtbar
alleine
wie ich

und wenn
sie es wären
...

wäre ich
trotzdem
alleine

umgeben von
anderen
die alleine
sind

und doch
sind wir
alle
eins
...

mir fehlen
die Worte
...

Sie ist sich bewusst, dass sie diese Isolierung zum Teil selbst verursacht hat, weil sie die Einsamkeit braucht und sucht. Sie sucht Hilfe, kann aber keine annehmen und weist sie zurück. (Sie sei im Grunde nicht beziehungsfähig, weil sie nicht teilen und sich nicht zeigen könne.) Das ist sozusagen ihre Natrium-muriaticum-Komponente.

Das andere ist das Gefühl der Gegensätzlichkeit. Sie lebt in zwei Welten, die sie nicht zusammenbringen kann. In der Alltagswelt fühlt sie sich unverstanden, in der Welt ihrer Gedanken einsam. Sie ist in ihrer eigenen Gedanken- und Traumwelt eingefangen, die sie mit niemand teilen kann oder auch nur teilen möchte. Sie philosophiert darüber, ob ihre Träume real sind oder ob die Realität nur ein Traum ist.

»Was ist Leben? Leben ist Lieben, aber davon bin ich noch zu weit entfernt ... weil ich zu sehr in dem Traum lebe, der Realität heißt ... und dabei ist mir meine innere Realität viel näher, sie ist real, kann kein Traum sein, auch wenn man sie so nennt. KOMM ZURÜCK!!! Ich will hier raus, lasst mich hier, für immer und ewig, lasst mich eingehen in meine Welt, ich will Teil dieser Welt

werden, möchte meine Bilder erleben, erfühlen, erlieben, ich will nicht zurück, lasst mich hier …

Ich wäre gerne ein Mensch der Zukunft. Leben in einer Zeit, in der mein Körper überflüssig geworden ist, …«

Sie versteht nicht, dass andere das nicht verstehen.

»Gefangen in meiner Seele, fühle ich mich doch daheim in meiner eigenen Realität. … Die Schlucht zwischen den Welten ist tief und weit, … Nur ein schmaler Steg führt darüber hinweg, … das Problem liegt darin, dass die Gedanken der Seelen-Welt andere Sprachen sprechen, als man sie in der Realität spricht. Der Inhalt der Traumbilder spräche Bände, könnte ich ihn in Worte fassen. Aber meine Sprachen sind mit den Realitätssprachen nicht kompatibel …

Versuche, Bilder zu umschreiben, indem ich nicht Worte, sondern Bilder benutze, scheitern. Zu komplex ist die Materie, die ich beschreiben will, unmöglich, sie zu übersetzen. So landen meine zarten Gedanken in dieser Realität, sind schutzlos den Blicken ausgesetzt und werden doch nicht verstanden, manchmal selbst von mir nicht. Zerbrechen … sterben …

Ein Problem der Kommunikation – man muss lernen, in beiden Welten zu leben und diese auch miteinander zu verbinden. Erst diese Verbindung macht die Reife eines Menschen aus – Einsicht schmerzt … Suche nach neuen Formen der Kommunikation beginnt … immer beseelt von dem Zwang, den Code eigenhändig zu knacken und sich nicht helfen zu lassen. Und doch wieder und wieder diese Einbrüche. Schreie nach Hilfe – verhallen im Raum, zu dem noch niemand Zugang gefunden hat.

Schreiben hilft, eigenartigerweise!? Wie kann ich, was ich im Gespräch nicht ausdrücken kann, auf Papier bannen? Auch nur ein müder Abklatsch dessen, was sich in mir abspielt, und doch kommt es der Wahrheit erschreckend nahe. Auf einmal Angst, ich könnte verstanden werden – hüte den Schatz, der in dir steckt, solange, bis du sicher sein kannst, dass er bereit ist, in die Realität entlassen zu werden …

… ich finde kein Medium, das meine Gedanken auffangen kann. Stattdessen fange ich plötzlich die Gefühle mir nahe stehender Lebewesen auf, lebe, atme und verstehe sie.«

Das ist für sie jedoch auch sehr schmerzlich und treibt sie in große Angst und Verzweiflung. Sie lebt irgendwie zwischen Traum und Wirklichkeit, gebraucht öfter den Ausdruck »schweben« und leidet unter ihren Widersprüchen, ihrer »Zerrissenheit«, wie sie sagt, »tot und lebendig zugleich«.

Parallelwelten

Ich verliere Zeit.
Tage, Wochen, Monate,
verloren bei dem Versuch,
zwei Welten zu verbinden.
Keine Chance,
es geht einfach nicht.

Manchmal jedoch scheint es,
als wären beide Welten eine.
Dann ein Hauch,
alles fällt um,
stürzt in sich zusammen.
Zwei Welten ...

Wenn alles auf Eines
zurückzuführen ist,
warum nicht
zwei Welten ...
Ich verliere kostbare Zeit
bei der Beantwortung einer Frage,
auf die es unendlich viele Antworten gibt
und doch nur
eine einzige Antwort gibt.

Warum nicht
beide Welten akzeptieren,
parallel ...
Warum nicht
andere Fragen beantworten ...

Weil diese Welten
nebeneinander
nicht existieren können,
sich verneinen,
statt vereinen.
Es geht nicht ohne
Verbindung ...

Was ist das für eine Welt, in der sie lebt? Sie nennt sie ihre »innere Realität«. Teils scheint es wie die Welt mancher Mystiker, die vom Erwachen in einer höheren geistigen Realität, vor der unsere Alltagsrealität wie ein Traum erscheint, berichten. Teils ist es ein verzweifeltes, angsterfülltes Irren in einem geistigen Niemandsland, durch das sie jeden mitmenschlichen Kontakt verliert. Dann werden wieder außersinnliche Fähigkeiten wie Gedankenlesen und der Blick in die Zukunft sichtbar.

Was ist daran »pathologisch«, was nicht? Mein Eindruck ist, dass es sich nicht um eine Psychose, wohl aber um eine präpsychotische Disposition handelt. In der Homöopathie können wir diese Entscheidung zurückstellen, da das Phosphor-Bild beides umfasst: sowohl die eigenartige Sensitivität und »Offenheit« für »höhere« Welten, als auch die Anlage zur Psychose.

Es finden sich auch Ansätze zu einem Ausweg aus diesem Dilemma:

«... Freiheit spüren in dem Gefängnis, das ich so liebe. Tagelang einfach dasitzen, ohne zu essen, ohne sich zu bewegen, denken ...

... Leere ... eigenartige Leere ... Denken hört auf ... Liebe entsteht ... Einsicht ... Glück ...

Verwirrung. Was war das? Eine Explosion neuen Ausmaßes, Licht ist plötzlich ganz anderer Art, so warm und frei, so herzlich.

Licht ... auf einmal ist Licht in der Realität, in der die anderen leben ... und ich gehöre dazu, bin voller Liebe für alles und jeden. Als wäre ich in eine neue Welt eingetreten. Doch ist es ganz die alte, ich sehe sie nur mit anderen Augen. Ich will diese Sicht der Dinge nie wieder verlieren, muss sie fest halten. Für immer speichern in meiner Welt.

Doch es vergeht, dieses einzigartige Gefühl des Einen, wird schwächer und verschwindet schließlich ganz aus meiner Seele. Es bleibt nur noch ein flüchtiger Nachgeschmack, aber etwas hat sich doch in mir verändert. Unbeschreiblich, fassungslos. Was war das? Kommt es wieder? Ich will diese Liebe nicht mehr missen. ...«

Schließlich erklärt sie sich ihren Zustand selbst mit einem Ausdruck aus der indischen Tantra-Philosophie:

»Die Sicht der Dinge, die mir immer so Angst gemacht hat: ich kann ohne sie nicht mehr leben. Versuche alles, damit sie bei mir ist. Diese kann ich wenigstens beim Namen nennen: Es ist das dritte Auge.

Lange Zeit wehrte ich mich dagegen, aber viele Menschen haben es mir bestätigt und mich ermuntert, es auch zu öffnen. Doch das ist schwerer, als ich es gedacht habe, es hat Angst, sich der Welt vollständig zu öffnen.

Wieder ist es das alte Problem, die beiden Welten miteinander zu verbinden. Aber ich merke, wie ich meine Person umkreise und mir langsam wünsche, diese Verbindung würde endlich zustande kommen. Zwischendurch immer wieder Zusammenbrüche unter der Last der Realität, sie ist aber auch wirklich nicht einfach zu ertragen ...

Langsam wächst, was zusammenwachsen soll. Nur warum ist es so schmerzhaft? Und warum ich???«

Wie ist ein solcher Zustand diagnostisch einzuordnen? Es ist nicht die Aufgabe der Psychiatrie, außergewöhnliche geistige Erlebnisse vorschnell als pathologisch zu etikettieren, aber es ist sehr wohl ihre Aufgabe, Krankhaftes als solches zu erkennen und nach Möglichkeit zu heilen. Krankheit oder nicht: Jedenfalls *leidet* die Patientin unter ihrem Zustand. Auch ohne ein psychiatrisches Etikett ist es der pragmatisch vorgehenden Homöopathie möglich, diese Entwicklung sehr positiv zu beeinflussen. Statt einer psychopathologischen Diagnose brauchen wir nur die Arzneimitteldiagnose, nämlich *Phosphor.*

Verlauf

Ein Versuch mit Stramonium bleibt ohne Wirkung, wobei zu bemerken ist, dass die Patientin das Mittel nur widerwillig einnahm. Sie fürchtete, ich würde ihr eventuell ihre »Hellsichtigkeit«, die sie nicht verlieren möchte, wegtherapieren. Schließlich nimmt sie doch eine Dosis Phorphorus D200. Sie fühlt sich daraufhin rasch besser, »stabiler«, und hat keine Angstanfälle mehr. Sie hat bessere Kontakte und kann »sogar« manchen Menschen in die Augen sehen. Nach der zweiten Dosis geht es ihr »sehr gut«! Sie habe »starke Energien«. Es sei wie ein neues Leben. Sie sei nicht mehr wie bisher »auseinander gerissen«, sondern fühle sich jetzt wie ein Baum, der die Äste zum Himmel streckt, aber gleichzeitig fest in der Erde verwurzelt ist. Sie könne nach längerer Pause jetzt wieder schreiben, und sie habe ihre Fähigkeit des Voraussehens und des Gedankenlesens wiedergefunden. In sexuellen Versuchungssituationen könne sie jetzt »Nein« sagen, habe vor allem keine Beziehungen mehr zu ganz fremden Männern. Dafür habe sie einen »Chor von Männern«, die ihr alle sehr zugetan seien.

Allerdings erklärt sie sich diese sehr positive Entwicklung damit, dass sie eine Freundin kennen gelernt habe, wobei beide das Gefühl hatten, sich »wiedergefunden« zu haben. Das mag ja sein, trotzdem ist eine Wirkung des Phosphors wahrscheinlich, und es spricht manches dafür, dass ihr durch Phosphor eine Psychose erspart geblieben ist. Dass auch die Psoriasis der Kopfhaut schlagartig besser wurde, ist ebenfalls wohl weniger der neuen Freundin als der Arznei zuzuschreiben.

Der Konflikt ihrer Isolierung beginnt sich zu lösen. Wenn sie bisher echte Liebesbeziehungen abgelehnt hat, aus Furcht, nicht verstanden zu werden oder ihre innere Welt teilen zu müssen, möchte sie jetzt alles und alle lieben, ohne ihre Liebe auf *einen* Partner zu begrenzen. Das heißt ihre Liebesfähigkeit soll universal werden. Die Begrenzung ihrer Liebe auf *einen* Partner sei das, was ihr Angst mache, nicht die Liebe an sich.

Es werden schließlich noch einige Lachesis-Symptome sichtbar: Die Patientin fühlt sich durch einen Partner leicht »eingeengt« und »bekommt keine Luft«, wie sie das auch in einer überfüllten Straßenbahn empfindet. Sie sei in Indien gewesen, um das Chaos zu suchen, das sie eigentlich in sich trage.

Sie habe dort einen Berg gesehen, der in der Mitte von Wolken umhüllt war, während der Gipfel frei war und von der Sonne beschienen war. Es führte ein Weg durch die Wolken hindurch auf den Gipfel, und sie wusste intuitiv, »das ist mein Weg«. Erst später erfuhr sie, dass dieser Berg von den Indern als »Heiliger Berg« verehrt wird.

Zusammenfassung der wichtigsten Phosphor-Merkmale:

- Geborgenheit in einer besonders harmonischen Familie und Ausbruch der Krise, als diese Harmonie nicht mehr unmittelbar fühlbar ist
- hohe Intelligenz
- sexuelle Frühreife und Überaktivität
- so genannte Tagträume
- ungebremste Beeindruckbarkeit (im Guten wie im Bösen)
- künstlerische Ambitionen
- schmerzhafte Dünnhäutigkeit

Fall 11 **Postpsychotischer »Defektzustand«**

Eine Patientin, die eine schwere und langwierige Psychose durchgemacht hat und jetzt in einem sog. »Defektzustand« lebt und seit Jahren mit Psychopharmaka behandelt wird, berichtet, sie fühle sich »ausgesetzt«, beobachtet, habe keinen Schutz vor den Menschen, sei ihnen ausgeliefert. Sie fühle sich »wie seelisch nackt oder durchsichtig«. Geräusche nehme sie überdeutlich wahr, Farben sehe sie intensiver.

Nach Phosphor D200 ging es ihr teilweise besser, sie finde zeitweise Ruhe in sich.

Sie klagt aber noch über eine Geräusch- und Lichtempfindlichkeit. Sie sei weich, nachgiebig, mitleidig, könne nicht Nein sagen. Sie sei »seelisch überall berührbar«, reagiere auf alles. Sie »spüre die Strahlungen anderer, die durch sie hindurchgehen«, das spüre sie im Körper (z. B. im Bauch oder in der Brust). Auf die Frage, ob sie das im heute modernen sog. »esoterischen« Schrifttum gelesen habe, verneint sie und gibt an, das ganz unmittelbar so zu erleben. Sie habe wohl gewisse »seherische Anlagen«. Manchmal »sehe« sie »christliche Energien im Himmel«, ohne dass sie genau beschreiben kann, was und wie sie das sieht.

Auch hatte sie einen Traum: sie war von Teufeln umgeben, da kam Jesus Christus und löste alles in Licht und Wärme auf, und sie hatte beim Aufwachen ein warmes Gefühl in der Brust.

Fall 12 **Melancholie**

Ein 26-jähriger junger Mann liebt es offenbar, durch sein Äußeres aufzufallen. Er verkörpert etwa das, was man heute einen »Softy« nennt. Er trägt lange Haare, die hinten mit einem Gummiringchen zusammengehalten sind. Seine Kleider sind wie aus einer Mottenkiste zusammengesucht, etwa, als ob sich ein Kind verkleidet hätte, um Theater zu spielen. Er wirkt außerordentlich weich, klagt über »Schwermut« und »Lebensüberdruss«. Er sei antriebsschwach, lustlos, perspektivlos. Alles sei ihm zu anstrengend. Er sei äußerst träge und gleichgültig, breche alles Begonnene wieder ab. Er hatte eine kaufmännische Lehre begonnen, von der er nur mit Geringschätzung spricht, kam dann beim Zivildienst in einem Altersheim auf die Idee, einen sozialen Beruf zu ergreifen. Er begann ein Studium der Sozialpädagogik, hat aber seit etwa einem Jahr keine Vorlesung mehr besucht und »keine Scheine mehr gemacht«. Er denkt auch nicht mehr ernsthaft daran, die Sozialpädagogik als Beruf auszuüben und träumt davon, Musiker zu werden, da er Gitarre spielt. »Wenn das nur nicht auch so ein knallhartes Geschäft wäre.« Außer mit Gitarrespielen beschäftigt er sich hauptsächlich mit Lesen. Er erwähnt philosophische Interessen (Schopenhauer, Kierkegaard), wobei er gleich betonen muss, dass er nicht als überheblich erscheinen möchte.

Dann spricht er davon, wie wichtig ihm Freundschaften seien, besonders Freundschaften zu Frauen. Er habe »weit über 300« Frauen näher kennen gelernt, aber nur »mit relativ wenigen« sexuell verkehrt. Er habe sich dabei oft selbst seelische Narben geschlagen. Seine Sehnsucht nach Geborgenheit sei eben übergroß, er wolle bedingungslos geliebt werden, wie ein Kleinkind von seiner Mutter. Von vielen Mädchen sei er geistig enttäuscht, allerdings sei er den geistig anspruchsvolleren Mädchen regelmäßig ausgewichen. (Er lebe in dem Konflikt von Wunschdenken und Realität, sei ein Romantiker, auf den gerade das

Unerreichbare einen großen Reiz ausübe. Er leide unter der Banalität des Alltags, finde es z. B. als unter seiner Würde, wenn er als Sozialpädagoge Anträge für Kleidergeld u. Ä. ausfüllen solle. Deshalb flüchte er sich immer mehr in den Alkohol.)

Er habe von seinem Vater einen ausgeprägten Humor geerbt, von seiner Mutter die Sensibilität. Er könne gut Leute unterhalten, fühle sich wohl in Gesellschaft, habe dabei auch viel Humor, er falle aber ins Bodenlose, wenn er allein sei. Es gehe ihm wie Kierkegaard, der einmal geschrieben habe, wie glänzend geistreich er sich in einer Gesellschaft unterhalten konnte, sich aber am liebsten erschossen hätte, als er zu Hause wieder allein war.

Er erwähnt dann noch ein Symptom, das wenig hergibt für eine psychologische Erklärung, das aber für die Arzneimittelwahl von großer Bedeutung ist: dass er nämlich seit seiner Kindheit nur bei Licht schlafen könne.

Er bekommt drei Kügelchen Phosphor D200.

Zehn Tage später ist bereits eine deutliche Wandlung festzustellen. Er sei zunächst wie seelisch betäubt gewesen, dann habe er sich immun gefühlt gegen Anfechtungen jeglicher Art, die ihn sonst sehr aufwühlten. So habe eine Freundin abgesagt, mit ihm auszugehen. Das hätte ihm sonst viel ausgemacht, berühre ihn jetzt aber nicht sonderlich. Oder er traf eine Ex-Freundin, was ihm »nur einen kleinen Stich« gab, »kein Vergleich zu früher«. Er könne sich gar nicht mehr so in den Schmerz hineinsteigern wie früher. Er habe fast keinen Alkohol mehr getrunken. Früher habe er sich richtig »in die Verzweiflung hineingetrunken«. Überhaupt sei er weniger resigniert als früher, habe einen Hoffnungsschimmer. »Das völlig verzweifelte Gefühl« mit gleichzeitigen Bauchschmerzen sei weg. Er habe sich neu verliebt, was allerdings nichts Seltenes ist, diesmal in eine »alte« Frau (von 28 Jahren).

Er könne jetzt auch – im Gegensatz zu früher – zu Haus allein sein und lesen und sich dabei wohl fühlen. Das seien jetzt besinnliche Stunden, keine unproduktiv-grüblerischen mehr. Er habe auch den Gang nach Canossa angetreten und sich nach einem Jahr wieder bei seinem Dozenten zum Studium gemeldet. Er möchte das Praktikum im Altersheim, das er abgebrochen hatte, weil er die dortige depressive-resignierte Stimmung nicht ertrug, wieder aufnehmen.

Nach einer weiteren Woche ist er wieder etwas unruhiger, unkonzentrierter. Er merkt selbst, wie überempfindlich er bisher war, dass er nicht die geringste Missstimmung, die geringste Dissonanz erträgt.

Er bekommt Phosphor LM6, tgl. 5 Tropfen.

Fall 13 **Mondsüchtigkeit**

Ein 34-jähriger Patient bittet mich, ihn nicht auszulachen wie alle anderen, die ihm nicht glauben, dass er immer zwei Tage vor Vollmond verändert sei. Er trinke dann viel Alkohol, rauche stark, schlafe schlecht, werde bösartig gegenüber seiner Familie, gehe nicht zur Arbeit, da ihm alles gleichgültig sei, oft habe er das Gefühl, einfach weg zu müssen. Dieser Zustand halte über 2–3 Tage an und normalisiere sich dann wieder. Das Ganze gehe seit 3–4 Jahren.

Er sei begeisterter Fußballspieler, sogar »Vertragsspieler« und »Profi« gewesen, habe sich aber mit 23 Jahren bei einem Autounfall einen Knöchelbruch zugezogen, so dass seine Karriere abrupt beendet wurde. (Der Knöchelbruch war am linken Bein, mit dem er hauptsächlich geschossen hatte.) Er habe sich nur mit Alkohol trösten können.

Mein erster Gedanke ist Phosphor. An sonstigen Symptomen bietet er auf Befragen:

- Kopfschmerzen seit dem Unfall
- Hämatomneigung
- Blut im Stuhl durch innere Hämorrhoiden
- Wadenkrämpfe
- liebt scharfe Gewürze und Salz
- Durst
- ist nach kurzem Schlaf erfrischt

Ich verordne Phosphor LM6, 2 x tgl. 5 Tropfen.

Fall 14 **Pathologische Masturbation**

Eine Mutter bringt ihren 5-jährigen Sohn, der nach meiner Schätzung aussieht wie ein 7-jähriger, d. h. früh entwickelt ist. Sie klagt über massive Erziehungsschwierigkeiten: Der Junge müsse jeden provozieren, wolle immer im Mittelpunkt stehen, brauche viel Zuwendung und Zärtlichkeit, müsse immer seine Stärke demonstrieren und werde dabei oft sehr aggressiv. Er hat keinen Kontakt zu Gleichaltrigen, schlägt und tritt andere. Im Kindergarten wirkt er fast wie ein Erwachsener. Dagegen ist er zu einer Katze sehr zärtlich. Er verlangt nach einem Schnuller und kann nicht allein sein. Er spielt nicht, hat aber einen guten Humor. Auffallend ist seine starke Bewegungsunruhe und vor allem sein häufiges Onanieren. Als Kleinkind war er ängstlich, dick und hatte viel Hunger. Besonders gern aß er Fischstäbchen. Er ist das zweite von drei Kindern, und die

Mutter räumt ein, dass er nur gezeugt wurde, damit die Mutter die Vergünstigungen des Mutterschutzes bekam.

Er bekommt eine Gabe Phosphorus C30.

Nach etwa 5 Wochen berichtet die Mutter über eine positive Wirkung: Er sei ruhiger und ausgeglichener, esse besser und onaniere bedeutend weniger.

Ich rezeptiere Phosphor LM6 tägl. 3 Tropfen.

Erst vier Monate später höre ich wieder von ihm. Die Mutter berichtet, es sei bedeutend besser gewesen. Doch einige Zeit nachdem die Tropfen ausgegangen waren, traten die alten Symptome wieder auf: Er wurde wieder sehr aggressiv, stritt sich viel mit seinen Geschwistern, vor allem onanierte er wieder viel.

Fall 15 **Chronisches Ekzem**

Eine 43-jährige Patientin kommt wegen eines Ekzems an Hals, Armen, Ohren und um die Augen. Sie gibt zunächst an, dass das Ekzem aufgetreten sei, nachdem sie die Nasentropfen, die sie wegen einer chronisch verstopften Nase 20 Jahre lang genommen hatte, abgesetzt habe. Die chronische Rhinitis habe ihrerseits eingesetzt, als sie im Zusammenhang mit ihrer Heirat von der Nordsee nach Süddeutschland zog. Seit ihrem 17. Lebensjahr leide sie an Migräne, die oft bis zum Erbrechen geht. 30-jährig wurde ihr die Gebärmutter wegen starker Blutungen entfernt. Seit sechs Jahren leidet sie unter der Angst, auf der Straße ohnmächtig zu werden.

Das wirksame Mittel finde ich erst nach einigen Umwegen, nämlich erst als sie von ihrem »absoluten Harmoniebedürfnis« spricht. Sie gebe deshalb bei Meinungsverschiedenheiten häufig nach und schlucke jeden Streit herunter, während ihr Mann im Gegenteil keinem Streit aus dem Weg gehe und sich mit jedem anlege.

Erst nach einiger Zeit berichtet sie, dass das Ekzem aufgetreten sei, als sie ein außereheliches Verhältnis mit einem verheirateten Mann aus rationalen Erwägungen aufgegeben habe. Dieser andere Mann sei im Gegensatz zu ihrem eigenen sehr zärtlich gewesen. Wenn sie Zuwendung bekomme, gehe es ihr immer besser. Deshalb habe sie merkwürdigerweise auch kein schlechtes Gewissen, sie habe sich nur genommen, was sie gebraucht habe. Erst jetzt fällt mir ihr »strahlendes« Lachen auf.

In der Gruppentherapie habe man ihr gesagt, ihre Angst vor der Ohnmacht sei in Wirklichkeit die Angst, einen anderen Mann kennen zu lernen. Zu ihrer Haut könne die Gruppe aber nichts sagen. Sie wolle aber ihre unbefriedigende Ehe nicht aufgeben, ziehe sich ins Schweigen und Schmollen zurück. Sie könne zwar gut allein sein, andererseits könne sie es aber auch wieder nicht.

Da eines Tages auch der Ehemann in meine Behandlung kommt, ist es reizvoll, sozusagen den homöopathischen Hintergrund des Ehekonflikts zu entdecken. Es handelt sich bei ihm m. E. um einen überaktiven, extrovertierten Lachesis-Typ, der immer »in action« ist, am liebsten alles zur gleichen Zeit tun möchte, der gerne diskutiert und sich gerne streitet, der viel frische Luft braucht, weil er als »Naturkind« in »absoluter Freiheit« aufgewachsen sei. Man kann sich schon vorstellen, dass darüber die Zärtlichkeit zu kurz kommt, während umgekehrt seine Frau kein Verständnis für sein Bedürfnis nach gemeinsamen Wanderungen (Bewegung an frischer Luft) hat.

Die Patientin bekommt Phosphor LM6, tgl. 5 Tropfen.

Darauf wird das Ekzem zunächst hoch rot bis heiß (»als ob die Haut kocht«), um nach 14 Tagen ganz zu verschwinden. Gleichzeitig wird die Angst vor einer Ohnmacht ohne weiteres Analysieren wesentlich schwächer, so dass die Patientin die Gruppentherapie nicht mehr braucht.

Literatur

Appell, R. G.: Hahnemann und seine Bedeutung für die Psychiatrie. AHZ 237, 1992, S.108–114.

Appell, R. G.: Zum Verhältnis von Homöopathie und Psychoanalyse/Psychotherapie. AHZ 239, 1994, S. 50–51.

Aschner, Bernhard: Paracelsus. Sämtliche Werke. Nach der 10-bändigen Huserschen Gesamtausgabe (1589–1591) zum erstenmal in neuzeitliches Deutsch übersetzt. 4 Bände. Verlag von Gustav Fischer, Jena 1926–1932 (Bd. I 1926, Bd. II 1928, Bd. III 1930, Bd. IV 1932.)

Aschner, Bernhard: Die Krebsbehandlung bei Paracelsus. Münch. Med. Wochenschrift 77 (1930) 1635.

Bader, Hermann (Hrsg.): Lehrbuch der Pharmakologie und Toxikologie. Weinheim, Basel 1982.

Barbancey, Jaqueline: Pratique homéopathique en psychopathologie. Ediprim, Lyon 1977.

Barthel, Horst: Synthetisches Repertorium. Bd. I und II. Haug Verlag, Heidelberg 1982.

Bergier, Jean-François: Die Geschichte vom Salz. Campus Verlag, Frankfurt am Main 1989.

Bräutigam, Walter und Paul Christian: Psychosomatische Medizin. 1. Aufl. Thieme Verlag, Stuttgart 1973.

Coulter, Catherine R.: Portraits of Homoeopathic Medicines. Psychophysical Analyses of Selected Constitutional Types. North Atlantic Books, Berkeley, California 1985. **dt.:** Portraits homöopathischer Arzneimittel. Zur Psychosomatik ausgewählter Konstitutionstypen. Haug, Heidelberg 1988. 2 Bände.

Dobsinsky, Pavol (Hrsg.): Salz ist kostbarer als Gold. In: Slovakische Märchen. Artia, Prag 1963.

Dürr, H. P., F.-A. Popp und W. Schommers (Hrsg.): Elemente des Lebens. Die graue Edition, Zug (Schweiz 2000)

Eichelberger, Otto: Klassische Homöopathie. Lehre und Praxis. Haug, Heidelberg 1976.

Fritsche, Herbert: Erlösung durch die Schlange. Stuttgart, 1953. Nachdruck: Die Erhöhung der Schlange. 3. Auflage, Burgdorf, Göttingen 1982.

Gaisbauer, Markus: Homöotherapie neurologischer Erkrankungen. Sonntag, Regensburg 1984.

Gaisbauer, Markus: Homöotherapie psychiatrischer und psychosomatischer Erkrankungen. Sonntag, Regensburg 1984.

Gallavardin, Jean Pierre: Homöopathische Beeinflussung von Charakter, Trunksucht und Sexualtrieb. Ausgewählt, übersetzt und bearbeitet von Hans Triebel. Haug, Ulm 1958.

Gallavardin, Jean Pierre: Psychisme et Homeopathie. Ed. Ternet-Martin, Vienne (Isère) 1968. **dt.:** Psyche und Homöopathie. Behandlung von Charakter- und Intelligenzdefekten. Übersetzt und bearbeitet von Horst Barthel, Burgdorf, Göttingen 1986. Übersetzt von Gehrke, Haug, Heidelberg.

Gawlik, Willibald: Arzneimittelbild und Persönlichkeitsportrait. Konstitutionsmittel in der Homöopathie. Hippokrates, Stuttgart 1990.

Goethe, Johann W. v.: Gedenkausgabe der Werke, Briefe und Gespräche. Hrsg. von Ernst Beutler. 24 Bde. Artemis-Verlag, Zürich 1948–54.

Hahnemann, Christian Friedrich Samuel: Die chronischen Krankheiten: ihre eigentümliche Natur und homöopathische Heilung. Typograph. Neugestaltung der 2., viel verm. und verb. Aufl. von 1835–1839. Haug Verlag, Heidelberg 1995

Hahnemann, Christian Friedrich Samuel: Kleine medizinische Schriften. 2., unveränderter Nachdruck der Erstausgabe von 1829, Karl F. Haug Verlag, Heidelberg 1989.

Hahnemann, Christian Friedrich Samuel: Organon der Heilkunst. 6. (posthume) Auflage, Schwabe, Leipzig 1921.

Hahnemann, Christian Friedrich Samuel: Reine Arzneimittellehre. Typograph. Neugestaltung der 2., verm. Aufl. von 1835. Haug Verlag 1995

Handley, Rima: Eine homöopathische Liebesgeschichte. Das Leben von Samuel und Melanie Hahnemann. C. H. Beck Verlag, München 1993.

Hanzl, Günther S.: Das neue medizinische Paradigma, Haug Verlag, Heidelberg 1995.

Hein, Christoph: Drachenblut. Luchterhand, Darmstadt 1983 (Lizenz d. Aufbau-Verl., Berlin, Weimar. – Ausg. im Aufbau-Verl., Berlin, Weimar u. d. T.: Hein, Christoph: Der fremde Freund)

Hering, Constantin.: Einiges über Schlangengift. Arch. für hom. Heilkunst. Bd. 10, 2. 1830.

Hocquet, Jean-Claude: Wertschätzung und Symbolik des Salzes. In: Salz, Katalog einer Ausstellung in Salzburg 1994.

Illing, K. H.: Arsenicum album. Vortrag vom 20. März 1963. Zeitschrift für klassische Homöopathie und Arzneipotenzierung, Heft 4/1964, S. 173.

Jahr, Gottlieb Heinrich Georg: Allgemeine und spezielle Therapie der Geisteskrankheiten und Seelenstörungen nach homöopathischen Grundsätzen. T. O. Weigel, Leipzig 1855. Nachdruck: Arkana, Heidelberg. Die Geisteskrankheiten. Leipzig 1866. Nachdruck Burgdorf, Göttingen 1985. <O-Verlag 1986.>

Jahr, Gottlieb Heinrich Georg: Die Geisteskrankheiten. T. O. Weigel, Leipzig 1866. Nachdruck: Schirm, München (Spatz).

Jahr, Gottlieb Heinrich Georg: Die Lehren und Grundsätze der gesamten praktischen und theoretischen Homöopathie. Nachdruck: Burgdorf, Göttingen 1982.

Kalmar, Jacques M.: Traitement homéopathique des troubles du psychisme et du caractère. Edition Doin, Paris 1955

Kent, James T.: Zur Theorie der Homöopathie. J. T. Kents Vorlesungen über Hahnemanns Organon. Übersetzt von Jost Künzli von Fimelsberg. Verlag Grundlagen und Praxis, Leer/Ostfriesland 1973

Kerenyi, Karl: Der göttliche Arzt. Werkausgabe 12 Bd., Langen Müller, Wissenschaftliche Buchgesellschaft, Darmstadt 1956.

Kiesewetter, Karl: Die Geheimwissenschaften. Nachdr. der Ausg. Leipzig 1895. Ansata, Schwarzenburg 1977

Klages, Ludwig: Vom Traumbewusstsein. Einmalige Vorzugsausgabe in 500 numerierten Exemplaren als Freundesgabe für Ludwig Klages zum 10. Dezember 1952. Druck Paul Hartung KG, Hamburg 1952.

König, Peter: Homöopathische Behandlung verhaltensgestörter Kinder und Jugendlicher – kasuistische Betrachtungen. Aus: Appel, Rainer (Hrsg.): Homöopathie, Psychotherapie und Psychiatrie. Haug Verlag, Heidelberg 1993.

Kuschinsky, Gustav: Taschenbuch der modernen Arzneibehandlung.10., völlig neu bearb. Aufl. Thieme Velag, Stuttgart 1994

Kuschinsky, Gustav und H. Lüllmann: Kurzes Lehrbuch der Pharmakologie. Georg Thieme Verlag, Stuttgart 1964.

Leeser, Otto: Lehrbuch der Homöopathie. Karl F. Haug Verlag, Ulm/Donau 1961.

Lotz, Johannes B.: Von der Einsamkeit des Menschen. Zur geistigen Situation des technischen Zeitalters. Verlag Josef Knecht, Carolus Druckerei, Frankfurt am Main 1955

Meyer, C. F.: Gedichte. Goldmanns Gelbe Taschenbücher, Bd. 1414, ungekürzte Ausgabe. Goldmann Verlag München

Mezger, Julius: Gesichtete Homöopathische Arzneimittellehre. 3. Auflage, Karl F. Haug Verlag, Ulm/Donau 1964.

Mitscherlich, Alexander: Krankheit als Konflikt. Studien zur psychosomatischen Medizin. Suhrkamp, Frankfurt am Main 1967.

Moser-Rath, Elfriede (Hrsg): So lieb wie das Salz. In: Deutsche Volksmärchen, neue Folge. Eugen Diederichs, 1966.

Müller, Hugbald: Die Psychoanamnese. 34 Lebensberichte mit Anleitung zur homöopathischen Aufnahme und Auswertung. Karl F. Haug Verlag, Heidelberg 1981.

Müller, Hugbald: Homöopathische Psychotherapie. Band 1: Sepia. Haug Verlag, Heidelberg 1986. Band 2: Platina. Haug Verlag, Heidelberg 1988.

Nash, E. B.: Leitsymptome in der Homöopathischen Therapie. 7. Auflage, Haug Verlag, Heidelberg 1974

Nicolas, Marceau: Psychiatrie homeopathique. Edition Doin, Paris 1968.

Paschero, Tomas Pablo: Die Heilung/La curación. Spanisch/deutsche Ausgabe, Burgdorf, Göttingen 1982.

Peuckert, Will-Erich: Theophrastus Paracelsus Werke. 5 Bände. 2. Aufl., Wissenschaftliche Buchgesellschaft, Darmstadt 1976.

Preuss, Hans G.: Ehepaar-Therapie. Beiträge zu einer psychoanalytischen Partnertherapie in der Gruppe. Kindler, München 1973.

Preuss, Hans G.: Neurosenheilung oder Selbstverwirklichung. Deutsches Ärzteblatt v. 29.03.1979, S. 889 ff.

Quilisch, Werner: Homöopathie als Therapie der Person. Haug Verlag, Saulgau/Württ 1949.

Rehm, Emil: Homöopathisches Laienbrevier. 5. überarbeitete Auflage. Paracelsus Verlag, Stuttgart 1981.

Righetti, Marco: Forschung in der Homöopathie, Burgdorf, Göttingen 1988.

Reiners, Ludwig: Friedrich. Beck Verlag, München 1952.

Richter, Horst-Eberhard: Patient Familie : Entstehung, Struktur und Therapie von Konflikten in Ehe und Familie. Rowohlt, Reinbek bei Hamburg 1970.

Ritzer, Friedrich: Heilung durch Ähnlichkeit in homöopathischer und theologischer Sicht. 1. Auflage, Müller und Steinicke, München 1990.

Römpp, Hermann: Chemie-Lexikon. 2. verb. u. erw. Aufl. Franckh Verlag, Stuttgart 1950.

Sankaran, Rajan: The Spirit of Homoeopathy. Homoeopathic Medical Publishers, Bombay 1991.

Sankaran, Rajan: The Substance of Homoeopathy. Homoeopathic Medical Publishers, Bombay 1994.

Schramm, Hans-Jürgen: Psychosomatik und Homöopathie. Hippokrates Verlag, Stuttgart 1994.

Schulte, Jürgen and P. Christian Endler (Eds.): Fundamental Research in Ultra High Dilution and Homoeopathy, Kluwer Academic Publishers, Dordrecht-Boston-London 1998.

Seiler, Hanspeter: Die Entwicklung von Samuel Hahnemanns ärztlicher Praxis – anhand ausgewählter Krankengeschichten. Haug Verlag, Heidelberg 1988.

Stauffer, Karl: Homöopathische Arzneimittellehre. 2. Aufl., Johannes Sonntag, Regensburg 1926.

Stauffer, Karl: Homöotherapie. 3. Aufl., Johannes Sonntag, Regensburg 1939.

Stauffer, Karl: Symptomen-Verzeichnis. 1. Aufl., Johannes Sonntag, Regenburg 1929.

Stübler, Martin: Homöopathische Arzneien: Krankheiten schonend behandeln. Thieme Hippokrates Enke, Stuttgart 1989

Taddei-Ferretti, C. und P. Marotta: High Dilution Effects on Cells and Integrated Systems, World Scientific Publishers, Singapore-New Jersey-London-Hong Kong 1998.

Vithoulkas, George: Essenzen homöopathischer Arzneimittel. Sylvia Faust, Frankfurt am Main 1986.

Vithoulkas, George: Materia Medica Viva. Burgdorf, Göttingen 1991.

Weizsäcker, Carl Friedrich von: Der Mensch und seine Geschichte. Hanser, München 1991.

Wellmer, Warmund: Risikolose Arzneitherapie durch gezielte, individuelle Homöo-Therapie: 43 bewährte klinische Hauptindikationen u. zahlr. Einzelindikationen für d. ärztl. Praxis von A bis Z , ausgew. u. zsgest. von W. Wellmer. Haug Verlag, Heidelberg 1975.

Whitmont, Edward C.: Psyche and Substance. Essays on Homoepathy in the Light on Jungian Psychology. North Atlantic Books, Berkeley, California 1980. **dt.:** Burgdorf, Göttingen 1987.

Wipp, Benno: Homöopathie in Psychiatrie und Neurologie. Ein Leitfaden. 2. Aufl., Haug Verlag, Heidelberg 1984.

Zavrel, Štepán: Salz ist mehr als Gold. Ein tschechisches Volksmärchen. 2. Aufl., Nord-Süd Verlag, Mönchaltdorf und Hamburg 1979.

Zimniok, Klaus: Verzauberte Welt der Reptilien. Meyster Verlag, München, 1979.

Anhang

Über den Autor

Wolfgang Barck wurde am 8.1.1928 in Bofsheim, Baden, geboren. Er war das mittlere von drei Kindern zwischen einer zwei Jahre älteren und einer drei Jahre jüngeren Schwester. Sein Vater stand als evangelischer Pfarrer in einer langen Generationenfolge protestantischer Theologen aus Baden, seine Mutter entstammte traditionellen Bauerngeschlechtern. Er wuchs in Bofsheim und Singen bei Pforzheim, dem heutigen Remchingen, auf und besuchte dort in den Jahren 1934–1938 die Volksschule. 1938 wurde Wolfgang Barck in das Realgymnasium Pforzheim aufgenommen und Anfang 1945 als 17-jähriger direkt von der Schulbank zum Militärdienst eingezogen. In den Wirren des Kriegsendes kam er in französische Kriegsgefangenschaft, aus der er 1946 in Langues entlassen wurde. Nach einer kurzen Erholungspause setzte er seine Gymnasialzeit in Pforzheim fort und legte 1947 seine Reifeprüfung ab.

1948 begann er als Werkstudent, Psychologie und Philosophie in Tübingen, Heidelberg und Freiburg zu studieren. Das bereits zu diesem Zeitpunkt beabsichtigte Medizinstudium war aufgrund der damaligen Verhältnisse nicht möglich. 1952 absolvierte er das Vordiplom für Psychologen in Freiburg im Breisgau mit einer wissenschaftlichen Arbeit über das Thema: »Einige Gedanken zur Gestaltpsychologie und Erkenntnistheorie«. Parallel dazu versuchte er den Quereinstieg in das Medizinstudium und leistete ein Krankenpflegepraktikum in dem psychiatrischen Sanatorium Wiesneck im Südschwarzwald. 1954 legte er in Freiburg das Hauptdiplom für Psychologen mit den Klausurarbeiten »Graphologisches Gutachten« und »Test-Gutachten« ab.

Nach Abschluss des Psychologiestudiums begann er 1954 eine erste berufliche Tätigkeit in einem anthroposophischen heilpädagogischen Heim in Järna, Schweden. Diese wurde 1955 durch die Erkrankung an einer Lungentuberkulose beendet, die etwa ein Jahr lang andauerte und in einem Lungensanatorium in Hallwangen behandelt wurde. Nach seiner Genesung erhielt er Ende des Jahres 1956 eine Hilfsassistentenstelle am Psychologischen Institut der Universität Münster, Westfalen, die er bis 1960 innehatte. Während dieser Zeit nahm er sein fünf Jahre unterbrochenes Medizinstudium wieder auf und bestand 1960 das Physikum. Etwas später promovierte er an der Universität Münster zum Dr. phil. auf dem Gebiet der Gestaltpsychologie mit der Dissertation: »Experimentelle Beiträge zum sogenannten Restfaktor in der optischen Wahrnehmung«.

In den folgenden Jahren absolvierte er seine ärztlichen Ausbildung, legte 1963 das Staatsexamen für Medizin in Heidelberg ab und wurde Medizinalassistent. Die erforderlichen zwei Jahre der praktischen Ausbildung absolvierte er an sechs verschiedenen Stellen, angefangen im Pharmakologischen Institut der Universität Münster, gefolgt von einer chirurgischen Stelle in der Klinik Dr. Becker in Bad Krozingen, dann im Städtischen Krankenhaus Baden-Baden in den Inneren, Chirurgischen und Geburtshilflich-Gynäkologischen Abteilungen sowie abschließend in der Psychiatrischen- und Nervenklinik der Universität Freiburg. 1965 erfolgte die Bestallung als Arzt durch das Innenministerium Baden-Württemberg. Während der Medizinalassistentenzeit promovierte er 1964 zum Dr. med. an der Universität Heidelberg mit der Dissertation: »Nutritive Faktoren in der Ätiologie der Struma«.

Nach Abschluss des Medizinstudiums bekam er für einige Monate eine wissenschaftliche Assistentenstelle an der Psychiatischen- und Nervenklinik der Universität Freiburg bei Prof. Ruffin. Anfang des Jahres 1966 zog es ihn in die Schweiz, wo er nach einer kurzfristigen Anstellung in der Psychiatrischen Klinik Liestal von 1966–1969 als Arzt in der Psychiatrischen Universitätsklinik Basel tätig war. In dieser Zeit absolvierte er auch eine vierjährige psychoanalytische Lehranalyse bei Prof. Benedetti. Der Lebensabschnitt in der Schweiz fand seinen Abschluss in einer zweijährigen Tätigkeit in einem privaten Nervensanatorium in Kilchberg bei Zürich.

Wieder in Deutschland, arbeitete er von 1972–1975 in der Psychosomatischen Rheinklinik Bad Honnef und erlangte in dieser Zeit auch den Facharzt für Psychiatrie und die Zusatzbezeichnung für Psychotherapie. Außerdem intensivierte er sein erwachtes Interesse an der Homöopathie, besuchte Fortbildungsveranstaltungen und hospitierte in der homöopathischen Praxis von Frau Dr. Moehrke in Bad Krozingen. Anschließend ließ er sich ab 1975 als selbstständiger Psychiater in Darmstadt auf der Mathildenhöhe nieder. In der Anfangszeit bediente er sich tiefenpsychologischer und verschiedener gruppendynamisch orientierter Psychotherapieverfahren, bis er aufgrund des schleppenden therapeutischen Erfolges anhand einzelner Patienten eigene Erfahrungen mit der Homöopathie sammelte. Ermutigt durch die raschen und häufig dauerhaften Erfolge, verlegte er seine Behandlungen bald ganz auf die Homöopathie. Die offizielle Zusatzbezeichnung für Homöopathie erhielt er 1981.

Bis zu seinem plötzlichen und unerwarteten Tod durch einen Herzinfarkt am 28.11.1999, mitten in der ärztlichen Praxistätigkeit, vertiefte er sein Können mehr und mehr und arbeitete aufgrund des ganzheitlichen Aspekts der Homöopathie längst nicht mehr nur als Psychiater, sondern vielfach auch als Hausarzt für die ganze Familie. Sein Ruf ging über Darmstadt hinaus, und er wurde von seinen Patienten geschätzt und geachtet. Bis zuletzt blieb er seinem unbedingt individuellen Ansatz mit großem Engagement für den einzelnen Patienten treu. Einer seiner Leitsprüche von Paracelsus, der zu seinen Lebzeiten seine Schreibunterlage schmückte und nach seinem Tod in seinen Grabstein auf dem Alten Friedhof in Darmstadt eingemeißelt wurde, lautet: »Du musst helfen wollen, dann wird dich der Geist der Wahrheit und der Liebe leiten und führen.«

Neben der Homöopathie interessierte sich Wolfgang Barck auch für die alten okkulten Wissenschaften wie Astrologie, Alchemie, Magie und Kabbala sowie für verschiedene Meditationspraktiken und Formen der Bewusstseinserweiterung einschließlich deren therapeutischen Anwendung. Er ließ sich von großen Vorbildern leiten, wie Paracelsus, van Helmont, Hahnemann, Kepler, Nostradamus und Meister Eckhart, um nur einige zu nennen. Dass sich unter seinen Büchern neben einer deutschsprachigen Bibel auch je eine in lateinischer, altgriechischer und hebräischer Sprache befand, bestätigt nur seinen nach Universalität strebenden Geist.

Dr. med. et phil. Wolfgang Barck verband auf wunderbare Weise sowohl ein medizinisch fundiertes als auch ein tiefes esoterisches Wissen mit einem unbeugsamen Heilerwillen als Arzt und ließ diese in die praktische Anwendung der Homöopathie einfließen. Er nahm sich selbst im therapeutischen Prozess völlig zurück, um dem Heilungsvorgang als reiner Mittler ohne eigene Ambitionen dienen zu können. Er handelte ganz nach einem der ältesten ärztlichen Prinzipien: »medicus curat, natura sanat.«

Dr. med. Wolfram Klemm (Herausgeber)